Sabine Hindrichs • Ulrich Rommel

Mobilität

PSG II, Expertenstandard und Pflegebedürftigkeitsbegriff in der Praxis anwenden

VINCENTZ
Wir entwickeln Fachwissen

Bibliografische Information der Deutschen Nationalbibliothek

Die Deutsche Bibliothek verzeichnet diese Publikation in der Deutschen Nationalbibliografie; detaillierte bibliografische Daten sind im Internet über http://dnb.d-nb.de abrufbar.

Besuchen Sie uns im Internet: www.www.altenpflege-online.net

Druck: BWH GmbH, Hannover

Titelfoto: Composing (Fotolia: jovannig, toa555, Photographee.eu, Kzenon, highwaystarz.
Pixelio: matchka)

Satz: Heidrun Herschel, Wunstorf

ISBN 978-3-86630-143-6

Sabine Hindrichs • Ulrich Rommel

Mobilität

PSG II, Expertenstandard und Pflegebedürftigkeitsbegriff in der Praxis anwenden

Inhalt

Jetzt Code scannen und mehr bekommen …

http://www.altenpflege-online.net/bonus

Ihr exklusiver Bonus an Informationen!
Ergänzend zu diesem Buch bietet Ihnen *Altenpflege* Bonus-Material zum Download an. Scannen Sie den QR-Code oder geben Sie den Buch-Code unter www.altenpflege-online.net/bonus ein und erhalten Sie Zugang zu Ihren persönlichen kostenfreien Materialien!

Buch-Code: AH1008

Vorwort

Zum 01.01.2017 findet mit dem neuen Pflegebedürftigkeitsbegriff, dem neuen Begutachtungsverfahren und der Ablösung der Pflegestufen durch die Pflegegrade ein Paradigmenwechsel in der Pflege statt oder wie es Professor Ronald Richter ausgedrückt hat „Sie müssen sich einmal um 180 Grad drehen, weg von der Frage, was muss die Pflegekraft tun, hin zu der Frage, was kann der Pflegebedürftige noch, wie selbstständig ist er?" Mit der Reihe Pflegethema entlang der Themenmodule des Neuen Begutachtungsverfahrens (NBA) möchten wir Sie pflegefachlich bei dieser Kehrtwende hin zum neuen Verständnis von Pflegebedürftigkeit unterstützend begleiten. Dabei soll der neue Begriff der Pflegebedürftigkeit aus unterschiedlichen Blickwinkeln bzw. Perspektiven betrachtet werden. Für jedes Themenmodul wird es ein Praxishandbuch geben. Die einzelnen Bücher orientieren sich thematisch immer am gleichen Aufbau:

1. Pflegethema – Themenmodul
2. Themenmodul im Kontext des neuen Pflegebedürftigkeitsbegriffes
3. Expertenstandard/Expertenwissen zum Themenmodul
4. Themenmodul in der Dokumentation
5. Themenmodul in der Praktischen Umsetzung
6. Themenmodul und Qualitätssicherung

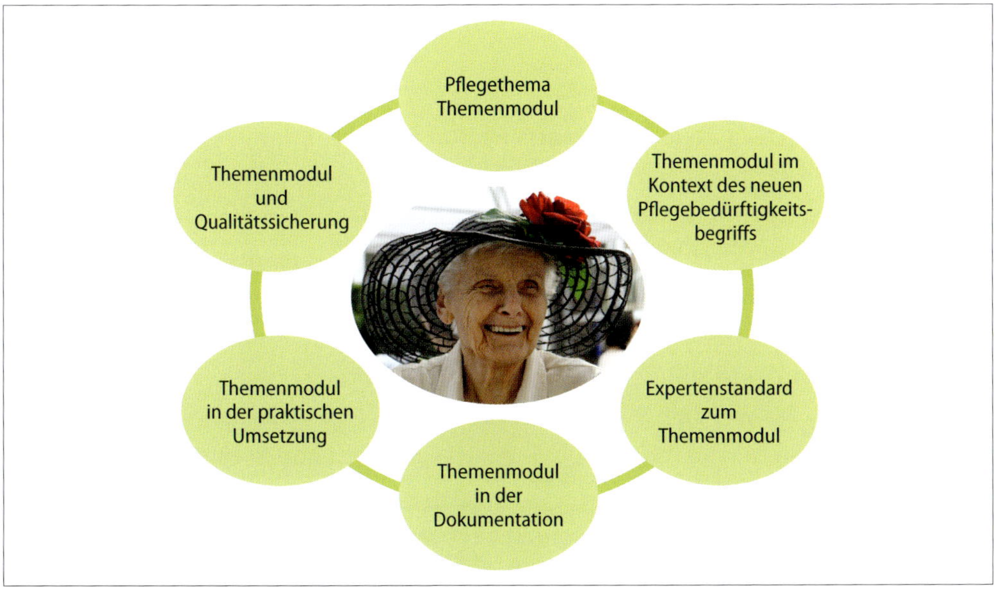

Der erste Band der Reihe Pflegethema beschäftigt sich mit der Mobilität, dem ersten wissenschaftsbasierten Pflege- und Betreuungsthema aus dem neuen Begutachtungsinstrument. Zunächst erhalten Sie eine Einführung ins Thema, der eine Darstellung des aktuellen pflegefachlichen Stands des Wissens in Deutschland folgt, immer verbunden mit der Bezugnahme zu den entsprechenden Expertenstandards. Pflegetheoretisch liegt unseren Darstellungen ein personenzentrierter beziehungsbasierter Ansatz zugrunde, wobei wir uns bewusst nicht auf ein bestimmtes Pflegemodell festgelegt haben, da dieses aus unserer Sicht von jeder Einrichtung entsprechend ihrem Klientel und der eigenen kulturellen Prägung gewählt werden sollte. Für den Bereich der Dokumentation orientieren wir uns am Strukturmodell der entbürokratisierten Pflegedokumentation.

Der systematische Aufbau der einzelnen Bücher orientiert sich an einer Idee von Professor Andreas Büscher, dem Wissenschaftlichen Leiter des DNQP (Deutsches Netzwerk für Qualität in der Pflege), wie die Erkenntnisse aus der Begutachtung für die Wahl des Hilfeangebotes/Versorgungssettings, der Durchführung der Pflege und deren Dokumentation genutzt werden können und dabei sich eines aus dem anderen ergibt und zusammenfügt.

Zu Beginn einer „Pflegekarriere" steht die Perspektive aus leistungsrechtlicher Sicht als Grundlage für den Grad der Pflegebedürftigkeit. Sie gibt erste Hinweise für die Versorgungsmöglichkeiten der pflegebedürftigen Personen und ihrem Unterstützungsbedarf.

Ausgehend vom Grad der Pflegebedürftigkeit erfolgt der Übergang in den Versorgungsprozess der pflegebedürftigen Person und dem damit erforderlichen Unterstützungsbedarf. In welcher Form und Ausgestaltung die pflegebedürftige Person Unterstützung in Anspruch nimmt, wird durch eine Vielzahl unterschiedlicher Faktoren beeinflusst. Dies geschieht aufgrund der individuellen Lebenssituation, den Wünschen und Bedürfnissen der pflegebedürftigen Person, dementsprechend hat sie die Wahl zwischen verschiedenen Möglichkeiten für ihre Pflege und Betreuung (ambulante, teilstationäre und stationäre Versorgungangebote).

Unabhängig für welchen Versorgungsbereich sich die pflegebedürftige Person entscheidet, erfolgt ein an ihren individuellen Wünschen und Bedürfnissen orientierter Versorgungsprozess (Pflegeprozess). Um den Praxistransfer des aktuellen theoretischen Pflegewissens, sowie die leistungsrechtlichen Erfordernisse, sicherzustellen, bedarf es einer Integrationsfähigkeit dieser Faktoren in den pflegepraktischen Alltag der unterschiedlichen Versorgungbereiche. Der Grad der Selbstständigkeit, in Kombination mit einem personenzentrierten Ansatz ermöglicht einen an der pflegebedürftigen Person orientierten und ausgerichteten Pflegeprozess. Die Dokumentation des prozesshaften pflegefachlichen Handelns sollte sich an diesen Faktoren orientieren, um den Pflegeprozess prägnant und aussagekräftig schriftlich darzustellen. Das Strukturmodell zur Entbürokratisierung der Pflegedokumentation ist mit seiner Anschlussfähigkeit an den Pflegebedürftigkeitsbegriff eine Form der Dokumentation, die diese Faktoren alle integriert und berücksichtigt.

Exemplarisch werden in jedem Themenband zwei pflegebedürftige Personen einmal im ambulanten und stationären Versorgungsbereich als praxisnahes Beispiel durchgehend beschrieben, um sowohl den Grad ihrer Pflegebedürftigkeit als auch ihren individuellen gewünschten Versorgungsbedarf zu ermitteln. In dieser Ausgabe werden uns die beiden pflegebedürftigen Personen Frau Sieglinde Inge Soden und Herr Samuel Ignaz Sauerbruch* zum Themenmodul Mobilität begleiten.

Im vorliegenden Band zur Mobilität war es uns besonders wichtig, das Thema von allen Seiten her in seinen unterschiedlichen Dimensionen zu betrachten und Ihnen nicht nur theoretische Grundlagen zu vermitteln, sondern praxisnah Hilfestellung und Ideen für Ihren Alltag zu vermitteln. Insbesondere im Kapitel „Themenmodule in der Praktischen Umsetzung" wollen wir Ihnen mit Beispielen aus der Praxis unterschiedliche Umsetzungsmöglichkeiten vorstellen, verbunden mit der Hoffnung, dass die ein oder andere Idee von Ihnen aufgegriffen und umgesetzt wird.

Sabine Hindrichs
Ulrich Rommel

Stuttgart/Kos 2016

* Frau Sieglinde Inge Soden sowie Herr Samuel Ignaz Sauerbruch sind von den Autoren frei erfunden, etwaige Ähnlichkeiten mit real existierenden Personen sind rein zufällig und nicht beabsichtigt

Kapitel 1: Mobilität als zentrales Thema in Pflege und Betreuung

1.1 Leitgedanken zum Thema Mobilität

Wir leben in einer Mobilitätsgesellschaft, deren wichtigstes Kennzeichen es ist, sich frei bewegen zu können. Diese Fähigkeit und Möglichkeit ist eine der Errungenschaften unserer modernen Gesellschaft. Das Motto unserer Zeit könnte lauten: „Nur der Himmel ist die Grenze“[1]. Wobei dieses nicht gleichzeitig bedeutet, dass sich Menschen mehr bewegen.

Aktionen wie „Deutschland bewegt sich“[2] zeigen auf, dass in der Mobilitätsgesellschaft, die sich in der Arbeitswelt fortschreitend zur Dienstleistungsgesellschaft entwickelt, die Menschen sich im Arbeitsleben immer weniger körperlich betätigen und bewegen. Deshalb müssen Sport und Bewegung aktiv in der Freizeit gestaltet werden. Der ungebrochene Zulauf, den Fitnessstudios, und Jedermann-Veranstaltungen im Laufen, Radfahren oder Triathlon haben, zeigt, dass sich zu bewegen ein tief verwurzeltes Ziel menschlichen Handelns ist. Nicht umsonst ist die größte Sanktion (in Form einer Gefängnisstrafe), die eine Gesellschaft gegen Menschen aussprechen kann, ihn seiner Freiheit und damit seiner Fähigkeit sich frei zu bewegen und mobil zu sein, zu berauben bzw. diese massiv einzugrenzen.

Für den Menschen als Individuum gehören Bewegung und Mobilität zu den wichtigsten Fähigkeiten für eine eigenständige Lebensgestaltung und sind damit Grundvoraussetzung für ein selbstbestimmtes Leben. Sie ermöglichen und erhalten Teilhabe und Beziehungen im gesellschaftlichen und gemeinschaftlichen Leben und gestalten damit einen der wertvollsten Lebenszusammenhänge. Dieses wiederum macht die Er-

1 So lautete das Motto der Science-Fiction Kultserie Star Trek und das Motto einer bekannten Künstlergruppe http://www.monopol-magazin.de/nur-der-himmel-ist-die-grenze

2 Vgl. http://www.zdf.de/das-aktuelle-sportstudio/deutschland-bewegt-sich-5324872.html

haltung und Förderung der alltäglichen Bewegungsfähigkeit zu einer zentralen Aufgabe in der Pflege und Betreuung.

Mobilitätseinbußen sind die häufigsten Ursachen, die zu einer Pflegebedürftigkeit führen. Von den Pflegebedürftigen in Deutschland sind ca. 75 % der in stationären Pflegeeinrichtungen betreuten Senioren und über 60 % der zu Hause lebenden Senioren in ihrer Mobilität eingeschränkt. Bei 30 bis 40 % der Pflegebedürftigen in stationären Pflegeeinrichtungen ist innerhalb von sechs Monaten nach Einzug eine stetige Bettlägerigkeit ohne einen Krankheitsauslöser zu beobachten (DNQP 2014). Bei Menschen mit kognitiven Einbußen liegt dieser Prozentsatz sogar bei 50 bis 60 %. Demenzielle Erkrankungen führen oft unnötigerweise zu einer zunehmenden Immobilität. Dahinter verbirgt sich, dass bei der Diagnose Demenz alle anderen Diagnosen nicht mehr ihre entsprechende Beachtung finden, ja, dass Mobilität eher als störend, z. B. bei Wandertendenz, empfunden und deshalb eher verhindert als gefördert wird.

Durch den Expertenstandard zur „Erhaltung und Förderung der Mobilität"[3] hat die Pflege in Deutschland diesem schon Rechnung getragen, da es Expertenstandards nur für die wichtigsten und zentralen Themen der Pflege geben soll. Ebenso deutlich wird dieses durch die Tatsache, dass sowohl im Strukturmodell zur Entbürokratisierung der Pflegedokumentation[4] und auch im Neuen Begutachtungsverfahren zur Feststellung von Pflegebedürftigkeit die Mobilität einen eigenständigen Themenbereich darstellt.

Dieses Buch soll Sie in der pflegerischen Praxis unterstützen, mehr Bewegung und Mobilität in den pflegerischen Alltag zu integrieren. Es soll ein Leitfaden sein, um die vorgestellten Konzepte und Modelle in die eigene Praxis zu integrieren, sie weiterzuentwickeln und selbst neue Ideen zu kreieren. Wunsch und Ziel ist es, der Mobilität und Bewegung mehr Raum im pflegerischen Alltag zu geben und damit den Menschen mehr Freiheit zu geben.

Wir fühlen uns dabei dem neuen Pflegebedürftigkeitsbegriff[5] und der klientenzentrierten Perspektive verpflichtet und betrachten das Thema aus der Perspektive der Fähigkeiten eines Menschen und nicht aus dem Blickwinkel seiner Defizite.

Die Grundthese ist, dass nicht durch künstlich aufgesetzte Maßnahmen und Interventionen, sondern durch kontinuierliche Förderung der Bewegung in den alltäglichen Handlungen und Verrichtungen eine signifikante Verbesserung bzw. Erhaltung von Mobilität bewirkt wird. Wir möchten in diesem Buch die Vielschichtigkeit des The-

3 DNQP Erhaltung und Förderung der Mobilität
4 Handlungsanleitung Strukturmodell zur Entbürokratisierung der Pflegedokumentation
5 Abschlussbericht zum neuen Pflegebedürftigkeitsbegriff Wingenfeld et al

mas Mobilität aufzeigen sowie den Zusammenhang von Bewegung und Beweglichkeit und den unterschiedlichsten Funktionseinbußen und Erkrankungen. Das Buch soll den Pflegenden als Handlungsanleitung dienen, Bewegungsförderung in den pflegerischen Alltag dauerhaft zu integrieren und somit ihrem pflegerischen Auftrag gerecht zu werden.

1.2 Definition und Mobilitätsverständnis im Rahmen von Pflege und Betreuung

1.2.1 Definitionen

Für den Begriff Mobilität gibt es allerdings noch keine eindeutige Definition. Dies liegt sicher darin begründet, dass Mobilität und Bewegung allgemein ein sehr facettenreiches und in Teilen nur schwer abgrenzbares Thema sind und sich auch in der Pflege im therapeutischen Team mehrere Professionen damit beschäftigen, so dass je nach Blickwinkel der Begriff unterschiedlich verstanden und mit Bedeutung versehen wird. Wir sprechen von der Mehrdimensionalität von Mobilität. Sehr häufig erfolgt eine Engführung auf den Begriff der Mobilisation (Maßnahmen zur körperlichen Aktivierung bei Bettlägerigkeit und Durchbewegen von Gelenken) und der Motorik (Gesamtheit der vom zentralen Nervensystem kontrollierten Bewegungsvorgänge). Deshalb soll am Anfang unserer Betrachtungen die Darstellung unseres Verständnisses von Mobilität im Kontext von Pflege und Betreuung stehen. Unstrittig ist, dass Bewegung bzw. Mobilität heute als die wesentliche Voraussetzung dafür angesehen werden, dass der menschliche Körper funktioniert.

Allgemeinsprachliche Definitionen

Der Begriff Mobilität kommt vom lateinischen mobilitas (von movere = sich (fort)bewegen) und hat zwei Bedeutungen

1. Beweglichkeit, Schnelligkeit, Gewandtheit
2. Veränderlichkeit, Unbeständigkeit, Wankelmut

Der Duden[6] führt für Mobilität zwei Bedeutungen auf:

1. Geistige Beweglichkeit
2. Soziologie Beweglichkeit (in Bezug auf den Beruf, die soziale Stellung, den Wohnsitz)

Als Synonyme führt der Duden 1. (geistige) Beweglichkeit, Vitalität, Wendigkeit und 2. Anpassungsfähigkeit, Beweglichkeit, Flexibilität auf.

Pflegefachliche Definitionen

Der Pschyrembel[7] definiert Mobilität als „Willkürliche Steuerung von Bewegungsabläufen und soziologisch Bewegung einer Person aus einer Position in eine andere innerhalb eines gesellschaftlichen Gebildes."

Die ICNP[8] definiert Mobilität als eine „Art von Motorik mit den spezifischen Merkmalen: willkürliche und psychomotorische Bewegung des Körperapparates, einschließlich der Koordination von Muskel- und Gelenkbewegungen wie Gleichgewicht halten, Körperpositionierung und Gehen".

Der Entwurf des Expertenstandards „Erhaltung und Förderung der Mobilität" definiert Mobilität „als die Eigenbewegung des Menschen mit dem Ziel, sich fortzubewegen oder eine Lageveränderung des Körpers vorzunehmen".[9]

Nach Wingenfeld ist Mobilität „die körperliche Fähigkeit, sich über kurze Strecken, ggf. mit Hilfsmitteln, selbstständig fortzubewegen und selbstständig Lageveränderungen des Körpers vorzunehmen."[10]

Dem ähnlich wird in den neuen ab 01.01.2017 geltenden Begutachtungsrichtlinien für das Themenmodul 1: Mobilität formuliert: „Die Einschätzung richtet sich ausschließlich danach, ob die Person in der Lage ist, ohne personelle Unterstützung eine Körperhaltung einzunehmen/zu wechseln und sich fortzubewegen."

Mobilität wird also verstanden als Eigenbewegung des ganzen Körpers, auch in liegender Position und über kurze Strecken.

6 http://www.duden.de/rechtschreibung/Mobilitaet

7 Pschyrembel – Klinisches Wörterbuch, S. 1172

8 International Council of Nurses – ICNP (Internationale Klassifikation für die Pflegepraxis) S.190

9 DNQP – Deutsches Netzwerk für Qualitätsentwicklung in der Pflege (2014). Erhaltung und Förderung der Mobilität in der Pflege. Präambel

10 Wingenfeld, Büscher, Gansweid (2008). Das neue Begutachtungsassessment zur Feststellung von Pflegebedürftigkeit. Projektbericht. Bielefeld/Münster: IPW/MDK WL

König/Zemlin definieren: „Bewegung ist ein Grundbedürfnis eines jeden Menschen, zu dessen Befriedigung er vor allem Raum braucht bzw. eine Umgebung, die diesen Antrieb und das damit verbundene soziale Wohlbefinden unterstützt und nicht verhindert".

Obwohl wir den Aufbau der Fachthemenreihe am neuen Pflegebedürftigkeitsbegriff orientieren, möchten wir pflegefachlich den Mobilitätsbegriff weiter fassen, denn Pflege und Pflegefachlichkeit sind mehr als die Erfassung des richtigen Pflegegrades.

Mobilitätsverständnis

Aus all diesen Definitionen resultiert für uns, dass Mobilität sich aus einem aus fünf Dimensionen bestehenden Pflegephänomen definiert.

3. Physiologisch – willentliche Steuerung der Motorik (incl. der Fähigkeit des Körpers dieses zu tun)
4. Psychologisch – Willen zur Mobilität/Bedürfnisbefriedigung
5. Soziologisch – Bewegung im Raum
6. Umgebungsbedingungen – Raum, Freiheit, Möglichkeit
7. Ökonomisch – Fähigkeit zur Umsetzung

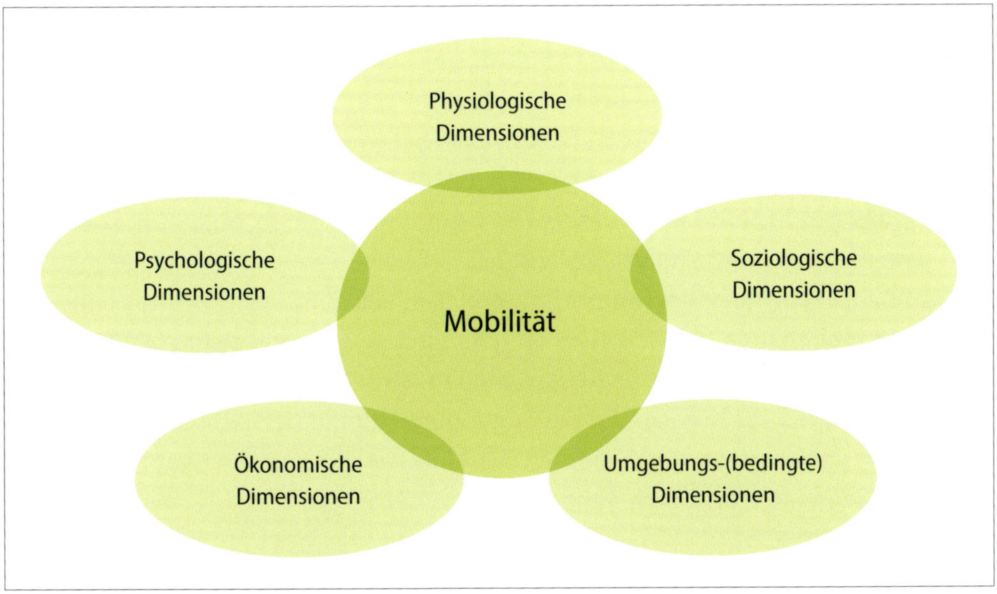

Grafik 1.2: Mehrdimensionalität von Mobilität

Da es in erster Linie um die Erhaltung und Förderung der alltäglichen Bewegungsfähigkeit geht, liegt unser Hauptfokus auf der ersten, der physiologischen Dimension. Allerdings immer so, dass wir die anderen Dimensionen mit im Blick behalten.

1.3 Normalitätsbewegung

Die alltägliche Bewegungsfähigkeit bezeichnen wir als Normalitätsbewegungen, in Anlehnung an das Normalitätsprinzip, wie es von Erwin Böhm in seinem „Psychobiografischen Pflegemodell" beschrieben wird. Böhm greift hier auf das Reformkonzept des „Normalisierungsprinzips" zurück, wie es schon in den 1950er-Jahren in der Behindertenhilfe durch Bank-Mikkelsen begonnen und dann vor allem von Nirje und Wolfensberger weiterentwickelt wurde. Ein „Blick über den Zaun in Nachbars Garten", zu den Kolleginnen und Kollegen der Heilerziehungspflege lohnt sich hier also durchaus. Wir möchten mit dem Begriff der Normalitätsbewegung den Blick dafür schärfen, Alter und die damit verbundenen Prozesse nicht zu pathologisieren[11], wie es z. B. manche Risikoeinschätzungen tun, die ein Alter über 80 Jahre schon per se als Risiko ansehen, sondern den Blick auf die einzelne individuelle Person lenken und was für diese Person normal ist. Dies gelingt nur, wenn wir einen Perspektivwechsel vornehmen und versuchen, mit den Augen des pflegebedürftigen Menschen zu schauen.

1.1.3 Normalität

Wir Menschen sind Normalitätswesen. Die Grundlage unserer Anpassungsfähigkeit (und damit letztendlich unseres Überlebens) ist unsere Fähigkeit, Regelmäßigkeiten zu erkennen, in Formeln umzusetzen, zu Modellen zusammenzufassen und uns entsprechend zu verhalten.[12] Die Normalität (lat. norma = Regel) benennt ein Koordinatensystem, das im Alltag Grenzen für gesellschaftlich akzeptiertes Verhalten und Erleben zieht, es liefert die Kriterien für die Zugehörigkeit oder den Ausschluss von einer Gesellschaft (Inklusion und Exklusion).[13] Die Auffassung von Normalität (und Abnormalität als Gegensatz) kann sich durch einzelne Ereignisse ändern (vgl. die Einstellung

11 Sehr schön stellt dieses P. Wittmann in seinem Buch „Nebelwelten" im Kapitel „Die Welt ist krank oder wie retten wir die Normalität" für den Bereich der psychischen Erkrankungen dar.

12 Vgl. Schulze, Gerhard. Krisen. S. Fischer, Frankfurt (2011). Seite 82 ff.

13 Zitiert nach: Lexikon Psychologie. Reclam, Stuttgart (2010). Seite 210 ff.

zur Atomenergie nach Tschernobyl) oder aber auch durch gesellschaftliche Entwicklungen (vgl. z. B. die Einstellung zur Homosexualität).

1.1.2 Psychobiografisches Modell

Der österreichische Pflegewissenschaftler Prof. Erwin Böhm hat sein psychobiografisches Pflegemodell in der Praxis für Menschen mit gerontopsychiatrischen Erkrankungen entwickelt und Anfang der 1980er-Jahre einer breiteren Öffentlichkeit vorgestellt. Er geht in seinem ganzheitlichen Ansatz „Der Mensch lebt nicht vom Brot allein" davon aus, dass der Mensch aus seiner Seele und seinem Antrieb heraus lebt und dass Körper, Seele, Geist, soziales Umfeld und persönliche Geschichte (thymophysische Biografie) in einem ständigen Zusammenhang stehen, in dem sie einander bedingen und aufeinander wirken.

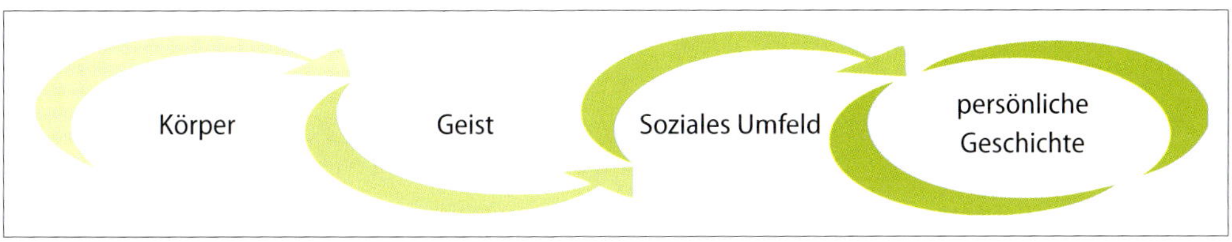

Grafik 1.3: Thymophysische Biografie nach Prof. Erwin Böhm

Ausgehend von der thymophysischen Biografie ist das Pflegeziel eine Wiederbelebung der Altersseele. Böhm vertritt einen „reaktivierenden" Ansatz „Helfen mit der Hand in der Hosentasche", der versucht, dem Klienten wieder Selbstständigkeit zu vermitteln, ihn zu reaktivieren (auf seine biografisch erlernten „Copings" zurückgreifen.[14])

Der zentrale Begriff innerhalb des Pflegemodells ist das Normalitätsprinzip. Therapeutische Pflege kann nur unter Beachtung des Normalitätsprinzips geschehen. Als praktisches Beispiel führt Böhm hier auf, dass ein demenziell Erkrankter, der sich in einer Küche aus den 1920er-Jahren wohlfühlt, nicht in einer Küche, die dem Normalitätsprinzip der 1980er entspricht, therapiert werden kann.[15] Böhm greift hier auf das Reformkonzept des „Normalisierungsprinzips" zurück, wie es schon in den 1950er-Jah-

14 Vgl. Böhm, Erwin. „Psychobiographisches Pflegemodell nach Böhm – Band I: Grundlagen". Maudrich, Wien. 2. Auflage 2001.

15 Vgl. Böhm, Erwin. „Sprechen Sie limbisch". Schlütersche, Hannover 2012. Seite 204ff.

ren in der Behindertenhilfe durch Bank-Mikkelsen begonnen und dann vor allem von Nirje und Wolfensberger weiterentwickelt wurde.[16]

1.1.3 Normalitätsbewegung

Wir haben den Begriff Normalitätsbewegung in Anlehnung an das „Normalitätsprinzip" gewählt, wie ihn Erwin Böhm in seinem psychobiografischen Pflegemodell eingeführt hat. Geprägt durch Sozialisation, Kultur und Erfahrung entwickelt jeder Mensch innerhalb seiner Biografie eine persönliche „Lebensform" mit individuellem „normalen" Verhalten und Handeln. Somit gibt es bei der Beurteilung des Mobilitätsstatus jeder Person einerseits eine individuelle, biografisch bedingte psychosoziale Perspektive und andererseits eine eher allgemeine somatische Perspektive, die Normalitätsbewegung in Beziehung zum Lebensalter beurteilt. Dabei ist z. B. bei einem 75-Jährigen eine mäßige Einschränkung der Freiheitsgrade der Gelenke, eine geminderte Muskelkraft und eine reduzierte Herz-Lungen-Leistung als völlig normal anzusehen, bei einem 30-jährigen ist dasselbe als pathologisch und behandlungswürdig anzusehen. Den Gegenpol zur Normalität stellt die Störung bzw. die Abweichung vom Normalitätsprinzip des Einzelnen dar. Im Mittelpunkt steht dabei die Erfassung des Interventionspotenzials: „Welche therapeutischen, beraterischen oder korrektiven Maßnahmen können oder sollen eingeleitet werden, um den Störungswert eines Verhaltens oder Erlebens so zu verändern, dass sie den normativen Erwartungen (...) besser entsprechen."[17]

Handlungsbedarf besteht aber nur, wenn es zu einer dauerhaften Abweichung kommt. Das lässt sich gut am Beispiel Sturz erklären. Ein einmaliger Sturz, z. B. bei Glatteis, erfordert in der Regel noch keine Intervention, da er ja keine prinzipielle Störung der Mobilität anzeigt. Ein Interventionspotenzial ist dann angezeigt, wenn es z. B. zu mehreren Stürzen beim Aufstehen in einem kurzen Zeitraum kommt.

Um die Normalitätsbewegung eines Pflegekunden adäquat zu beurteilen, muss die Pflegefachkraft ihre eigenen Vorstellungen von Normalitätsbewegung bzw. die Abweichung davon dekonstruieren, sodass die Vorstellung von Normalität eine Entsprechung zur Biografie und Lebenssituation des Einzelnen hat. Es gilt die Polarität von Normalität und Abweichung zugunsten einer Sichtweise zu ändern, die nach den benötigten Ressourcen fragt, die ein Mensch in einer spezifischen Lebenssituation benötigt, um zu einer souveränen Lebensführung zu gelangen.

16 Vgl. Thimm, Walter (Hrsg.). „Das Normalisierungsprinzip". Lebenshilfeverlag. Marburg 2008
17 Zitiert nach: Lexikon Psychologie. Reclam. Stuttgart (2010). Seite 212

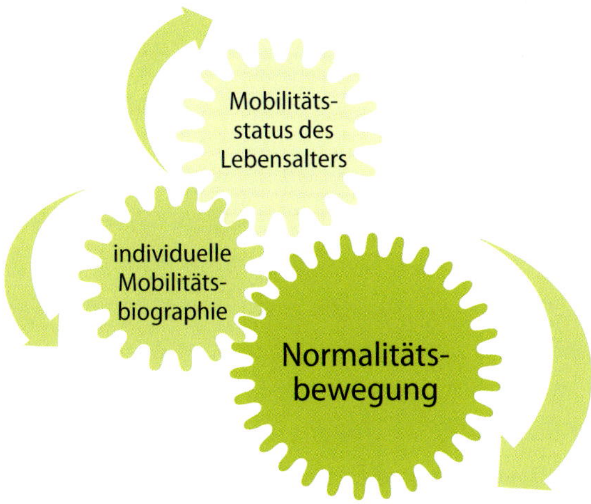

Grafik 1.4: Verzahnung Normalitätsbewegung

Der Begriff „Normalitätsbewegung" stellt dann den individuellen, personalen Maßstab dar, mit dem entschieden wird, ob eine Intervention notwendig ist und wenn ja, welche.

Normalitätsbewegung ist die personell anzustrebende Bewegungsfähigkeit eines Individuums.

Im Idealfall deckt sich dabei das vom Klienten bzw. seinen Angehörigen Gewünschte mit der professionellen Einschätzung des pflegerisch-therapeutischen Teams. In der Regel wird hier ein Verständigungsprozess stattfinden müssen.

1.4 Bewegung und Gesundheit

Die WHO empfiehlt ein Mindestmaß von körperlicher Aktivität von 2,5 Stunden pro Woche, da aber 82 % der 60- bis 69-Jährigen und 86,4 % der 70- bis 79-Jährigen deutlich unter diesem Wert bleiben, hat die BZgA u. a. die Aktion „Älter werden in Balance"[18] ins Leben gerufen.

In archaischen nicht sesshaften Gesellschaften war derjenige dem Tod geweiht, der nicht mehr laufen, jagen, ggf. vor Gefahren fliehen konnte. In unserer modernen Gesellschaft, mit ihrer gewandelten Arbeitswelt (Dienstleistungen statt Industrie und

18 Vgl. dazu die Website der BZgA www.aelter-werden-in-balance.de

Handwerk) und ihren technischen Errungenschaften werden Bewegung und körperliche Anstrengung sehr oft durch Technik ersetzt oder erleichtert. Deshalb stellt körperliche Inaktivität mit 6 % den viertgrößten Risikofaktor für die globale Mortalität dar.[19] Das Beispiel der Entscheidung zwischen Rolltreppe/Aufzug oder Treppe zeigt aber auch, dass zum einen die Motivation sich zu bewegen von der Einstellung und dem Lebensstil des Einzelnen abhängt und zum anderen gerade dieses Hilfsmittel Menschen mit einem Handicap ein selbstständiges Leben ohne personelle Hilfe ermöglicht. Hier zeigt sich im Kleinen das Dilemma technischen Fortschritts als Fluch und Segen.

Eine Reihe von Studien bzw. deren Ergebnisse „zeigen eine starke Evidenz dafür, dass regelmäßige körperliche Aktivität eine Vielzahl von Krankheitsrisiken bei Erwachsenen senken kann".[20] Regelmäßige Bewegung aber senkt nicht nur Krankheitsrisiken, sondern hat auch einen positiven Einfluss auf Körper, Geist und Seele. Bewegung ist wirksam in der Primärprävention von kognitiven Abbauprozessen und verlangsamt diese bei Auftreten. Zudem hat sie einen positiven Einfluss auf die Vermeidung kardiovaskulärer Krankheiten.[21] Bewegung stärkt auch die Psyche und das Wohlbefinden, insbesondere in der Prävention von Depressionen und wirkt Stress- und Angstsymptomen entgegen.

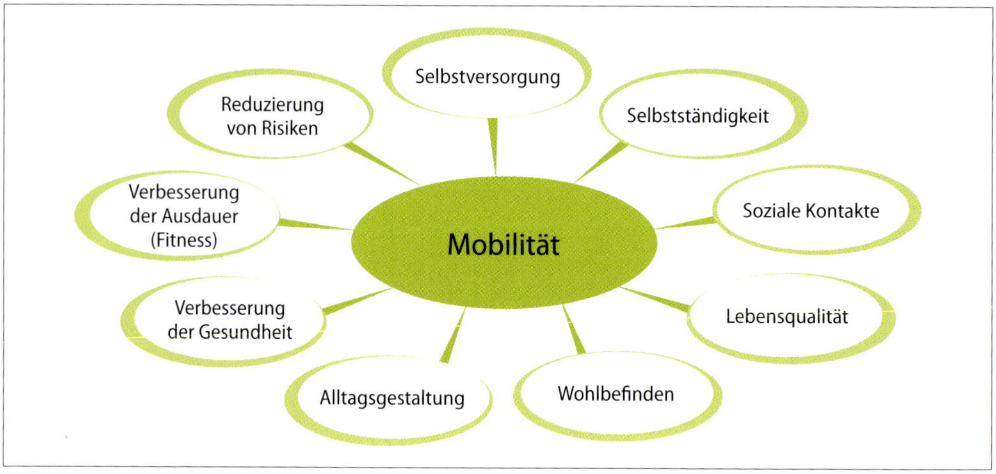

Grafik 1.5: Auswirkung von Mobilität

19 WHO Weltgesundheitsorganisation (2010). Global recommendations on physical activity for health, S. 10 ff.

20 DNQP – Deutsches Netzwerk für Qualitätsentwicklung in der Pflege (2014). Erhaltung und Förderung der Mobilität in der Pflege. Seite 50

21 Vgl. http://kurier.at/wissen/wie-ein-alzheimerforscher-sein-gehirn-fit-und-aktiv-haelt/153.687.394 und http://sgsm.ch/publikationen/swiss-sports-exercise-medicine/archiv/2014/

Da Mobilitätsbeeinträchtigungen neben kognitiven Einbußen der wichtigste Grund für die Entstehung von Pflegebedürftigkeit sind[22], stellt die Erhaltung und Förderung der Mobilität eine wichtige pflegerische Aufgabe dar.

Häufig sind Mobilitätsbeeinträchtigungen auch die Folgeerscheinungen von Krankheiten, beispielsweise eines Schlaganfalls. Die dadurch entstandenen Beeinträchtigungen können aber heute zumeist durch gezieltes körperliches Training und geeignete Hilfsmittel weitestgehend kompensiert werden. Deshalb ist die Erhaltung und Förderung der Mobilität durch professionelle Pflege Gesundheitsprävention, indem zum einen weiteren Risiken wie Stürzen und Bewegungseinschränkungen vorgebeugt wird (physiologische Dimension) und zum anderen ganz praktisch durch die Teilnahme an Gruppenangeboten und Aktivitäten zur Bewegungsförderung und -erhaltung der sozialen Isolation entgegengewirkt wird (psychologische Dimension). Ziel ist es, auch im Alter den Alltag möglichst selbstständig bewältigen zu können und somit eine größtmögliche Autonomie zu erhalten und durch Bewegung den Alterungsprozess positiv zu beeinflussen.

1.5 Der physiologische Alterungsprozess

Mit fortschreitendem Alter kommt es zu einem Abbau in den Organen, Geweben und Funktionen, die physiologischen Veränderungen führen zu Funktionseinschränkungen im Alter. In der folgenden Tabelle werden physiologische Veränderungen aufgeführt, die einen signifikanten Einfluss auf die Mobilität haben.

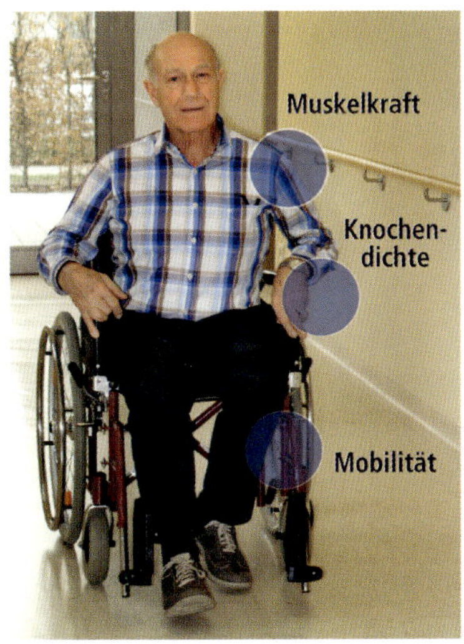

22 Vgl. dazu die Darstellung im Barmer Pflegereport 2009 unter https://presse.barmer-gek.de/barmer/web/Portale/Presseportal/Subportal/Presseinformationen/Archiv/2009/091118-Pflegereport-2009/Content-Pflegereport-2009.html

Kategorie	Physiologische Veränderungen	Auswirkungen
Muskeln	▪ Ab dem 40. Lebensjahr nehmen Muskelstärke und Kraft ab ▪ Muskelmasse verringert sich ab 40 (verstärkt ab 65 bis 70). Die Beinmuskulatur ist am stärksten betroffen. ▪ Motorik einfacher und sich wiederholender Bewegungen ist verlangsamt. Die Reaktionszeit ist verlängert ▪ Flexibilität und Bewegungsradius der Gelenke nehmen ab, insbesondere bei Frauen ▪ Elastizität der Muskeln und Sehnen nimmt ab	▪ Defizite in Stärke und Kraft erhöhen das Risiko von Behinderung und Mortalität ▪ Verminderte Muskelkraft ▪ Beeinflusst viele Funktionen des täglichen Lebens, erhöht Verletzungsgefahr und Lerngeschwindigkeit ▪ Verringerte Flexibilität kann das Risiko von Verletzungen, Stürzen und Rückenbeschwerden erhöhen
Mobilität	▪ Veränderungen der Sensorik, Motorik und Kognition beeinflussen biomechanische Prozesse wie Sitzen, Stehen, Fortbewegung und die Balance ▪ Gehgeschwindigkeit ist reduziert, Schrittlänge verkürzt, Schrittunsicherheit ▪ Maximale Treppensteighöhe ist reduziert, weist auf den Einfluss von Beinkraft, Muskelkoordination und Balance hin	▪ Beeinträchtigte Balance ▪ fördert die Angst vor Stürzen und kann daher Mobilität einschränken ▪ Beeinträchtigt Bewegungsabläufe und erhöht das Sturzrisiko ▪ Beeinträchtigt Mobilität
Knochendichte	▪ Höchste Knochendichte mit Ende 20, dann kontinuierliche Abnahme. Insbesondere Frauen haben nach der Menopause stärkeren Knochenverlust (2 bis 3 %/Jahr)	▪ Osteoporose erhöht das Risiko von Knochenbrüchen

Tabelle 1.1: Physiologische Veränderungen

Neben altersphysiologischen Veränderungen gibt es auch weitere flexible Variablen, die einen Einfluss auf den Alterungsprozess haben, wie z. B.:

- Inaktivität
- Rauchen
- Ernährung
- Lebensstil
- Psychosoziale Faktoren.

1.6 Kernkompetenzen zur Bewegung

Körperliche Aktivität wurde in Studien als der wichtigste Faktor für ein „gutes Altern" identifiziert und hat einen positiven Einfluss auf den physiologischen Alterungsprozess.[23]

Die Bewegungsfähigkeit setzt sich aus verschiedenen Elementen zusammen, den sogenannten Kernkompetenzen.[24] Ihr Zusammenspiel ist die Grundlage für die Bewegungsfähigkeit. Im Alter lassen die Kräfte nach und es kommt zu einem natürlichen Abbau durch den Alterungsprozess, Inaktivität führt zu einer Beschleunigung des Abbaus.

Die Kernkompetenzen zu erhalten, wiederherzustellen und zu fördern ist ein zentrales Element, um im Alter mobil und aktiv zu bleiben.

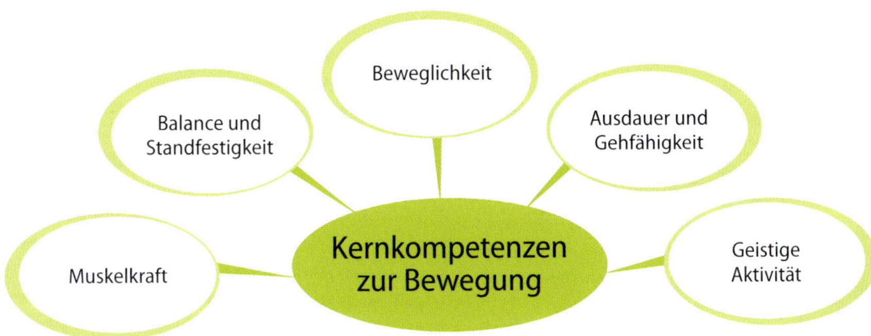
Beweglichkeit
Balance und Standfestigkeit
Ausdauer und Gehfähigkeit
Kernkompetenzen zur Bewegung
Muskelkraft
Geistige Aktivität

Grafik 1.6: Körperliche Kernkompetenzen zur Bewegungsfähigkeit

1.6.1 Muskelkraft

Sie ist die wichtigste Kernkompetenz für die Mobilität. Wenn die Muskelkraft nachlässt, kommt es zu Einschränkungen in der Bewegungsfähigkeit. Selbstständige Positionswechsel werden schwieriger, die Fähigkeit zum Aufheben und Tragen von Gegenständen ist eingeschränkt. So kann der Mensch beispielsweise nicht mehr alleine aufstehen oder seine Einkäufe nach Hause tragen.

23 Adelheid Weinrich (2011). Theorie und Praxis guten Alterns durch Bewegung – Forschungsergebnisse zur Bedeutung von Bewegung und Folgerungen für Interventionsmöglichkeiten in der kommunalen Altenarbeit

24 DTB – Deutscher Turner-Bund (2009): Fit im Alltag, Frankfurt.

Muskelkraft zu trainieren ist bis ins hohe Alter möglich und notwendig, denn Muskeln werden zur Bewältigung des Alltags gebraucht, die Eigenständigkeit wird erhalten und die Sturzgefahr reduziert. Muskeln verhindern den Abbau von Knochenmasse im Alter und schützen die Gelenke vor Schmerzen.

Die wichtigsten Muskelgruppen zur Erhaltung der Selbstständigkeit im Alter:
1. Beinmuskeln (vor allem die vorderen Oberschenkelmuskeln)
2. Arm- und Schultermuskeln
3. Rücken- und Bauchmuskeln

1.6.2 Balance und Standfestigkeit

Wer nicht sicher stehen kann und schnell aus dem Gleichgewicht kommt, wird unsicher, es kommt vermehrt zu Stürzen und/oder die Inaktivität nimmt aufgrund der Angst vor Stürzen oder Hilflosigkeit zu. Balance und Standfestigkeit sind notwendig, um den Alltag zu bewältigen.

1.6.3 Beweglichkeit

Durch den Abbauprozess von Muskeln, Sehnen und Bändern wird der Mensch zunehmend unbeweglicher. Dies behindert ihn in seiner Eigenständigkeit und bei der Selbstversorgung und erschwert alle Bewegungsabläufe. Er wird in seiner Bewegungsfähigkeit zunehmend langsamer. Nicht nur der Alterungsprozess, sondern auch Inaktivität fördert diese Abbauprozesse.

Gelenke, die inaktiv bleiben, werden steif, und Bewegungen werden zunehmend schmerzhaft. Langes Sitzen beeinflusst die Beweglichkeit besonders negativ.

Beweglichkeit ist wichtig:
- um an alle Dinge heranzukommen, die man erreichen will
- um die für die Alltagsbewältigung nötige Fingerfertigkeit zu erhalten
- um den Kopf drehen zu können und damit auch die nähere Umgebung überblicken zu können, z. B. Orientierung, Straßenverkehr
- um Kleidung anziehen, Knöpfe schließen und Rücken und Füße waschen zu können.

1.6.4 Ausdauer- und Gehfähigkeit

Sind die Bewegungen nicht mehr fließend und raumgreifend, kommt es zu Einbußen in der Beweglichkeit. Der Mensch zieht sich immer mehr zurück und die Gefahr der sozialen Isolation besteht.

Dabei ist die Gehfähigkeit wichtig, um sich fortbewegen und Hindernissen ausweichen zu können und um Stürze zu vermeiden.

Die Ausdauerfähigkeit ist wichtig, um längere Wegstrecken bewältigen zu können und durch längere Spaziergänge präventiv Übergewicht, Bluthochdruck und Diabetes entgegenzuwirken.

1.6.5 Geistige Aktivität

Körperliche Aktivität hat einen positiven Einfluss auf die geistige Leistungsfähigkeit. Wer sich regelmäßig körperlich bewegt, beugt den Abbauprozessen im Gehirn vor.

Durch eine gezielte Förderung der Alltagsbewegungen in Kombination mit bewegungsfördernden Aktivitäten und die Teilnahme an Bewegungsgruppen können die Kernkompetenzen trainiert und gefördert werden.

1.7 Risikofaktoren für Mobilitätseinschränkungen

Es gibt zahlreiche Faktoren, die einen fortschreitenden Verlust der Mobilität begünstigen, die jedoch keine Hinweise auf die spezifischen Risiken pflegebedürftiger Menschen geben. Mit zunehmendem Alter kommt es bei nahezu jedem Menschen zu einem Rückgang des Aktivitätslevels und auch Mobilität und Beweglichkeit lassen nach. Das Bewegungsmuster verändert sich. Im Bereich der Bewegung arbeiten verschiedene Organsysteme zusammen, deren Beeinträchtigungen einen Einfluss auf die Beweglichkeit des Menschen haben.

Im Entwurf des Expertenstandards „Erhaltung und Förderung der Mobilität" werden drei Risikobereiche für mögliche Mobilitätseinschränkungen benannt:

Risikobereiche für Mobilitätseinschränkung	
Physische Risikofaktoren	▪ Beeinträchtigungen des Bewegungsapparats ▪ (Muskeln, Gelenke) ▪ Nervensystem ▪ (Steuerung der Bewegung, Gleichgewicht) ▪ Herz-Kreislauf-System ▪ Lunge ▪ Übergewicht ▪ Schmerzen ▪ Sehbeeinträchtigungen
Psychische Risikofaktoren	▪ Kognitive Einschränkungen ▪ Depression ▪ Motivation zur Bewegung ▪ Isolation ▪ Müdigkeit und Erschöpfung ▪ Angst (vor Stürzen, Traumata usw.)
Umgebungsfaktoren	▪ Ausstattung und Zugänglichkeit der Wohnung ▪ Schlechte Infrastruktur

Tabelle 1.2: Risikobereiche für Mobilitätseinschränkungen

Viele Erkrankungen wirken sich auf die Beweglichkeit des Menschen aus, aber auch die Psyche und Kognition spielen eine große Rolle dabei, in welchem Maß sich ein Mensch bewegt. Schwindel, Gangunsicherheit, Muskelschwäche und Gleichgewichtsstörungen erhöhen die Sturzgefahr. Depression senkt die Motivation, sich zu bewegen.

1.8 Mobilitätsprozess von Zegelin

Das Buch „Festgenagelt sein" ist die wohl wichtigste Veröffentlichung in der Pflege zum Thema Mobilität in den letzten 10 Jahren. Es stellt ein leidenschaftliches Plädoyer für Mobilitätsförderung und -erhaltung dar. In erster Linie geht es um Wege, wie Bettlägerigkeit und damit Immobilität vermieden werden kann. Zegelin geht dabei von einem weiter gefassten Mobilitätsbegriff aus, wenn sie von „Ortsfixierung" statt von Bettlägerigkeit oder Immobilität spricht. Im Rahmen ihrer Forschungsarbeit hat Professorin Zegelin einen Erfassungsbogen zur Mobilität entwickelt (Ebomo). Dieser liegt in der Fassung von Zegelin/Reuther vor, wurde wissenschaftlich getestet und kommt derzeit auch in der praktischen Erprobung des Expertenstandards Mobilität (Exmo) zum

Einsatz. In einer leicht modifizierten Form (Hindrichs) liegt er auch zur Mobilitätserfassung bei demenziell Erkrankten vor.

1.8.1 Der Prozess des Bettlägerigseins

Eine Bettlägerigkeit tritt dann ein, wenn ein Pflegebedürftiger einen Großteil des Tages und der Nacht im Bett verbringt. Der Verlust der Mobilität geschieht in den wenigsten Fällen von heute auf morgen, sondern stellt einen längerfristigen Prozess dar, der durch verschiedene Faktoren beeinflusst wird.

Zegelin[25] beschreibt es als einen fortlaufenden Prozess, der über 5 Phasen abläuft, und definiert 5 Faktoren, die einen Einfluss auf jeden Betroffenen in jeder Phase haben, die sogenannten „durchgängigen" Faktoren. Die Phasen laufen in unterschiedlicher Dauer ab, erst die letzte Phase bedeutet Bettlägerigkeit und ist ein Endzustand.

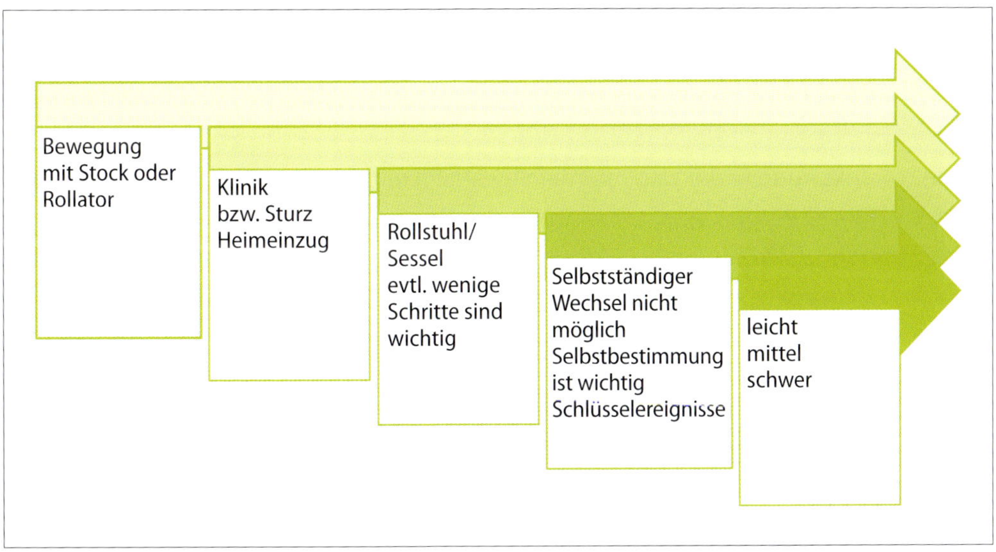

Grafik 1.7: Der Fünf-Phasen-Prozess des Bettlägerigseins

Die erste Phase: Instabilität

Zunehmende Instabilität, die sich beispielsweise durch Gangunsicherheit äußert, kennzeichnet diese Phase. Der Betroffene wird zunehmend unsicher in seinen Bewegun-

25 Angelika Zegelin (2013). Festgenagelt sein – Der Prozess des Bettlägerigwerdens. 2. Auflage. Bern: Hans Huber Verlag

gen, kann dies aber noch mit Hilfsmitteln kompensieren. Diese Phase kann lange dauern, wobei sich der Bewegungsradius immer weiter verringert und der Betroffene sich schließlich auf seine Wohnung beschränkt und kaum noch die Wohnung verlässt aus Angst vor Unfällen oder Stürzen.

In dieser Phase kann die Selbstständigkeit durch den geeigneten Einsatz von Hilfsmitteln und Veränderungen im Wohnraum gefördert bzw. beibehalten werden.

Die zweite Phase: Ereignis

Es tritt ein Ereignis ein, das sich negativ auf die Beweglichkeit auswirkt. Dies kann ein Sturz oder ein anderer Grund für einen Krankenhausaufenthalt sein. Ein Klinikaufenthalt kann zu einer Bettlägerigkeit führen, auch wenn der Grund der Einweisung nichts mit der Beweglichkeit zu tun hat.

Ist die Bewegungsfähigkeit aufgrund von Sturzfolgen eingeschränkt, erhöht das die Unsicherheit und Angst der Betroffenen vor weiteren Stürzen und fördert so den Prozess der Immobilisierung. Sturzereignisse haben oft verschiedene Ursachen, die korrelieren.

Die dritte Phase: Immobilität im Raum

Die Bewegungseinschränkung nimmt in dieser Phase zu, diese Phase ist entscheidend für den weiteren Verlauf. Durch Förderung der Bewegungsfähigkeit und Unterstützung der vorhandenen Ressourcen kann eine weitere Verschlechterung der Bewegungsfähigkeit verhindert oder verzögert werden. Es liegt an der Motivation des Betroffenen und der Pflegenden, die Mobilität zu fördern. Aktivierende Pflege und Bewegungsförderung im Rahmen der Pflege sind hierbei ebenso von Bedeutung wie eine bewegungsfördernde Wohnraumgestaltung.

Die vierte Phase: Ortsfixierung

Kann der Betroffene seinen Ort nicht mehr selbstständig wechseln, kommt es zur Ortsfixierung. Ortswechsel sind nur noch mit fremder Hilfe möglich und sind abhängig von den Umständen und Pflegenden.

Ein Ortswechsel kann zwar nicht mehr selbstständig, jedoch selbstbestimmt erfolgen. Die Individualität und Bewältigungsmöglichkeiten des Einzelnen spielen eine große Rolle, das Sich-Einrichten auf die Situation und die Wohnraumgestaltung. Im Altenheim ist der Betroffene abhängig von der Tagesstruktur, Bett- und Rollstuhlzeiten sind meist vorgegeben, sodass die Selbstbestimmtheit beim Ortswechsel abnimmt.

Einen positiven Einfluss haben Physiotherapie und Hilfsmitteleinsatz in dieser Phase. Angepasste Rollstühle beispielsweise erhöhen den Sitzkomfort und ermöglichen eine aktive Fortbewegung.

Die fünfte Phase: Bettlägerigkeit

In der Phase der Bettlägerigkeit steht der Betroffene nicht mehr aus dem Bett auf, er liegt 24 Stunden im Bett und ist strikt bettlägerig. Diese Phase kann unter Umständen sehr lange dauern. Die Betroffenen haben kein Gefühl mehr für Zeiträume, durch die Fixierung im Raum verlieren sie das Gefühl für Zeit, das Leben fängt an zu stagnieren.

Die Betroffenen beschreiben ihren Zustand als „wie festgenagelt" oder „ans Bett gefesselt". Sie sind abhängig von fremder Hilfe in allen Bereichen des täglichen Lebens und fühlen sich hilflos und ausgeliefert. Betroffene fühlen sich nicht mehr als Person ernst genommen und haben kaum Ansprache.

Fünf „durchgängige" Faktoren

Die fünf „durchgängigen" Faktoren beim Prozess des Bettlägrigseins	
Individualität	Die Persönlichkeit und der Charakter eines Menschen, geprägt durch die Biografie, haben einen Einfluss auf den Prozess des Bettlägerigseins.
Liegepathologie	Je länger ein Mensch liegt und inaktiv ist, umso schwieriger gestaltet sich die Mobilisation. Nach Zegelin „sind schon nach kurzer Lägerigkeit enorme motivationale und kognitive Anstrengungen der Betroffenen nötig, um Hindernisse zu überwinden und eigene Interessen durchzusetzen."
Krankheitsfortschritt und Komplikationen	Der Krankheitsverlauf und evtl. Komplikationen haben einen Einfluss in allen Phasen des Prozesses und entscheiden oft über das weitere Geschehen. Erleidet ein Betroffener beispielsweise einen zweiten Sturz oder einen Herzinfarkt, verlängert sich das Liegen im Bett.
Weltsicht und Bewältigung	Einen hohen Einfluss auf jede Phase hat sowohl die Krankheitsbewältigung als auch die psychische, seelische Widerstandsfähigkeit bei Belastungen, die sogenannte Resilienz. Wie die Situation bewältigt wird, korreliert eng mit der Individualität des Einzelnen und seiner Lebenseinstellung.
Einstellung und Perspektiven	Die Einstellung und die Grundhaltung der Pflegenden können sich fördernd auf die Wiederherstellung der Mobilität auswirken. Die Umsetzung von Maßnahmen zur Mobilisierung setzt Wissen, Motivation und Engagement bei den Pflegenden voraus und stellt einen wichtigen Teil pflegerischer Arbeit dar.

Tabelle 1.3: Die fünf „durchgängigen" Faktoren beim Prozess des Bettlägrigseins

1.8.2 Auswirkungen des Liegens

Dauerhaftes Liegen hat zum einen (patho)-physiologische Auswirkungen und zum anderen Auswirkungen auf die Psyche des Betroffenen.

Betroffene fühlen sich oft wertlos, haben Angst und Furcht, sind ohne Hoffnung, eine Depression kann sich entwickeln. Alle Sinne nehmen ab, es kommt zu einem Verlust des Zeitgefühls und zu Konzentrationsschwierigkeiten. Die Sinne benötigen Anregungen und Stimulation durch Farben, Formen, Gerüche, Geräusche. Betroffene benötigen Orientierung am normalen Tagesablauf, planmäßige Aktivitäten, Kalender, Medien. Das Zusammenlegen von Betroffenen wirkt sich förderlich aus. Basale Stimulation ist ein geeignetes Konzept, die Sinne anzuregen und die Körperwahrnehmung zu erhöhen. Durch Bewegung wird sich der Mensch seines eigenen Körpers und der eigenen Körpergrenzen bewusst.

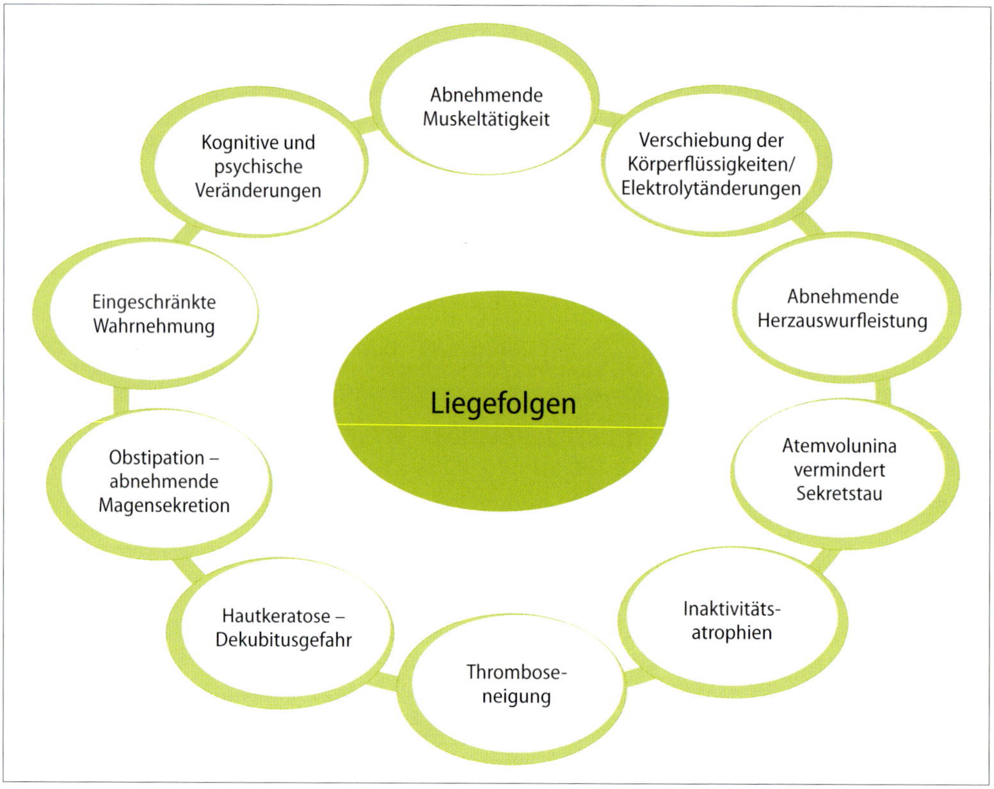

Grafik 1.8: Auswirkungen des Liegens

1.9 Mobilitätsstatus

Die Mobilitätsgalerie von ArjoHuntleigh GmbH ist ein fünfstufiges Bewertungssystem zum Einschätzen des Mobilitätsstatus einer pflegebedürftigen Person. Das Bewertungssystem ist in alphabetischer Reihenfolge aufgebaut von A bis E. Es bietet den Pflegenden eine Leitlinie bei der Einschätzung des Mobilitätsstatus. Allerdings ist zu beachten, dass es die typische pflegebedürftige Person nicht gibt, und neben dem Bewertungssystem ist der Pflegebedürftige hinsichtlich seiner individuellen Ressourcen und Einschränkungen einzuschätzen, um eine für den Pflegebedürftigen optimale Maßnahmenplanung zu entwickeln.

Mobilitätsgalerie

Der Mobilitätsgalerie liegen u.a. international anerkannte Instrumente wie RAI (Resident Assessment Instrument) und ICF (International Classification of Disability and Functioning) zugrunde. In den Niederlanden ist der Umgang mit Mobilität und Bewegung in Pflege und Betreuung gesetzlich geregelt. In „Ergonomie – Manuelles Bewegen von Personen im Bereich der Pflege" (ISO/TR 12296:2012); Deutsche Fassung CEN ISO/TR 12296:2013; sind die Erkenntnisse aus Forschung, Wissenschaft und Pflegepraxis zusammengefasst. Die Firma ArjoHuntleigh GmbH hat die im Manual beschriebenen „Instrumente zur Klassifizierung der Mobilität in fünf Stufen" auf den deutschen Pflege- und Betreuungssektor adaptiert.[26]

Die nachfolgende Mobilitätsgalerie ist eine Weiterentwicklung der Autoren (2016), die grafischen Darstellungen als auch die Bezeichnung der einzelnen Mobilitätsstadien wurden an die deutsche Pflegelandschaft angepasst und der Grad der Selbstständigkeit entsprechend dem neuen Pflegebedürftigkeitsbegriff (ab 2017) zugeordnet. Hierbei ist zu beachten, dass sich der Grad der Selbstständigkeit individuell anders darstellt und dies nur eine Zuordnungsmöglichkeit darstellt.

26 Tabelle C.3 – Instrument zur Klassifizierung der Mobilität in fünf Stufen (Bilder aus: The booklet about aids for caregivers, Broschüre zu Hilfsmitteln für Pflegekräfte, LOCOmotion, 2006)

Anton

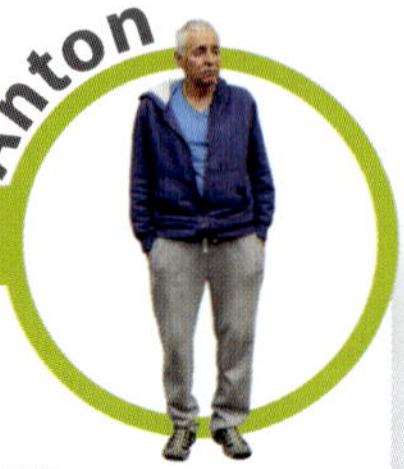

Mobilitätsgalerie

Mobilitätsstatus A – Anton

- Ist in der Bewegung unabhängig
- Kann über weitere Strecken außerhalb des Zimmers und des Gebäudes alleine gehen
- Bei Bedarf ist ein auf den Betroffenen bezogenes Hilfsmittel, z. B. Stock zum Abstützen, erforderlich
- Unabhängig, kann sich selbstständig versorgen
- Generell kein Risiko für dynamische und statische Überlastung
- Die Stimulation der funktionellen Mobilität (Ressourcen) ist äußerst wichtig
- Im Fall einer kognitiven Veränderung wird im Tagesablauf Anleitung und Hilfestellung benötigt und die Beobachtung ist unabdingbar.

Positionswechsel im Bett

SELBSTSTÄNDIG

Selbstständig ist eine Person, die ihre Position unter Nutzung von Hilfsmitteln, z. B. Aufrichter, Bettgitter, Strickleiter, elektrisch verstellbares Bett, allein verändern kann.

Halten einer stabilen Sitzposition

SELBSTSTÄNDIG

Selbständig ist eine Person auch dann, wenn sie beim Sitzen gelegentlich ihre Sitzposition korrigieren muss.

Umsetzen

SELBSTSTÄNDIG

Selbstständig ist jemand auch dann, wenn er keine Personenhilfe benötigt, aber ein Hilfsmittel oder einen anderen Gegenstand zum Festhalten oder Hochziehen, z. B. Griffstangen, benutzt oder sich auf Tisch/Armlehnen oder sonstigen Gegenständen abstützen muss, um aufzustehen.
Als selbstständig ist ebenfalls zu bewerten, wer zwar nicht stehen kann, aber sich mit Armkraft ohne personelle Hilfe umsetzen kann, z. B. Bett – Rollstuhl, Rollstuhl – Toilette.

Fortbewegen innerhalb des Wohnbereichs

SELBSTÄNDIG

Die Person kann sich ohne Hilfe durch andere Personen fortbewegen.
Dies kann ggf. unter Nutzung von Hilfsmitteln, z. B. Rollator, Rollstuhl oder sonstigen Gegenständen, z. B. Stock oder Möbelstück geschehen.

Treppensteigen

SELBSTÄNDIG

Die Person kann ohne Hilfe durch andere Personen in aufrechter Position eine Treppe steigen.

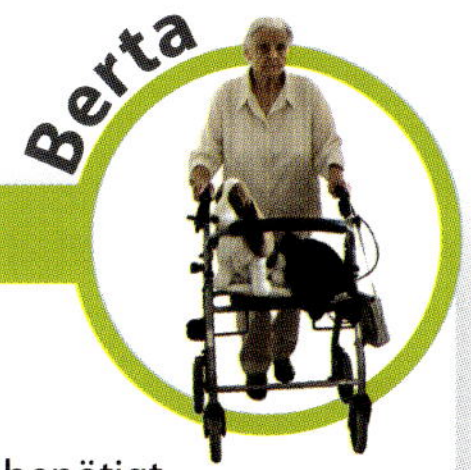

Mobilitätsgalerie

Mobilitätsstatus B – Berta

- Ist in der Bewegung leicht eingeschränkt
- Durch eine Gangunsicherheit wird ein Hilfsmittel, z. B. Rollator oder Ähnliches, benötigt
- Entsprechend der Eigenmobilität und der Nutzung der Hilfsmittel muss der Bewegungsraum im Zimmer angepasst sein
- Kann sich selbst bis zu einem bestimmten Grad pflegen
- In anspruchsvolleren Situationen abhängig von einer Pflegeperson
- Kein Risiko von dynamischen Überlastungen
- Ein Risiko von statischen Überlastungen entsteht bei der Nichtanwendung der richtigen Mobilitätshilfsmittel
- Eine leichte Unterstützung im Tagesablauf ist nötig
- Die Stimulation der funktionellen Mobilität (Ressourcen) ist äußerst wichtig
- Bei kognitiven Veränderungen ist die Beobachtung und Teilübernahme unabdingbar.

Positionswechsel im Bett

ÜBERWIEGEND SELBSTSTÄNDIG
Die Person kann beispielsweise nach Anreichen eines Hilfsmittels oder Reichen der Hand ihre Lage im Bett verändern.

Halten einer stabilen Sitzposition

ÜBERWIEGEND SELBSTSTÄNDIG
Die Person kann sich nur kurz, z. B. für die Dauer einer Mahlzeit oder eines Waschvorgangs, selbstständig in der Sitzposition halten, darüber hinaus benötigt sie aber personelle Unterstützung zur Positionskorrektur.

Umsetzen

ÜBERWIEGEND SELBSTSTÄNDIG
Die Person kann aus eigener Kraft aufstehen oder sich umsetzen, wenn sie eine Hand oder einen Arm gereicht bekommt.

Fortbewegen innerhalb des Wohnbereichs

ÜBERWIEGEND SELBSTSTÄNDIG
Die Person kann die Aktivität überwiegend selbstständig durchführen. Personelle Hilfe ist beispielsweise erforderlich im Sinne von Bereitstellen von Hilfsmitteln (Rollator, Gehstock, Rollstuhl), Beobachtung aus Sicherheitsgründen oder gelegentlichen Stürzen/Unterhaken.

Treppensteigen

ÜBERWIEGEND SELBSTSTÄNDIG
Die Person kann eine Treppe alleine steigen, benötigt aber Begleitung wegen eines Sturzrisikos.

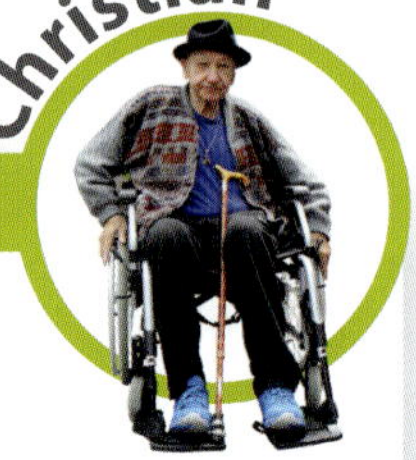

Mobilitätsgalerie

Mobilitätsstatus C – Christian

- Sitzt in einem Rollstuhl
- Ist stehfähig, mindestens auf einem Bein
- Verfügt über eine gewisse Oberkörperstabilität
- Kann evtl. Schritte in einem kleinen Radius gehen
- Ist von einer Pflegeperson in den meisten Mobilitätssituationen abhängig
- Entsprechend der Nutzung der Hilfsmittel und der Eigenmobilität muss der Bewegungsraum im Zimmer angepasst sein
- Ein Risiko von dynamischer und statischer Überbelastung entsteht bei Nichtanwendung der richtigen Mobilitätshilfsmittel
- Die Stimulation der funktionellen Mobilität (Ressourcen) ist äußerst wichtig
- Durch die körperlichen und kognitiven Veränderungen ist die Beobachtung und Übernahme im Tagesablauf unabdingbar.

Positionswechsel im Bett

ÜBERWIEGEND SELBSTSTÄNDIG
Die Person kann beispielsweise nach Anreichen eines Hilfsmittels oder Reichen der Hand ihre Lage im Bett verändern.

Halten einer stabilen Sitzposition

ÜBERWIEGEND SELBSTSTÄNDIG
Die Person kann sich nur kurz, z. B. für die Dauer einer Mahlzeit oder eines Waschvorgangs, selbstständig in der Sitzposition halten, darüber hinaus benötigt sie aber personelle Unterstützung zur Positionskorrektur.

Umsetzen

ÜBERWIEGEND UNSELBSTSTÄNDIG
Die Pflegeperson muss beim Aufstehen/Umsetzen (erheblichen) Kraftaufwand aufbringen (hochziehen, halten, stützen, heben). Die beeinträchtigte Person hilft jedoch in geringem Maße mit, kann z. B. kurzzeitig stehen.

Fortbewegen innerhalb des Wohnbereichs

ÜBERWIEGEND UNSELBSTSTÄNDIG
Die Person kann nur wenige Schritte gehen oder sich mit dem Rollstuhl
nur wenige Meter fortbewegen oder kann nur mit Stützung oder Festhalten einer Pflegeperson gehen. Die ausschließliche Fähigkeit der Fortbewegung durch Krabbeln oder Robben ist generell als „überwiegend unselbstständig" zu bewerten.

Treppensteigen

ÜBERWIEGEND UNSELBSTSTÄNDIG
Treppensteigen ist nur mit Stützen oder Festhalten der Person möglich

UNSELBSTSTÄNDIG
Person muss getragen oder mit Hilfsmitteln transportiert werden, keine Eigenbeteiligung.

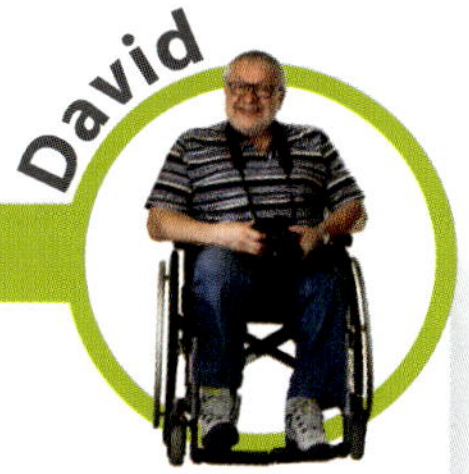

Mobilitätsgalerie

Mobilitätsstatus D – David

- Sitzt in einem Pflegerollstuhl und wird täglich mobilisiert
- Keine Oberkörperstabilität, kann mit Unterstützung sitzen
- Kann nicht stehen und das Körpergewicht nicht selbst tragen
- Bei der Mobilität und in der Tagesstruktur vollkommen abhängig von einer Pflegeperson
- Zur Benutzung der Hilfsmittel muss der Bewegungsraum im Zimmer angepasst sein
- Um die Mobilität gewährleisten zu können, wird ein Passivlifter (Tuchlifter) mit angepassten Liftertüchern benutzt
- Zur Bewegung und Lagerung im Bett werden Gleitmatten eingesetzt
- Ein hohes Risiko von dynamischer und statischer Überbelastung entsteht bei Nichtanwendung der richtigen Mobilitätshilfsmittel
- Die Stimulation der funktionellen Mobilität (Ressourcen) ist äußerst wichtig.

Positionswechsel im Bett

ÜBERWIEGEND UNSELBSTSTÄNDIG
Die Person kann beim Positionswechsel nur wenig mithelfen, z. B. auf den Rücken rollen, am Bettgestell festhalten, Aufforderungen umsetzen, wie z. B. „Bitte die Arme vor der Brust verschränken und den Kopf auf die Brust legen."

Halten einer stabilen Sitzposition

ÜBERWIEGEND SELBSTSTÄNDIG
Die Person kann sich nur kurz, z. B. für die Dauer einer Mahlzeit oder eines Waschvorgangs, selbstständig in der Sitzposition halten, darüber hinaus benötigt sie aber personelle Unterstützung zur Positionskorrektur

ÜBERWIEGEND UNSELBSTSTÄNDIG
Die Person kann sich wegen eingeschränkter Rumpfkontrolle auch mit Seitenstütze nicht in aufrechter Position halten und benötigt auch während der Dauer einer Mahlzeit oder eines Waschvorgangs personelle Unterstützung zur Positionskorrektur.

Umsetzen

ÜBERWIEGEND UNSELBSTSTÄNDIG
Die Pflegeperson muss beim Aufstehen/Umsetzen (erheblichen) Kraftaufwand aufbringen (hochziehen, halten, stützen, heben). Die beeinträchtigte Person hilft jedoch in geringem Maße mit, kann z. B. kurzzeitig stehen.

Fortbewegen innerhalb des Wohnbereichs

UNSELBSTSTÄNDIG
Die Person muss getragen oder vollständig im Rollstuhl geschoben werden.

Treppensteigen

UNSELBSTSTÄNDIG
Person muss getragen oder mit Hilfsmitteln transportiert werden, keine Eigenbeteiligung.

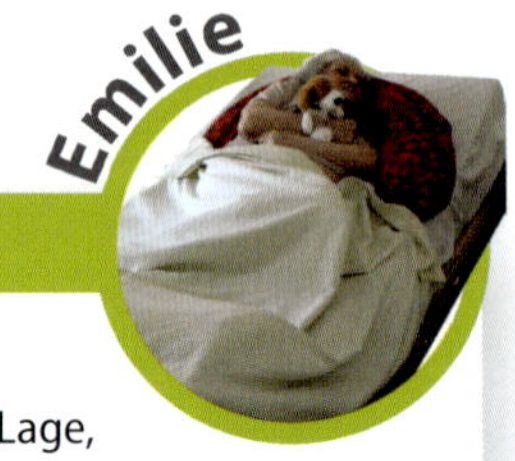

Mobilitätsgalerie

Mobilitätsstatus E – Emilie

- Aufgrund von körperlichen und/oder kognitiven Veränderungen nicht in der Lage, am sozialen Leben der Gemeinschaft teilzunehmen
- Meist vollständig bettlägerig, kann evtl. in einem speziellen Liegesessel bis zu zwei Stunden mobilisiert werden
- Zum Mobilitätstransfer wird ein Passivlifter (Tuchlifter) mit angepassten Liftertüchern verwendet
- Zur Lagerung und Bewegung im Bett werden Gleitmatten eingesetzt
- Das Pflegeziel ist nicht die aktivierende Pflege, sondern ein schmerzfreies und würdevolles Dasein
- Stimulierende und wahrnehmende Maßnahmen werden in den Tagesablauf mit einbezogen
- Zur Benutzung der Hilfsmittel und zur Lagerung der pflegebedürftigen Person muss der Bewegungsraum rund ums Bett angepasst sein
- Ein Risiko von dynamischer und statischer Überbelastung entsteht bei Nichtanwendung der richtigen Mobilitätshilfsmittel.

Positionswechsel im Bett

UNSELBSTSTÄNDIG
Die Person kann sich beim Positionswechsel nicht oder nur minimal beteiligen.

Halten einer stabilen Sitzposition

Unselbstständig
Die Person kann sich auch mit Lagerungshilfsmitteln nicht in Sitzposition halten. Bei fehlender Rumpf- und Kopfkontrolle kann die Person nur im Bett oder Lagerungsstuhl liegend gelagert werden.

Umsetzen

UNSELBSTSTÄNDIG
Die Person muss gehoben oder getragen werden, Mithilfe ist nicht möglich.

Fortbewegen innerhalb des Wohnbereichs

UNSELBSTSTÄNDIG
Die Person muss getragen oder vollständig im Rollstuhl geschoben werden.

Treppensteigen

UNSELBSTSTÄNDIG
Person muss getragen oder mit Hilfsmitteln transportiert werden, keine Eigenbeteiligung.

Kapitel 2: Mobilität im Kontext des neuen Pflegebedürftigkeitsbegriffes

2.1 Pflegestärkungsgesetz II (PSG II)

Seit ihrer Einführung zum 1. Januar 1995 hat die gesetzliche Pflegeversicherung objektiv gesehen zu einer Verbesserung der Versorgung pflegebedürftiger Menschen in Deutschland und zur Unterstützung pflegender Angehöriger beigetragen. Allerdings stand der bisher verwendete Begriff der Pflegebedürftigkeit dabei unter ständiger Kritik. Der Vorwurf lautete, er sei vorwiegend defizitorientiert und darauf ausgerichtet, was pflegebedürftige Menschen nicht (mehr) können. Pflegedürftige Personen mit kognitiven und psychischen Beeinträchtigungen, besonderen Verhaltensweisen und psychische Problemlagen wurden dabei in der Begutachtung nicht oder nicht ausreichend berücksichtigt. Vor diesem Hintergrund hat das Bundesministerium für Gesundheit (BMG) im Oktober 2006 einen Expertenbeirat einberufen mit dem Auftrag zur Überprüfung des bisherigen Pflegebedürftigkeitsbegriffs. Im Frühjahr 2009 wurde ein erster Vorschlag für einen neuen Pflegebedürftigkeitsbegriff und ein damit verbundenes Begutachtungsinstrument zur Feststellung der Pflegebedürftigkeit (Neues Begutachtungs-Assessment – NBA) vorgelegt. Die Ergebnisse des vorgelegten Abschlussberichtes bestätigen die grundsätzliche Anwendbarkeit des neuen Begutachtungsinstruments und geben umfassende Hinweise für die Einführung des neuen Pflegebedürftigkeitsbegriffs.

Am 13. November 2015 hat der Deutsche Bundestag das Zweite Pflegestärkungsgesetz (PSG II) beschlossen und damit die Einführung des neuen Pflegebedürftigkeitsbegriffes. Das Gesetz trat am 1. Januar 2016 in Kraft. Mit dem Pflegestärkungsgesetz II wird ab Januar 2017 der neue Pflegebedürftigkeitsbegriff eingeführt. Damit werden die Versorgung, Hilfen und Absicherungen von voraussichtlich 2,8 Millionen pflegebedürftigen Personen, sowie deren Angehörigen, am Stichtag der Umstellung auf neue Grundlagen umgestellt. Durch eine im Gesetz verankerte Überleitungsregelung wird sichergestellt, dass diese Leistungsbezieher ohne erneute Begutachtung reibungslos in das neue System übergeleitet und nicht schlechter gestellt werden, zumeist sogar besser.

Mit der Einführung des neuen Pflegebedürftigkeitsbegriffes zum 01.01.2017 erfolgt ebenfalls die Einführung eines neuen Begutachtungsinstrumentes zur Ermittlung des Pflegegrades. Damit tritt ein bundesweites einheitliches und wissenschaftlich basiertes Begutachtungsverfahren zur Feststellung der Pflegebedürftigkeit nach dem SGB XI in Kraft. Das seit mehr als 20 Jahren praktizierte Pflegeeinstufungsverfahren in Deutschland verändert sich dadurch grundlegend. Von besonderer Bedeutung ist dabei, dass der neue Pflegebedürftigkeitsbegriff, gleichermaßen die somatischen und mentalen Beeinträchtigungen von pflegebedürftigen Menschen berücksichtigt.

Es geht also nicht mehr um den defizitorientierten und im Minutentakt abgebildeten Hilfebedarf, sondern um den Grad der Selbstständigkeit der pflegebedürftigen Person, ihre noch vorhandenen Ressourcen und um die Bewältigung ihres Alltags. Es ändert sich die Perspektive in der neuen Einschätzungssystematik, vom Hilfsbedarf hin zum Grad der Selbstständigkeit, Punktwerte lösen die Pflegeminuten ab und werden in eine neue Bewertungssystematik überführt.

Durch das neue Begutachtungsinstrument werden die Beeinträchtigungen und die vorhandenen Fähigkeiten von Pflegebedürftigen fachlich gesichert erfasst und die individuelle Pflegesituation in fünf Pflegegraden abgebildet. Die spürbaren Leistungsverbesserungen durch das Erste Pflegestärkungsgesetz 2015, insbesondere für demenziell erkrankte pflegebedürftige Personen mit eingeschränkter Alltagskompetenz ohne Pflegestufe, sowie ihre Angehörigen werden durch die Regelungen im Zweiten Pflegestärkungsgesetz deutlich erweitert.

„20 Jahre nach ihrer Einführung stellen wir die Soziale Pflegeversicherung jetzt auf eine neue Grundlage. Damit erhalten erstmals alle Pflegebedürftigen einen gleichberechtigten Zugang zu Pflegeleistungen – unabhängig davon, ob sie an körperlichen Beschwerden oder an einer Demenz erkrankt sind. Mehr Hilfe für Pflegebedürftige, eine bessere Absicherung der vielen pflegenden Angehörigen und mehr Zeit für die Pflegekräfte – das erreichen wir mit diesem Gesetz. Das ist ein Meilenstein für die Pflegebedürftigen und alle, die in unserem Land tagtäglich ihr Bestes geben, um für Pflegebedürftige da zu sein."

Bundesgesundheitsminister Hermann Gröhe, www.bmg.bund.de
Pressemitteilung Berlin 13 November Nr. 43

2.2 Der neue Pflegebedürftigkeitsbegriff SGB XI § 14

Zentrales Ziel des Pflegestärkungsgesetzes II (PSG II) und des neuen Pflegebedürftigkeitsbegriffs ist, dass körperliche, kognitive und psychische Beeinträchtigungen anhand eines übergreifenden Maßstabs, der Schwere der Beeinträchtigungen der Selbstständigkeit und der Fähigkeiten, in ein Verhältnis gestellt werden, das die verschiedenen Arten von Beeinträchtigungen angemessen berücksichtigt und entsprechende Einstufung sicherstellt.

Die Differenzierung nach der Schwere der Beeinträchtigungen der Selbstständigkeit oder der Fähigkeiten ist dabei ein durchgehender Grundsatz des Instruments. Die bisherige Beschränkung auf nur bestimmte, körperbezogene Verrichtungen entfällt. In untenstehender Tabelle sehen Sie die derzeit gültige Definition von Pflegebedürftigkeit im Vergleich zur neuen Definition (gültig ab 01.01.2017).

§ 14 SGB XI

Fassung bis 31.12.2016

Begriff der Pflegebedürftigkeit

*(1) **Pflegebedürftig im Sinne** dieses Buches sind Personen, die wegen einer körperlichen, geistigen oder seelischen Krankheit oder Behinderung für die gewöhnlichen und regelmäßig wiederkehrenden Verrichtungen im Ablauf des täglichen Lebens auf Dauer, voraussichtlich für mindestens sechs Monate, in erheblichem oder höherem Maße (§ 15) der Hilfe bedürfen.*

(2) Krankheiten oder Behinderungen im Sinne des Absatzes 1 sind:

1. Verluste, Lähmungen oder andere Funktionsstörungen am Stütz- und Bewegungsapparat,

2. Funktionsstörungen der inneren Organe oder der Sinnesorgane,

3. Störungen des Zentralnervensystems wie Antriebs-, Gedächtnis- oder Orientierungsstörungen sowie endogene Psychosen, Neurosen oder geistige Behinderungen.

(3) Die Hilfe im Sinne des Absatzes 1 besteht in der Unterstützung, in der teilweisen oder vollständigen Übernahme der Verrichtungen im Ablauf des täglichen Lebens

oder in Beaufsichtigung oder Anleitung mit dem Ziel der eigenständigen Übernahme dieser Verrichtungen.

(4) Gewöhnliche und regelmäßig wiederkehrende Verrichtungen im Sinne des Absatzes 1 sind:

1. im Bereich der Körperpflege das Waschen, Duschen, Baden, die Zahnpflege, das Kämmen, Rasieren, die Darm- oder Blasenentleerung,

2. im Bereich der Ernährung das mundgerechte Zubereiten oder die Aufnahme der Nahrung,

3. im Bereich der Mobilität das selbstständige Aufstehen und Zu-Bett-Gehen, An- und Auskleiden, Gehen, Stehen, Treppensteigen oder das Verlassen und Wiederaufsuchen der Wohnung,

4. im Bereich der hauswirtschaftlichen Versorgung das Einkaufen, Kochen, Reinigen der Wohnung, Spülen, Wechseln und Waschen der Wäsche und Kleidung oder das Beheizen.

Fassung ab 01.01.2017

Begriff der Pflegebedürftigkeit

*(1) **Pflegebedürftig im Sinne** dieses Buches sind Personen, die gesundheitlich bedingte Beeinträchtigungen der Selbstständigkeit oder der Fähigkeiten aufweisen und deshalb der Hilfe durch andere bedürfen. Es muss sich um Personen handeln, die körperliche, kognitive oder psychische Beeinträchtigungen oder gesundheitlich bedingte Belastungen oder Anforderungen nicht selbstständig kompensieren oder bewältigen können. Die Pflegebedürftigkeit muss auf Dauer, voraussichtlich für mindestens sechs Monate, und mit mindestens der in **§ 15 festgelegten Schwere bestehen.***

*(2) Maßgeblich für das Vorliegen von gesundheitlich bedingten Beeinträchtigungen der Selbstständigkeit oder der Fähigkeiten sind die in den **folgenden sechs Bereichen genannten pflegefachlich begründeten Kriterien:***

*1. **Mobilität:** Positionswechsel im Bett, Halten einer stabilen Sitzposition, Umsetzen, Fortbewegen innerhalb des Wohnbereichs, Treppensteigen*

*2. **Kognitive und kommunikative Fähigkeiten:** Erkennen von Personen aus dem näheren Umfeld, örtliche Orientierung, zeitliche Orientierung, Erinnern an wesentliche Ereignisse oder Beobachtungen, Steuern von mehrschrittigen Alltagshandlungen, Treffen von Entscheidungen im Alltagsleben, Verstehen von Sachverhalten* und Informationen, Erkennen von Risiken und Gefahren, Mitteilen von elementaren Bedürfnissen, Verstehen von Aufforderungen, Beteiligen an einem Gespräch

3. ***Verhaltensweisen und psychische Problemlagen:*** *Motorisch geprägte Verhaltensauffälligkeiten, nächtliche Unruhe, selbstschädigendes und autoaggressives Verhalten, Beschädigung von Gegenständen, physisch aggressives Verhalten gegenüber anderen Personen, verbale Aggression, andere pflegerelevante vokale Auffälligkeiten, Abwehr pflegerischer oder anderer unterstützender Maßnahmen, Wahnvorstellungen, Ängste, Antriebslosigkeit bei depressiver Stimmungslage, sozial inadäquate Verhaltensweisen, sonstige pflegerelevante inadäquate Handlungen*
4. ***Selbstversorgung:*** *Waschen des vorderen Oberkörpers, Körperpflege im Bereich des Kopfes, Waschen des Intimbereichs, Duschen und Baden einschließlich Waschen der Haare, An- und Auskleiden des Oberkörpers, An- und Auskleiden des Unterkörpers, mundgerechtes Zubereiten der Nahrung und Eingießen von Getränken, Essen, Trinken, Benutzen einer Toilette oder eines Toilettenstuhls, Bewältigen einer Harninkontinenz und Umgang mit Dauerkatheter und Urostoma, Bewältigen der Folgen einer Stuhlinkontinenz und der Umgang mit Stoma, Besonderheiten bei parenteraler Ernährung, Bestehen gravierender Probleme bei der Nahrungsaufnahme bei Kindern bis zu 18 Monaten, die einen außergewöhnlich pflegeintensiven Hilfebedarf auslösen*
5. ***Bewältigung von und selbstständiger Umgang mit krankheits- oder therapiebedingten Anforderungen und Belastungen:***

a) *In Bezug auf Medikation, Injektionen, Versorgung intravenöser Zugänge, Absaugen oder Sauerstoffgabe, Einreibungen sowie Kälte- und Wärmeanwendungen, Messung und Deutung von Körperzuständen, körpernahe Hilfsmittel*

b) *In Bezug auf Verbandswechsel und Wundversorgung, Versorgung mit Stoma, regelmäßige Einmalkatheterisierung und Nutzung von Abführmethoden, Therapiemaßnahmen in häuslicher Umgebung*

c) *In Bezug auf zeit- und technikintensive Maßnahmen in häuslicher Umgebung, Arztbesuche, Besuch anderer medizinischer oder therapeutischer Einrichtungen, zeitlich ausgedehnter Besuch medizinischer oder therapeutischer Einrichtungen, Besuch von Einrichtungen zur Frühförderung bei Kindern sowie*

d) *Bezug auf das Einhalten einer Diät oder anderer krankheits- oder therapiebedingter Verhaltensvorschriften*

6. ***Gestaltung des Alltagslebens und sozialer Kontakte:*** *Gestaltung des Tagesablaufs und Anpassung an Veränderungen, Ruhen und Schlafen, sich beschäftigen,*

Vornehmen von in die Zukunft gerichteten Planungen, Interaktion mit Personen im direkten Kontakt, Kontaktpflege zu Personen außerhalb des direkten Umfelds

(3) Beeinträchtigungen der Selbstständigkeit und Fähigkeitsstörungen, die dazu führen, dass die Haushaltsführung nicht mehr ohne Hilfe bewältigt werden kann, werden bei den Kriterien der in Absatz 2 genannten Bereiche berücksichtigt.

2.2.1 Wesentliche Änderungen am Pflegebedürftigkeitsbegriff und dem Begutachtungsverfahren

- Gleichstellung somatisch, kognitiv und psychisch eingeschränkter Personen
- Alle für das Leben und die Alltagsbewältigung einer pflegebedürftigen Person relevanten Beeinträchtigungen werden berücksichtigt
- Die Elemente des neuen Pflegebedürftigkeitsbegriffs aus § 14 Absatz 1 werden konkretisiert und im Absatz 2 § 14 sowie im § 15 für die Zwecke der Begutachtung im Rahmen der Pflegeversicherung aufgegriffen
- Grundlage für die ganzheitliche Einschätzung, für das Vorliegen von Pflegebedürftigkeit sind die Beeinträchtigungen der Selbstständigkeit oder Fähigkeitsstörungen, die sich auf 6 wissenschaftsbasierte Bereiche (Themenmodule) und in diesem Bereich angegebene Aktivitäten und Fähigkeiten beziehen
- Pflegebedürftige können passgenaue Leistungen erhalten, da der neue Pflegebedürftigkeitsbegriff als Basis eine noch stärker personenzentrierte und bedarfsgerechte Pflege ermöglicht.

Damit verbunden:

- Einführung einer neuen Begutachtungssystematik mit umfassender Berücksichtigung von Pflegebedürftigkeit, aufgrund körperlicher und psychisch/kognitiver Beeinträchtigungen
- Bestimmung des Grades der Selbstständigkeit in 5 Pflegegraden
- Präzisere Einschätzung des konkreteren Unterstützungsbedarfs und der Hilfsmittelversorgung
- Detaillierte Hinweise auf Präventions- und Rehabilitationsbedarf
- Verbesserung der Einstufung von Kindern.

2.2.2 Die Einschätzung der Selbstständigkeit

Nach § 15 Absatz 1 erhalten alle Pflegebedürftigen nach der Schwere der Beeinträchtigungen der Selbstständigkeit oder der Fähigkeiten einen Grad der Pflegebedürftigkeit (Pflegegrad). Der Pflegegrad wird mithilfe eines pflegefachlich begründeten Begutachtungsinstruments ermittelt. Das Begutachtungsinstrument ist dabei in sechs Module gegliedert, die den sechs Bereichen in § 14 Absatz 2 entsprechen.

Jedes dieser Themenmodule ist so auszugestalten, dass auf pflegefachlicher Grundlage Beeinträchtigungen der Selbstständigkeit oder Fähigkeitsstörungen bei den in § 14 Absatz 2 genannten Aktivitäten und Fähigkeiten entsprechend ihrer Ausprägung, Häufigkeit oder Dauer erhoben werden können.

Es ist insbesondere nach den Modulen 1, 4 und 6 zu beurteilen, inwieweit die Person wesentliche Aktivitäten aus dem jeweiligen Lebensbereich selbstständig durchführen kann.

Die Beurteilung in den Modulen 2 (Kognitive und kommunikative Fähigkeiten), 3 (Häufigkeit des Auftretens von Verhaltensweisen) und 5 (Umgang mit krankheits- und therapiebedingten Anforderungen) bezieht sich auf andere abgewandelte Formen der Skalen in der Beurteilung von Sachverhalte und Merkmale.

Die Bewertung der Selbstständigkeit erfolgt in den Themenmodulen (Modul 1, 4 und 6) mittels einer vierstufigen Skala (vgl. § 15 SGB XI)	
Modul 1 – Mobilität	Die Selbstständigkeit umfasst dabei die Ausprägungen: 0 = Selbstständig 1 = Überwiegend selbstständig 2 = Überwiegend unselbstständig 3 = Unselbstständig
Modul 4 – Selbstversorgung	
Modul 6 – Gestaltung des Alltagslebens und soziale Kontakte	

Beurteilung von Selbstständigkeit in den Themenmodulen 1, 4 und 6

SELBSTSTÄNDIG = 0 PUNKTE

- Die Person kann die Aktivität in der Regel selbstständig durchführen.
- Möglicherweise ist die Durchführung erschwert oder verlangsamt oder nur unter Nutzung von Hilfsmitteln möglich.
- Entscheidend ist jedoch, dass die Person keine personelle Hilfe benötigt.
- Vorübergehende oder nur vereinzelt auftretende Beeinträchtigungen sind nicht zu berücksichtigen.

ÜBERWIEGEND SELBSTSTÄNDIG = 1 PUNKT

- Die Person kann den größten Teil der Aktivität selbstständig durchführen.
- Dementsprechend entsteht nur ein geringer, mäßiger Aufwand für die Pflegeperson.
- Überwiegend selbstständig ist eine Person also dann, wenn lediglich folgende Hilfestellungen erforderlich sind:
- Unmittelbares Zurechtlegen, Richten von Gegenständen meint die Vorbereitung einer Aktivität durch Bereitstellung sächlicher Hilfen, damit die Person die Aktivität dann selbstständig durchführen kann. Dabei wird vorausgesetzt, dass die Umgebung des Antragstellers so eingerichtet wird, dass die Person so weit wie möglich selbstständig an alle notwendigen Utensilien herankommt und diese nicht jedes Mal angereicht werden müssen. Wenn dies aber nicht ausreicht, z. B. die Seife nicht von der Ablage am Waschbecken genommen werden kann, sondern direkt in die Hand gegeben werden muss, führt diese Beeinträchtigung zur Bewertung überwiegend selbstständig.
- Aufforderung bedeutet, dass die Pflegeperson (ggf. auch mehrfach) einen Anstoß geben muss, damit der Betroffene die jeweilige Tätigkeit allein durchführt. Auch wenn nur einzelne Handreichungen erforderlich sind, ist die Person als überwiegend selbstständig zu beurteilen (punktueller Hilfebedarf, der lediglich an einzelnen Stellen des Handlungsablaufs auftritt). Einzelne Hinweise zur Abfolge der Einzelschritte meinen, dass zwischenzeitlich immer wieder ein Anstoß gegeben werden muss, dann aber Teilverrichtungen selbst ausgeführt werden können.
- Unterstützung bei der Entscheidungsfindung bedeutet, dass z. B. verschiedene Optionen zur Auswahl angeboten werden, die Person danach aber selbstständig handelt.
- Partielle Beaufsichtigung und Kontrolle meint die Überprüfung, ob die Abfolge einer Handlung eingehalten wird, ggf. unter Hinführung zu weiteren Teilschritten oder zur Vervollständigung, sowie die Kontrolle der korrekten und sicheren Durchführung. Hierzu gehört auch die Überprüfung, ob Absprachen eingehalten werden.
- Punktuelle Übernahme von Teilhandlungen der Aktivität bedeutet, dass nur einzelne Handreichungen erforderlich sind, die Person den überwiegenden Teil der Aktivität aber selbstständig durchführt.
- Anwesenheit aus Sicherheitsgründen: Wenn eine Person eine Aktivität selbstständig ausführen kann, aber aus nachvollziehbaren Sicherheitsgründen (z. B. Sturzgefahr, Krampfanfälle) die Anwesenheit einer anderen Person benötigt, trifft die Bewertung „überwiegend selbstständig" zu.

ÜBERWIEGEND UNSELBSTSTÄNDIG = 2 PUNKTE

- Die Person kann die Aktivität nur zu einem geringen Anteil selbstständig durchführen.
- Es sind aber Ressourcen vorhanden, sodass sie sich beteiligen kann.
- Dies setzt ggf. ständige Anleitung oder aufwendige Motivation auch während der Aktivität voraus oder Teilschritte der Handlung müssen übernommen werden.
- Zurechtlegen und Richten von Gegenständen, wiederholte Aufforderungen oder punktuelle Unterstützungen reichen nicht aus.

Alle der oben genannten Hilfen können auch hier von Bedeutung sein, reichen allerdings alleine nicht aus. Weitergehende Unterstützung umfasst vor allem:

- Ständige Motivation im Sinne der motivierenden Begleitung einer Aktivität (notwendig vor allem bei psychischen Erkrankungen mit Antriebsminderung).
- Ständige Anleitung bedeutet, dass die Pflegeperson den Handlungsablauf nicht nur anstoßen, sondern die Handlung demonstrieren oder lenkend begleiten muss. Dies kann insbesondere dann erforderlich sein, wenn der Betroffene trotz vorhandener motorischer Fähigkeiten eine konkrete Aktivität nicht in einem sinnvollen Ablauf durchführen kann.
- Ständige Beaufsichtigung und Kontrolle unterscheidet sich von der oben genannten partiellen Beaufsichtigung und Kontrolle nur durch das Ausmaß der erforderlichen Hilfe. Es ist ständige und unmittelbare Eingreifbereitschaft in die Handlung erforderlich.
- Übernahme von Teilhandlungen der Aktivität bedeutet, dass ein erheblicher Teil der Handlungsschritte durch die Pflegeperson übernommen wird.

UNSELBSTSTÄNDIG = 3 PUNKTE

- Die Person kann die Aktivität in der Regel nicht selbstständig durchführen bzw. steuern, auch nicht in Teilen.
- Es sind kaum oder keine Ressourcen vorhanden.
- Ständige Motivation, Anleitung und Beaufsichtigung reichen auf keinen Fall aus.
- Die Pflegeperson muss alle oder nahezu alle Teilhandlungen anstelle der betroffenen Person durchführen.
- Eine minimale Beteiligung ist nicht zu berücksichtigen, z. B. wenn sich der Antragsteller in sehr geringem Umfang mit Teilhandlungen beteiligt.

Das Begutachtungsinstrument beinhaltet in den Modulen 2, 3 und 5 abgewandelte Formen dieser Skala, die an den entsprechenden Stellen erläutert werden.

Durchgängig gilt bei diesen Skalen, dass der Grad der Beeinträchtigung mit dem jeweiligen Punktwert steigt. „0" bedeutet stets, dass keine Beeinträchtigungen der Selbstständigkeit oder der Fähigkeiten bzw. sonstige Probleme bestehen.

2.3 Themenmodul 1 „Mobilität"

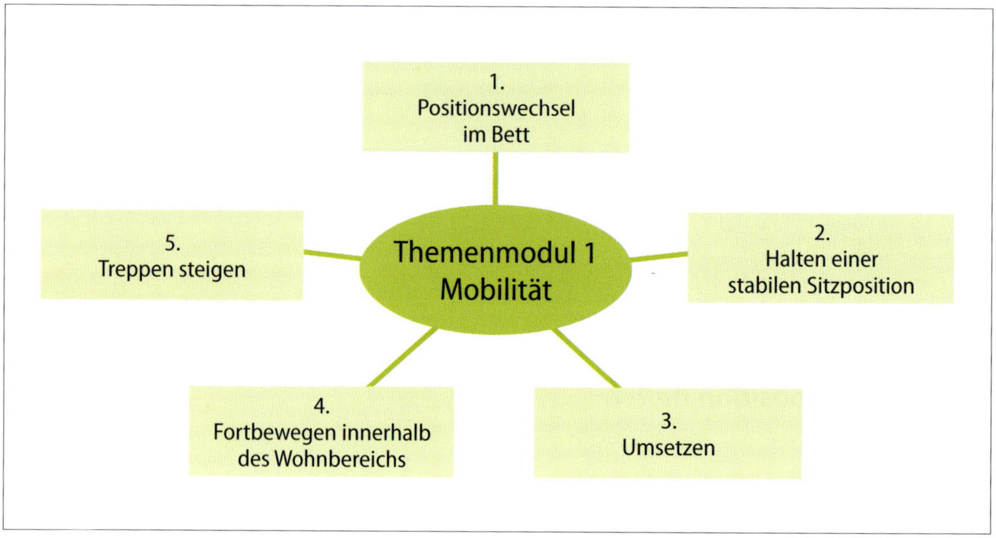

2.3.1 Thematische Erläuterung des Themenmoduls 1 – Mobilität im Kontext zum neuen Pflegebedürftigkeitsbegriffes

Die Autoren des Projektberichtes zum neuen Pflegebedürftigkeitsbegriff A. Horn, K. Wingenfeld, B. Gansweid und A. Büscher (2008), beschreiben unter dem Kapitel „Hinweise zur Nutzung von Begutachtungsergebnissen bei der Pflegeplanung" Merkmale zu den einzelnen Themenmodulen. Die thematische Erläuterung zu den einzelnen Themenmodulen geben wertvolle Hinweise zur Einschätzung der Selbstständigkeit der betroffenen Personen und können so in den Pflege- und Versorgungsprozess integriert werden.

1. Positionswechsel im Bett

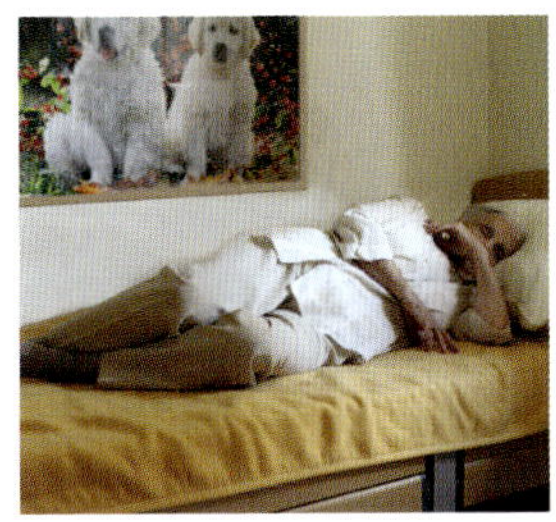

- Hier wird eingeschätzt, inwieweit sich die pflegebedürftige Person selbstständig im Bett von einer Seite auf die andere drehen oder aufsetzen kann.
- Dies steht beispielsweise in engem Zusammenhang mit dem individuellen Lagerungsbedarf.

2. Stabile Sitzposition halten

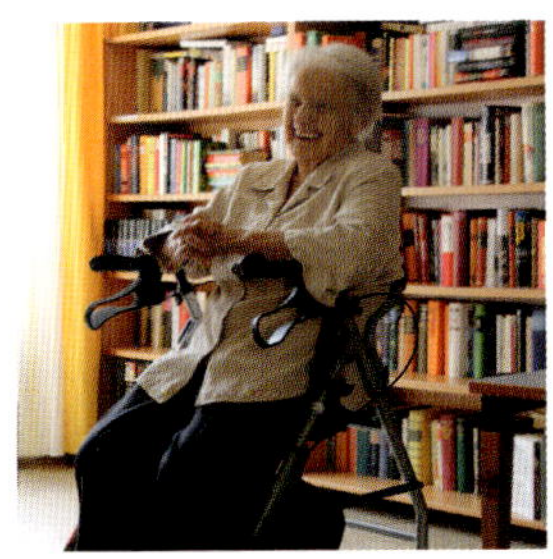

- In diesem Bereich wird eingeschätzt, wie selbstständig die Person auf dem Bett oder Stuhl frei (ohne Rücken- oder Seitenstütze) sitzen kann.
- Die Einschätzung informiert u. a. über die Fähigkeiten einer Person, bei ihrer Mobilisierung mitzuwirken.
- Je stabiler eine Person allein sitzen kann, umso mehr Ressourcen sind bei ihr vorhanden, Mobilisierungsmaßnahmen außerhalb des Bettes mitzugestalten, z. B. vom Bett in den Stuhl an den Tisch zum Essen. Personen, die geringe bis keine Rumpf- und Kopfkontrolle haben, sind vollkommen auf Lagerungshilfsmittel angewiesen, die die sitzende Lagerung im Bett oder Rollstuhl unterstützen.

3. Aufstehen aus sitzender Position/Umsetzen

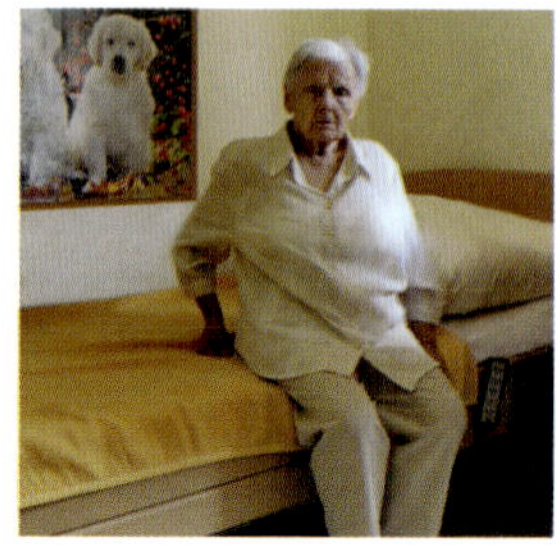

- Hier wird die Fähigkeit eingeschätzt, sich von einer Sitzgelegenheit auf die nächste, z. B. vom Bett in den Rollstuhl oder aus dem Rollstuhl auf die Toilette über den Stand, umzusetzen.
- Personen, die sich vom Rollstuhl in einen anderen Stuhl umsetzen können, ohne dabei aufzustehen, z. B. bei Querschnittlähmung, werden auch dann als selbstständig eingeschätzt, wenn sie dabei keine personelle Hilfe benötigen.
- Die Daten informieren nicht über den erforderlichen Transfer z. B. hoher oder tiefer; mit einer Person oder zu zweit; mit anderen Hilfsmitteln oder Mobilisierung, die nicht mehr möglich sind, z. B in die Badewanne zum Duschen aus Angst vorm Stürzen.

4. Fortbewegen innerhalb des Wohnbereiches

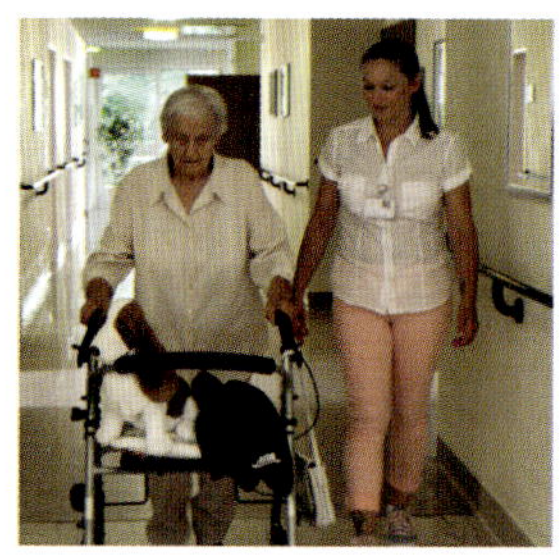

- Hiermit angesprochen ist die Fähigkeit, sich innerhalb einer Wohnung oder im Wohnbereich einer Einrichtung zwischen den Zimmern sicher zu bewegen, ggf. unter Nutzung von Hilfsmitteln, z. B. Stock, Rollator, Rollstuhl, Gegenstand.
- Für die individuelle Pflege ist es wichtig zu wissen, dass etwaige kognitive Probleme hier nicht berücksichtigt werden.
- Die Einschätzung bezieht sich lediglich auf die körperliche Fähigkeit.

5. Treppensteigen

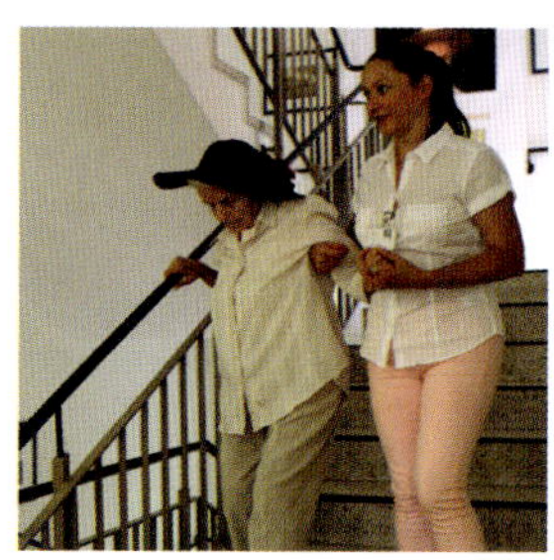

- Die Überwindung von Treppen zwischen zwei Etagen.

2.3.2 Formulargutachten zur Feststellung der Pflegebedürftigkeit

Auf Grundlage der §§17, 18 Abs. 5a und 6a, 53a SGB XI wurde eine Richtlinie zur Begutachtung von Pflegebedürftigkeit nach dem SGB XI erarbeitet und dem GKV Spitzenverbandes und der Selbstverwaltung vorgelegt und durch das Bundesministerium für Gesundheit im Juli 2016 freigegeben. Die Begutachtungsrichtlinie dient der Zielsetzung, bundesweit eine Begutachtung nach einheitlichen Kriterien zu gewährleisten und eine hohe Qualität der für die Feststellung der Pflegebedürftigkeit maßgebenden Gutachten der Medizinischen Dienste sicherzustellen. Nach dem Gesetz sind regionale Abweichungen nicht zulässig. Die Regelungen der Begutachtungsrichtlinie werden in der Zukunft unter Berücksichtigung von Erkenntnissen, insbesondere der Pflegewissenschaft, der Medizin und der Rechtsprechung weiterentwickelt.

Die zentrale Aufgabe des Medizinischen Dienstes im Rahmen des SGB XI ist die Prüfung, ob die Voraussetzungen der Pflegebedürftigkeit erfüllt sind und welcher Grad der Pflegebedürftigkeit vorliegt.

Formulargutachten aus der Begutachtungsrichtlinie zur Feststellung der Pflegebedürftigkeit zum Modul 1 – Mobilität:
Die Einschätzung richtet sich ausschließlich danach, ob die Person in der Lage ist, ohne personelle Unterstützung eine Körperhaltung einzunehmen/zu wechseln und sich fortzubewegen. Zu beurteilen sind hier lediglich Aspekte wie Körperkraft, Balance, Bewegungskoordination etc. und nicht die zielgerichtete Fortbewegung.

Hinweis

Hier werden nicht die Folgen kognitiver Beeinträchtigungen auf Planung, Steuerung und Durchführung motorischer Handlungen abgebildet.

4. Modul 1: Mobilität								
Formulargutachten	**0 Punkte** Selbstständig		**1 Punkte** Überwiegend Selbstständig		**2 Punkte** Überwiegend Unselbstständig		**3 Punkte** Unselbstständig	
4.1.1 Positionswechsel im Bett		0		1		2		3
4.1.2 Halten einer stabilen Sitzposition		0		1		2		3
4.1.3 Umsetzen		0		1		2		3
4.1.4 Fortbewegen innerhalb des Wohnbereichs		0		1		2		3
4.1.5 Treppensteigen		0		1		2		3
Erläuterungen								

Tabelle 2.5.: Formulargutachten zur Feststellung der Pflegebedürftigkeit

In der Begutachtungsrichtlinie sind zu jedem der fünf Kriterienbereiche der Mobilität die vier Ausprägungen von Selbstständigkeit einzeln beschrieben.

Modul 1 Mobilität

ERLÄUTERUNG ZUM FORMULARGUTACHTEN BEREICH 4 – MODUL 1

Formulargutachten 4.1.1 Positionswechsel im Bett
Einnehmen von verschiedenen Positionen im Bett, Drehen um die Längsachse, Aufrichten aus dem Liegen.

Selbstständig
Selbstständig ist eine Person, die ihre Position unter Nutzung von Hilfsmitteln, z. B. Aufrichter, Bettgitter, Strickleiter, elektrisch verstellbares Bett, allein verändern kann.

Überwiegend selbstständig
Die Person kann beispielsweise nach Anreichen eines Hilfsmittels oder Reichen der Hand ihre Lage im Bett verändern.

Überwiegend unselbstständig
Die Person kann beim Positionswechsel nur wenig mithelfen, z. B. auf den Rücken rollen, am Bettgestell festhalten, Aufforderungen umsetzen wie z. B. „Bitte die Arme vor der Brust verschränken und den Kopf auf die Brust legen."
Wichtig: Anforderung – nicht vormachen!

Unselbstständig
Die Person kann sich beim Positionswechsel nicht oder nur minimal beteiligen.

Formulargutachten 4.1.2 Halten einer stabilen Sitzposition
Sich auf einem Bett, Stuhl oder Sessel aufrecht halten.

Selbstständig
Selbsttändig ist eine Person auch dann, wenn sie beim Sitzen gelegentlich ihre Sitzposition korrigieren muss.

Überwiegend selbstständig
Die Person kann sich nur kurz, z. B. für die Dauer einer Mahlzeit oder eines Waschvorgangs, selbstständig in der Sitzposition halten, darüber hinaus benötigt sie aber personelle Unterstützung zur Positionskorrektur.
Seitenstütze ist raus!

Überwiegend unselbstständig
Die Person kann sich wegen eingeschränkter Rumpfkontrolle auch mit Seitenstütze nicht in aufrechter Position halten und benötigt auch während der Dauer einer Mahlzeit oder eines Waschvorgangs personelle Unterstützung zur Positionskorrektur.

Unselbstständig
Die Person kann sich auch mit Lagerungshilfsmitteln nicht in Sitzposition halten. Bei fehlender Rumpf- und Kopfkontrolle kann die Person nur im Bett oder Lagerungsstuhl liegend gelagert werden.

Formulargutachten 4.1.3 Umsetzen
Von einer erhöhten Sitzfläche, Bettkante, Stuhl, Sessel, Bank, Toilette etc., aufstehen und sich auf einen Rollstuhl, Toilettenstuhl, Sessel o. Ä. umsetzen.

Selbstständig
Selbstständig ist jemand auch dann, wenn er keine Personenhilfe benötigt, aber ein Hilfsmittel oder einen anderen Gegenstand zum Festhalten oder Hochziehen, z. B. Griffstangen, benutzt oder sich auf Tisch/Armlehnen oder sonstigen Gegenständen abstützen muss, um aufzustehen.
Als selbstständig ist ebenfalls zu bewerten, wer zwar nicht stehen kann, aber sich mit Armkraft ohne personelle Hilfe umsetzen kann, z. B. Bett – Rollstuhl, Rollstuhl – Toilette.

Überwiegend selbstständig
Die Person kann aus eigener Kraft aufstehen oder sich umsetzen, wenn sie eine Hand oder einen Arm gereicht bekommt.

Überwiegend unselbstständig
Die Pflegeperson muss beim Aufstehen/Umsetzen (erheblichen) Kraftaufwand aufbringen (hochziehen, halten, stützen, heben). Die beeinträchtigte Person hilft jedoch in geringem Maße mit, kann z. B. kurzzeitig stehen.

Unselbstständig
Die Person muss gehoben oder getragen werden, Mithilfe ist nicht möglich.

Formulargutachten 4.1.4 Fortbewegen innerhalb des Wohnbereichs
Sich innerhalb einer Wohnung oder im Wohnbereich einer Einrichtung zwischen den Zimmern sicher bewegen.
Als Anhaltsgröße für übliche Gehstrecken innerhalb einer Wohnung werden mindestens acht Meter festgelegt.
Die Fähigkeiten zur räumlichen Orientierung und zum Treppensteigen sind unter Punkt F 4.2.2 bzw. Punkt F 4.1.5 zu berücksichtigen.

Selbständig
Die Person kann sich ohne Hilfe durch andere Personen fortbewegen.
Dies kann ggf. unter Nutzung von Hilfsmitteln, z. B. Rollator, Rollstuhl oder sonstigen Gegenständen, z. B. Stock oder Möbelstück geschehen.

Überwiegend selbstständig
Die Person kann die Aktivität überwiegend selbstständig durchführen. Personelle Hilfe ist beispielsweise erforderlich im Sinne von Bereitstellen von Hilfsmitteln (Rollator, Gehstock, Rollstuhl), Beobachtung aus Sicherheitsgründen oder gelegentlichen Stürzen/Unterhaken.

Überwiegend unselbstständig
Die Person kann nur wenige Schritte gehen oder sich mit dem Rollstuhl nur wenige Meter fortbewegen oder kann nur mit Stützung oder Festhalten einer Pflegeperson gehen.

Die ausschließliche Fähigkeit der Fortbewegung durch Krabbeln oder Robben ist generell als „überwiegend unselbstständig" zu bewerten.

Unselbstständig
Die Person muss getragen oder vollständig im Rollstuhl geschoben werden.

Formulargutachten 4.1.5 Treppensteigen
Die Überwindung von Treppen zwischen zwei Etagen.
Treppensteigen ist unabhängig von der individuellen Wohnsituation zu bewerten.

Selbständig
Die Person kann ohne Hilfe durch andere Personen in aufrechter Position eine Treppe steigen.

Überwiegend selbstständig
Die Person kann eine Treppe alleine steigen, benötigt aber Begleitung wegen eines Sturzrisikos.

Überwiegend unselbstständig
Treppensteigen ist nur mit Stützen oder Festhalten der Person möglich.

Unselbstständig
Person muss getragen oder mit Hilfsmitteln transportiert werden, keine Eigenbeteiligung.

Das Themenmodul 1 „Mobilität" des neuen Begutachtungsinstrumentes umfasst die Fähigkeit zur Fortbewegung über kurze Strecken sowie zur Lageveränderung des Körpers (Einschätzungen zur Fortbewegung im außerhäuslichen Bereich finden sich im Themenmodul 7 „Außerhäusliche Aktivitäten").

Die Einschätzungen zu diesen Merkmalen tragen zur Klärung einiger zentraler Fragen zur pflegefachlichen Einschätzung bei. Für die Erstellung der individuellen Maßnahmenplanung sind allerdings weitergehende Einschätzungen erforderlich, beispielsweise entlang folgender Fragestellungen:

- Wie kann die pflegebedürftige Person darin unterstützt werden, ihre Position im Bett selbstständig anzupassen/zu verändern, z. B. Beine anwinkeln, sich selbst auf die Seite drehen, Einsatz von Hilfsmitteln?
- Wie viele Pflegepersonen werden für einen Transfer benötigt?
- Hat die Person Schmerzen bei der Bewegung?
- Wie können Faktoren beeinflusst werden, die sich negativ auf die Mobilität auswirken?

Ergänzende Anmerkungen:

Die näheren Ursachen für Mobilitätseinbußen lassen sich dem Begutachtungsinstrument nicht entnehmen.

Gründe können beispielsweise der körperliche Gesamtzustand oder eine generelle Belastungsintoleranz sein:

- *Chronische Schmerzen können bewirken, dass die pflegebedürftige Person eine Bewegung vermeidet, obwohl sie über die Beweglichkeit verfügt.*
- *Angst vor Stürzen bzw. eine Sturzvorgeschichte schränken die Mobilität einer pflegebedürftigen Person ebenfalls ein, weil sie aus Selbstschutz Bewegungen vermeidet.*
- *Die Veränderung der vertrauten Umgebung kann – besonders bei demenziell Erkrankten – erhebliche Unsicherheit beim Gehen auslösen, weil plötzlich wichtige Orientierungspunkte fehlen.*

Die Abklärung dieser und anderer Faktoren, die für Mobilitätseinschränkungen im Einzelfall möglicherweise einen Stellenwert haben, bleibt also ebenfalls der pflegerischen Einschätzung überlassen. Sie ist erforderlich, um eine angemessene und erfolgversprechende Maßnahmenplanung festzulegen.

Hinweise auf das Strukturmodell zur Entbürokratisierung der Pflegedokumentation

Ausgehend vom wissenschaftsbasierten Themenmodul 1 Mobilität zum neuen Pflegebedürftigkeitsbegriff wurde im Rahmen der Entwicklung des Strukturmodells zur Entbürokratisierung der Pflegedokumentation im ersten Pflegeprozessschritt „Einschätzung – in der Strukturierten Informationssammlung (SIS)" das Themenfeld 2: Mobilität und Beweglichkeit entwickelt.

Literaturhinweis:

Auf der Internetseite www.pflegestaerkungsgesetz.de finden Sie Informationen zum Pflegestärkungsgesetz II und dem neuen Pflegebedürftigkeitsbegriff.

Auf der Internetseite www.ein-step.de finden Sie Informationen zum Strukturmodell zur Entbürokratisierung der Pflegedokumentation.

Die ermittelten Punkte werden zu einem Gesamtwert addiert und in einem gewichteten Punktwert überführt, der das Ausmaß der Beeinträchtigung der Selbstständigkeit der Mobilität widerspiegelt.

Der maximale Wert, der einer völligen Unselbstständigkeit bei allen aufgeführten Kriterien entspricht, beläuft sich auf 15 Punkte. Das Modul geht mit einer Gewichtung von 10 Prozent in die Berechnung des Gesamtpunktwertes ein. (§15 SGB XI)

Dem Summenwert für das Modul Mobilität wird der gewichtete Punktwert entsprechend wie folgt zugeordnet.

Summe der Punkte/Gewichtung der Punkte:

Keine Beeinträchtigung:	*0 – 1 Punkt*	*= 0*
Geringe Beeinträchtigung:	*2 – 3 Punkte*	*= 2,5*
Erhebliche Beeinträchtigung:	*4 – 5 Punkte*	*= 5*
Schwere Beeinträchtigung:	*6 – 9 Punkte*	*= 7,5*
Schwerste Beeinträchtigung:	*10 – 15 Punkte*	*= 10*

2.4 Besondere Bedarfskonstellation

Besondere Bedarfskonstellation: Gebrauchsunfähigkeit beider Arme und beider Beine

Gemäß § 15 Abs. 4 SGB XI können Pflegebedürftige mit besonderen Bedarfskonstellationen, die einen spezifischen, außergewöhnlich hohen Hilfebedarf mit besonderen Anforderungen an die pflegerische Versorgung aufweisen, aus pflegefachlichen Gründen dem Pflegegrad 5 zugeordnet werden, auch wenn ihre Gesamtpunkte unter 90 liegen.

In Betracht kommen Pflegebedürftige, die rein nach Punkten den Pflegegrad 5 nicht erreichen würden, dieser aber aufgrund der Schwere der Beeinträchtigung angemessen wäre.

Als besondere Bedarfskonstellation ist nur die Gebrauchsunfähigkeit beider Arme und beider Beine festgelegt. Hintergrund ist, dass die jeweiligen gesundheitlichen Probleme sich einer pflegefachlichen Systematisierung im neuen Begutachtungsinstrument entziehen. Trotz vollständiger Abhängigkeit von personeller Hilfe ist es möglich, dass bei diesem Personenkreis im Bereich der Module 2 und 3 keine und im Bereich des Moduls 6 Beeinträchtigungen nur im geringen Maß vorliegen, so dass die Gesamtpunkte unter 90 liegen.

Vollständiger Verlust der Greif-, Steh- und Gehfunktionen

Das Kriterium der „Gebrauchsunfähigkeit beider Arme und beider Beine" umfasst nicht zwingend die Bewegungsunfähigkeit der Arme und Beine, die durch Lähmungen aller Extremitäten hervorgerufen werden kann.

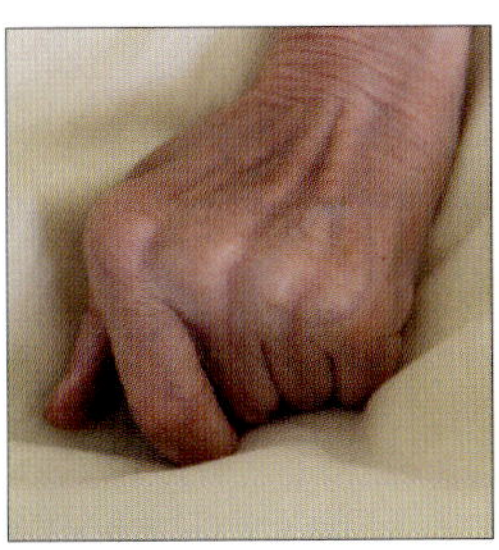

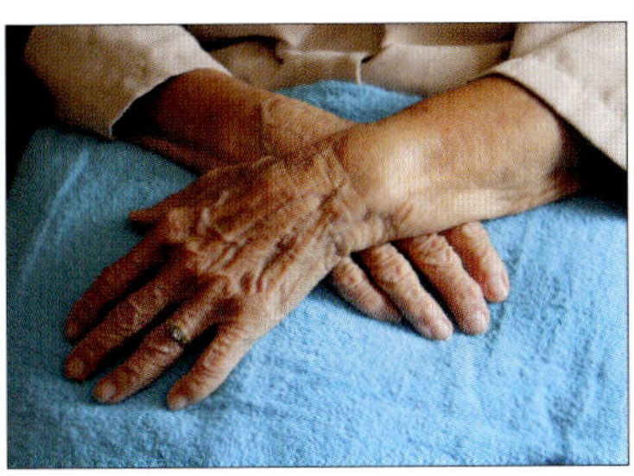

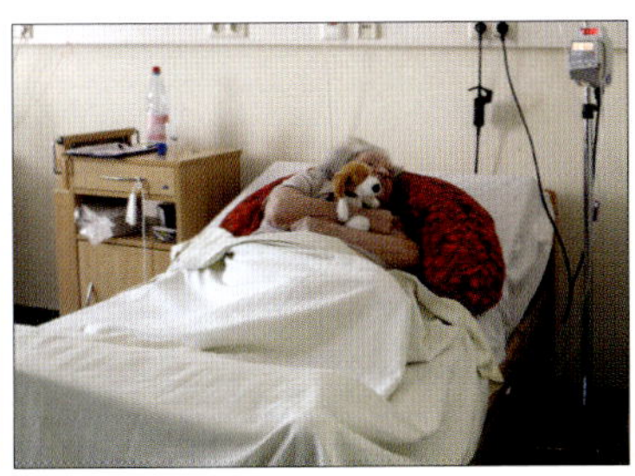

Ein vollständiger Verlust der Greif-, Steh- und Gehfunktion ist unabhängig von der Ursache zu bewerten. Dies kann z. B. auch bei Menschen im Wachkoma vorkommen oder durch hochgradige Kontrakturen, rheumatischen Versteifungen, hochgradigem Tremor und Rigor bei Morbus Parkinson oder Arthrose und bei Chorea Huntington (Veitstanz) gegeben sein.

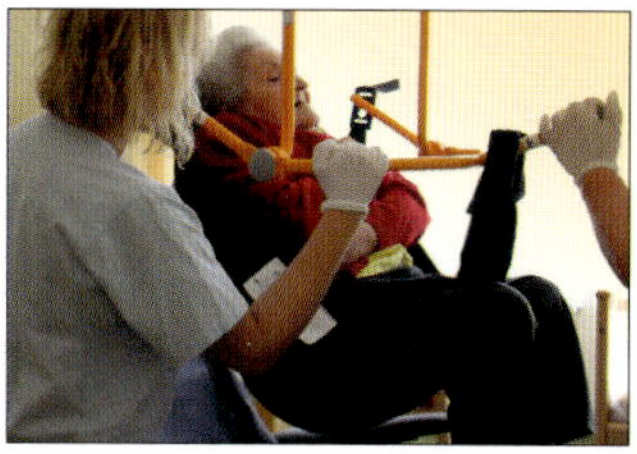
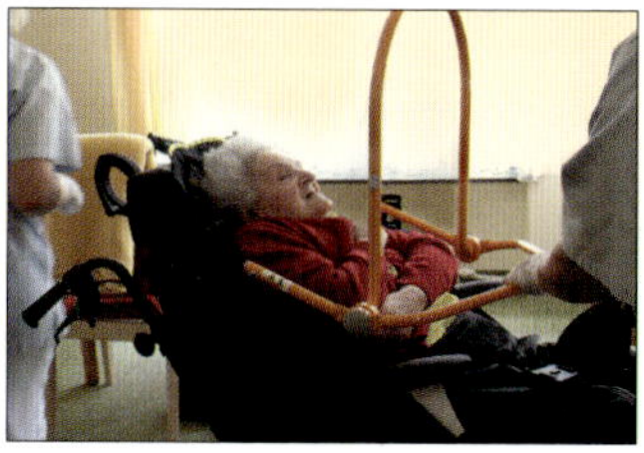
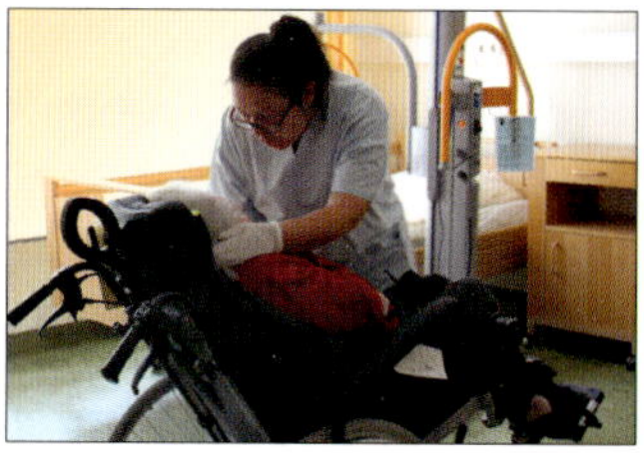

Eine Gebrauchsunfähigkeit beider Arme und beider Beine liegt auch vor, wenn eine minimale Restbeweglichkeit der Arme noch vorhanden ist, z. B. die Person mit dem Ellenbogen noch den Joystick eines Rollstuhls bedienen kann oder nur noch unkontrollierbare Greifreflexe bestehen.

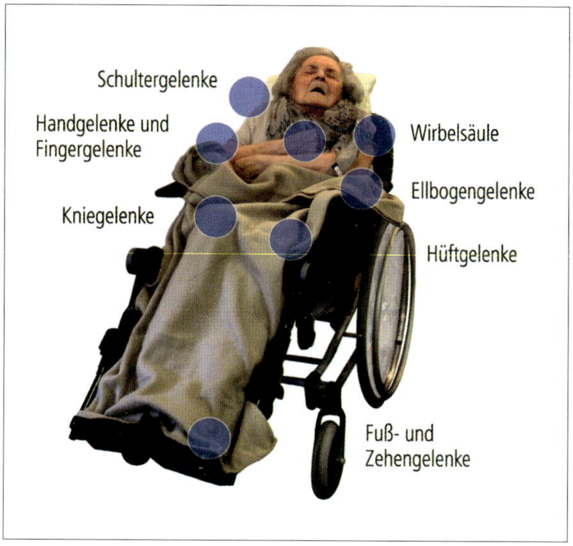

2.5 Themenmodul 7 „Außerhäusliche Aktivitäten"

2.5.1 Thematische Darstellung des Themenmoduls 7 – Außerhäusliche Aktivitäten

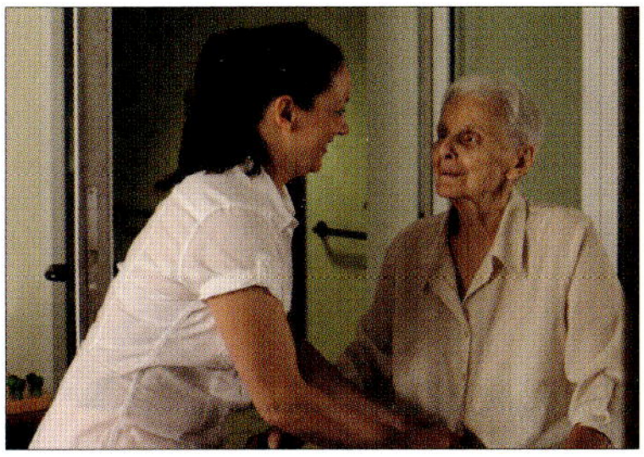

In diesem Themenmodul werden sowohl die Fähigkeit, sich im außerhäuslichen Bereich fortzubewegen, als auch die Fähigkeit zur Teilnahme an außerhäuslichen Aktivitäten erfasst. Die Aktivitäten werden auch hinsichtlich ihrer Erwünschtheit oder Erforderlichkeit eingeschätzt. In diesem Themenmodul wird die Mobilität in den ersten vier Kriterienbereichen im außerhäuslichen Umfeld/Bereich eingeschätzt und damit die Fähigkeit zu Kontakten außerhalb der begrenzten Wohnumgebung.

Der erste Bereich, die Fortbewegung im außerhäuslichen Bereich, beinhaltet die Items:

1. Verlassen der Wohnung
2. Fortbewegen außerhalb der Wohnung oder Einrichtung (zu Fuß oder mit dem Rollstuhl)
3. Nutzung öffentlicher Verkehrsmittel im Nahverkehr
4. Mitfahren in einem PKW/Taxi.

Der zweite, zentrale Bereich, die außerhäuslichen Aktivitäten im engeren Sinne, besteht aus insgesamt drei Items:

5. Teilnahme an kulturellen, religiösen oder sportlichen Veranstaltungen
6. Besuch von Schule, Kindergarten, Arbeitsplatz, Werkstatt für behinderte Menschen, Tagespflegeeinrichtung
7. Teilnahme an sonstigen Aktivitäten mit anderen Menschen.

Die Items 5 bis 7 werden anhand folgender Ausprägungen eingeschätzt:

- Teilnahme selbstständig möglich
- Nicht selbstständig, zur Teilnahme ist unterstützende Begleitung erforderlich
- Teilnahme ist auch mit unterstützender Begleitung nicht möglich.

Kulturelle, religiöse oder sportliche Veranstaltungen beispielsweise finden zumeist in Menschengruppen statt. Daher erfordert der Besuch eines Theaters, von sportlichen Wettkämpfen, Konzerten oder Gottesdiensten die Fähigkeit, sich unter mehreren Menschen aufhalten, ggf. über einen längeren Zeitraum sitzen und sich dem Veranstaltungsrahmen entsprechend verhalten zu können. Die Einschätzung berücksichtigt dabei, ob die Person generell an solchen Veranstaltungen teilnehmen möchte, sich aber die Aktivität aufgrund ihres körperlichen Zustandes (z. B. Inkontinenz oder Körperbildstörung durch Behinderung) nicht zutraut.

Die Einschätzungsergebnisse liefern grobe Informationen über die außerhäuslichen Aktivitäten und vorhandenen Möglichkeiten der betroffenen Person. Für die Planung von Hilfen empfiehlt es sich, ergänzend abzuklären, wie motiviert die Person ist, ihre Situation zu verändern, wie viel Vertrauen sie in ihre eigenen Fähigkeiten setzt und welche Hilfsmittel sie (sinnvoll) einsetzt/nutzt. Die Pflegefachkraft sollte darüber hinaus abklären, ob die Person weiß, welche Möglichkeiten sich in ihrer Situation anbieten. Die Maßnahmen sollten edukativen und motivierenden Charakter haben, weil der langfristige Verzicht gewohnter außerhäuslicher Aktivitäten Auswirkungen auf den Umgang mit der Krankheits-/ Pflegebedürftigkeitssituation und ihrer Bewältigung haben kann.

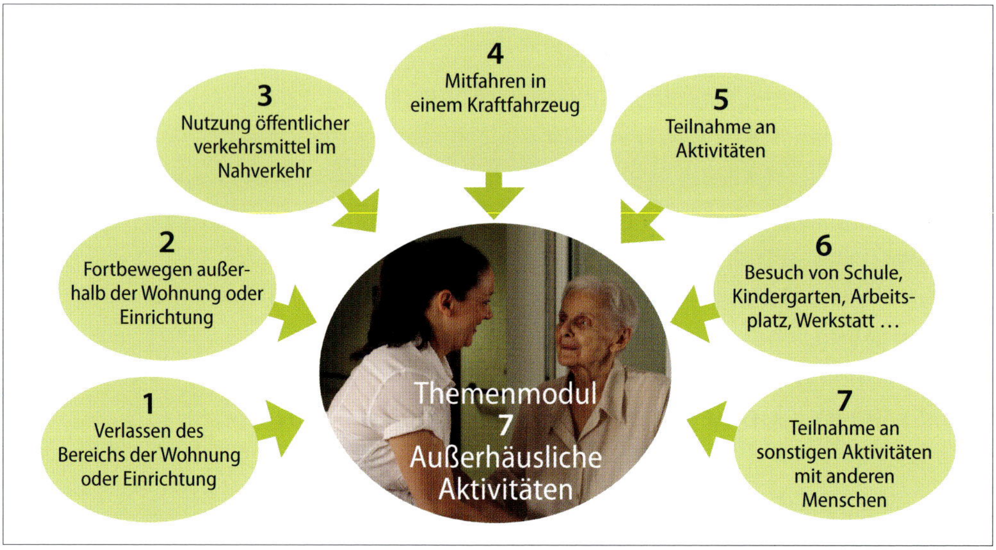

Grafik 2.3: Themenmodul 7 – Außerhäusliche Aktivitäten

2.5.2 Formulargutachten aus der Begutachtungsrichtlinie zur Feststellung der Pflegebedürftigkeit zum Themenmodul 7 – Außerhäusliche Aktivitäten

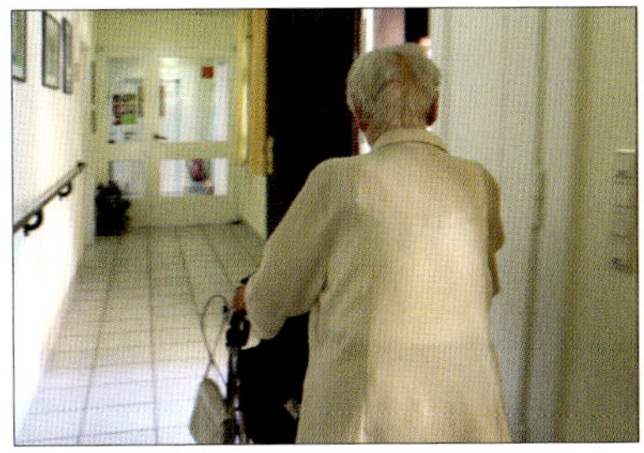

Themenmodul 7: Außerhäusliche Aktivitäten		
Fortbewegung im außerhäuslichen Bereich		
Formulargutachten 6.1.1	**Verlassen des Bereichs der Wohnung oder der Einrichtung**	
		Selbständig (ohne Begleitung)
		Überwiegend selbstständig (mit Unterstützung, aber auch mit Eigenaktivität der Person)
		Überwiegend/völlig unselbstständig, Hilfe durch eine Person reicht jedoch aus
		Überwiegend/völlig unselbstständig, Hilfe durch zwei Personen erforderlich
Formulargutachten 6.1.2	**Fortbewegung außerhalb der Wohnung oder der Einrichtung (zu Fuß oder mit dem Rollstuhl)**	
		Selbständig (ohne Begleitung)
		Nur auf gewohnten Wegen selbstständig
		Auf allen Wegen nur mit personeller Hilfe möglich
		Auch mit personeller Hilfe nicht möglich
Formulargutachten 6.1.3	**Nutzung öffentlicher Verkehrsmittel im Nahverkehr**	
		Selbständig (ohne Begleitung)
		Nur auf gewohnten Strecken selbstständig
		Auf allen Strecken nur mit personeller Hilfe möglich
		Auch mit personeller Hilfe nicht möglich
Formulargutachten 6.1.4	**Mitfahren in einem Kraftfahrzeug**	
		Selbständig
		Benötigt nur Hilfe beim Ein-/Aussteigen (Hilfsperson während der Fahrt ist nicht erforderlich)
		Benötigt Hilfe (auch) während der Fahrt mit dem PKW/Taxi (zusätzlich zum Fahrer)
		Nicht möglich, Liegendtransport oder Transport im Rollstuhl (Spezialfahrzeuge) notwendig.
Erläuterungen		

Themenmodul 7: Außerhäusliche Aktivitäten		
Teilnahme an Aktivitäten (Beurteilung ohne Berücksichtigung von Wegstrecken)		
Formulargutachten 6.1.5	**Teilnahme an kulturellen, religiösen oder sportlichen Veranstaltungen**	
		Teilnahme selbstständig möglich
		Nicht selbstständig, Teilnahme ist nur mit unterstützender Begleitung möglich
		Teilnahme ist auch mit unterstützender Begleitung nicht möglich
Erläuterungen		
Besuch von Arbeitsplatz, einer Werkstatt für behinderte Menschen oder einer Einrichtung der Tages- oder Nachtpflege oder eines Tagesbetreuungsangebotes		
Formulargutachten 6.1.6		Arbeitsplatz
		Werkstatt für behinderte Menschen
		Tages- oder Nachtpflegeeinrichtung
		Niedrigschwellige Angebote
		Keine
Diese Auswahloptionen kommen nur bei bestimmten Personen in Betracht. Bei Mehrfachauswahl ist jede Auswahl einzeln zu bewerten.		
		Teilnahme selbstständig möglich
		Nicht selbstständig, Teilnahme ist nur mit unterstützender Begleitung möglich
		Teilnahme ist auch mit unterstützender Begleitung nicht möglich
Erläuterungen		
Teilnahme an sonstigen Aktivitäten mit anderen Menschen (Besuche, organisierte Freizeitaktivitäten, Selbsthilfegruppen, Vereine etc.)		
		Teilnahme selbstständig möglich
		Nicht selbstständig, Teilnahme ist nur mit unterstützender Begleitung möglich
		Teilnahme ist auch mit unterstützender Begleitung nicht möglich
Erläuterungen		

Tabelle 2.7.: Formulargutachten Themenmodul 7 – Außerhäusliche Aktivttäten

2.5.3 Erläuterungen zum Formulargutachten im Themenmodul 7 – Außerhäusliche Aktivitäten

Dieses Themenmodul geht nicht in die Ermittlung eines Pflegegrades ein. Die Einschätzung der Selbständigkeit bei außerhäuslichen Aktivitäten kann aber für die individuelle Versorgungsplanung oder Beratung wichtig sein. Fortbewegen im außerhäuslichen Bereich. Hier sind sowohl die motorischen Fähigkeiten als auch die örtliche Orientierungsfähigkeit sowie Sicherheitsaspekte zu berücksichtigen.

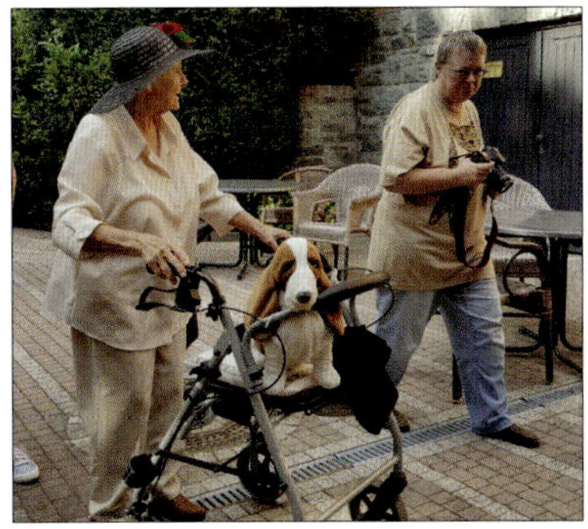

Modul 7: Außerhäusliche Aktivitäten

ERLÄUTERUNG ZUM FORMULARGUTACHTEN BEREICH 6 – MODUL 7

Formulargutachten 6.1.1 Verlassen des Bereichs der Wohnung oder der Einrichtung
Fähigkeit, den konkreten individuellen Wohnbereich verlassen zu können, also von den Wohnräumen bis vor das Haus gelangen zu können

Selbständig
(ohne Begleitung)

Überwiegend selbstständig
punktuelle personelle Hilfe erforderlich, z. B. beim Überwinden von Treppenstufen, Bereitstellen eines Rollstuhls, Öffnen der Türe, Bedienen eines Fahrstuhles oder Treppenliftes (mit Unterstützung, aber auch mit Eigenaktivität der Person).

Überwiegend/völlig unselbstständig,
Hilfe durch eine Person reicht jedoch aus.

Überwiegend/völlig unselbstständig,
Hilfe durch zwei Personen erforderlich.

Formulargutachten 6.1.2 Fortbewegen außerhalb der Wohnung oder Einrichtung
Fähigkeit, sich in einem Bewegungsradius von ca. 500 m sicher und zielgerichtet zu bewegen. Gemeint ist der Umkreis der von den meisten Menschen üblicherweise zu Fuß bewältigt wird, z. B. für kurze Spaziergänge an der frischen Luft oder um Nachbarn oder naheliegende Geschäfte aufzusuchen. Die Person kann dabei ein Hilfsmittel z. B. Rollator, Rollstuhl oder sonstigen Gegenstand, z. B. Stock benutzen.

Selbständig
(ohne Begleitung)

Nur auf gewohnten Wegen selbstständig.

Auf allen Wegen nur mit personeller Hilfe möglich.

Auch mit personeller Hilfe nicht möglich.

Formulargutachten 6.1.3 Nutzung öffentlicher Verkehrsmittel im Nahverkehr
Fähigkeit, in einen Bus oder eine Straßenbahn einzusteigen und an der richtigen Haltestelle wieder auszusteigen.

Selbständig (ohne Begleitung).

Nur auf gewohnten Strecken selbstständig.

Auf allen Strecken nur mit personeller Hilfe möglich.

Auch mit personeller Hilfe nicht möglich.

Formulargutachten 6.1.4 Mitfahren in einem Kraftfahrzeug
Fähigkeit, in einen PKW ein- und auszusteigen und Selbständigkeit während der Fahrt.
Die Beaufsichtigungsnotwendigkeit während der Fahrt aus Sicherheitsgründen ist zu berücksichtigen.
Schließt die Benutzung eines Taxis ein, allerdings soll die Frage, ob jemand telefonisch ein Taxi ordern kann oder nicht, bei der Bewertung unberücksichtigt bleiben.

Selbständig
Benötigt nur Hilfe beim Ein- und Aussteigen (Hilfsperson zusätzlich zum Fahrer während der Fahrt ist nicht erforderlich)

Benötigt Hilfsperson (auch) während der Fahrt mit dem PKW, Taxi (zusätzlich zum Fahrer)

Fahren in einem PKW, Taxi ist nicht möglich, Liegendtransport oder Transport im Rollstuhl (Spezialfahrzeuge) sind notwendig.

Formulargutachten 6.1.5 Teilnahme an kulturellen, religiösen oder sportlichen Veranstaltungen
Hier geht es um die Teilnahme an Veranstaltungen, bei denen in der Regel eine größere Anzahl an Personen versammelt ist. Dazu gehören beispielsweise Veranstaltungen wie Theater, Konzert, Gottesdienst oder Sportveranstaltungen. Zur Teilnahme gehört die Fähigkeit, sich über die Dauer der Veranstaltung selbstständig in einer größeren Ansammlung von Menschen aufhalten zu können.

Teilnahme selbstständig möglich:
Die Person kann ohne Begleitung an außerhäuslichen Aktivitäten teilnehmen.

Nicht selbstständig:
Teilnahme ist nur mit unterstützender Begleitung möglich. Die Person benötigt zur Teilnahme eine Begleitperson während der Aktivität

Teilnahme ist auch mit unterstützender Begleitung nicht möglich.

Formulargutachten 6.1.6 Besuch von Arbeitsplatz, einer Werkstatt für behinderte Menschen oder einer Einrichtung der Tages- und Nachtpflege oder eines Tagesbetreuungsangebotes
Hierbei geht es um Lebensbereiche, die der Bildung, Arbeit und Beschäftigung dienen. Bei einigen dieser Aktivitäten übernehmen in der Regel andere Betreuungspersonen (in der Regel geschultes Personal) in den entsprechenden Einrichtungen beaufsichtigende und ggf. steuernde Funktionen.
Solche Aktivitäten kommen nur bei bestimmten Personen vor. Wenn der Gutachter den Besuch in Betracht zieht, dann sollte er dies ankreuzen und die Teilnahmefähigkeit bewerten, auch wenn der Antragsteller dies zurzeit nicht wünscht.

Bei Mehrfachauswahl ist eine Bewertung zu jeder Aktivität vorzunehmen.

Teilnahme selbstständig möglich:
Die Person kann ohne Begleitung an außerhäuslichen Aktivitäten teilnehmen.

Nicht selbstständig:
Teilnahme ist nur mit unterstützender Begleitung möglich. Die Person benötigt zur Teilnahme eine Begleitperson während der Aktivität.

Teilnahme ist auch mit unterstützender Begleitung nicht möglich.

Formulargutachten 6.1.7 Teilnahme an sonstigen Aktivitäten mit anderen Menschen
Damit sind soziale Aktivitäten außerhalb des engeren Familienkreises in kleineren Gruppen mit bekannten Personen gemeint. Hierunter fallen Besuche bei Freunden, Bekannten oder Verwandten sowie die Teilnahme an Sitzungen in Vereinen oder Selbsthilfegruppen.

Teilnahme selbstständig möglich:
Die Person kann ohne Begleitung an außerhäuslichen Aktivitäten teilnehmen.

Nicht selbstständig:
Teilnahme ist nur mit unterstützender Begleitung möglich. Die Person benötigt zur Teilnahme eine Begleitperson während der Aktivität.

Teilnahme ist auch mit unterstützender Begleitung nicht möglich.

2.6 Prävention und Rehabilitation/Hilfsmittel

2.6.1 Empfehlungen zur Förderung der Selbstständigkeit, Prävention und Rehabilitation in den Begutachtungsrichtlinien

Pflegebedürftigkeit ist nicht immer ein unveränderbarer Zustand, sondern ein Prozess, der durch Maßnahmen der Pflege, der Krankenbehandlung, Einzelleistungen mit präventiver und rehabilitativer Zielsetzung oder durch Leistungen zur medizinischen Rehabilitation beeinflussbar ist. An dieser Stelle des Begutachtungsverfahrens wird unter Würdigung der Ergebnisse der Begutachtung von Pflegebedürftigkeit für den häuslichen und stationären Bereich Stellung genommen, ob über die derzeitige Versorgungssituation hinaus

- Leistungen zur medizinischen Rehabilitation
- Hilfsmittel/Pflegehilfsmittel
- Heilmittel und andere therapeutische Maßnahmen
- Wohnumfeld verbessernde Maßnahmen
- Edukative Maßnahmen/Beratung/Anleitung
- Präventive Maßnahmen
- Beratung zu Leistungen zur verhaltensbezogenen Primärprävention nach § 20 Abs. 5 SGB V erforderlich und erfolgversprechend sind.

Darüber hinaus werden Vorschläge zur Verbesserung/Veränderung der Pflegesituation dokumentiert und ggf. eine vertiefende Pflegeberatung angeregt.

Indikationsstellung zur medizinischen Rehabilitation

Die Indikation für eine Leistung zur medizinischen Rehabilitation im Sinne des SGB IX liegt vor, wenn

- Rehabilitationsbedürftigkeit
- Rehabilitationsfähigkeit
- Realistische, für den Versicherten alltagsrelevante Rehabilitationsziele
- Eine positive Rehabilitationsprognose

bestehen.

Nur bei Vorliegen aller vier Kriterien ist die Indikation zu einer Leistung der medizinischen Rehabilitation gegeben.

Formulargutachten 7.1 **Möglichkeiten zur Verbesserung (ggf. Erhalt) der festgestellten Selbstständigkeit und der Fähigkeiten in den Bereichen**		
7.1.1	Mobilität, Selbstversorgung und Haushaltsführung durch:	
	Einleitung/Optimierung therapeutischer Maßnahmen	
	Optimierung der räumlichen Umgebung	
	Hilfsmitteleinsatz bzw. dessen Optimierung	
	Präventive Maßnahmen	
	Sonstige Maßnahmen	
	Keine	
7.1.2	Kognitive und kommunikative Fähigkeiten, Verhaltensweisen und psychische Problemlagen und Gestaltung des Alltagslebens und soziale Kontakte durch:	
	Einleitung/Optimierung therapeutischer Maßnahmen	
	Optimierung der räumlichen Umgebung	
	Hilfsmitteleinsatz bzw. dessen Optimierung	
	Präventive Maßnahmen	
	Sonstige Maßnahmen	
	Keine	
7.1.3	Bewältigung von und Umgang mit krankheits- oder therapiebedingten Anforderungen und Belastungen durch:	
	Edukative Maßnahmen/Beratung zur Verbesserung des Wissens um die bestehenden Erkrankungen und zum Umgang mit therapiebedingten Anforderungen	
	Einsatz, Anleitung bzw. Vermittlung von Kenntnissen und Fertigkeiten im Umgang mit Hilfsmitteln und medizinischen Geräten	
	Präventive Maßnahmen	
	Sonstige Maßnahmen	
	Keine	

Der Gutachter prüft, ob sich realistische Möglichkeiten zur Verbesserung (ggf. Erhalt) der festgestellten Selbstständigkeit in den Aktivitäten und den Fähigkeiten ergeben. Für die Bewertung sind die Bereiche in drei Gruppen zusammengefasst:

- Formulargutachten 7.1.1 Mobilität, Selbstversorgung und Haushaltsführung

- Formulargutachten 7.1.2 Kognition und Kommunikation, Verhaltensweisen und psychische Problemlagen und Gestaltung des Alltagslebens und sozialer Kontakte
- Formulargutachten 7.1.3 Bewältigung von und selbstständiger Umgang mit krankheits- oder therapiebedingten Anforderungen und Belastungen

Formulargutachten – 7.1.1 Mobilität, Selbstversorgung und Haushaltsführung

Der Gutachter nimmt zu den Bereichen Mobilität, Selbstversorgung und Haushaltsführung Stellung:

Bereiche Mobilität, Selbstversorgung und Haushaltsführung

1. Optimierung therapeutischer Maßnahmen

In Betracht kommen Maßnahmen der Physikalischen Therapie, der Ergotherapie und insbesondere in Hinblick auf das selbstständige Essen und Trinken die Stimm-, Sprech- und Sprachtherapie.

Aus dem Bereich der Physikalischen Therapie kann in erster Linie an Krankengymnastik mit dem Ziel des Erhalts oder der Verbesserung der Mobilität gedacht werden. Dazu gehören z. B. Wiedererlernen des Treppensteigens, Erhalt der Gehfähigkeit, Erhalt der Fähigkeit, einen Transfer selbstständig vorzunehmen.

Mit einer Ergotherapie können physiologische Funktionen erhalten und aufgebaut werden, Grob- und Feinmotorik sowie Koordination von Bewegungsabläufen entwickelt und verbessert und die funktionelle Ausdauer gestärkt werden. Weiter dient Ergotherapie auch dazu, Ersatzfunktionen zu erlernen und die eigenständige Lebensführung z. B. unter Einbeziehung technischer Hilfen zu erhalten.

Die Ergotherapie bedient sich motorisch-funktioneller oder sensomotorisch-perzeptiver Methoden. Motorisch-funktionelle Ansätze können z. B. den Erhalt der Selbstständigkeit beim Waschen und Anziehen fördern. Eine klassische Maßnahme ist Wasch- und Anziehtraining. Sensomotorisch-perzeptive Ansätze dienen z. B. dem Erhalt oder der Wiederherstellung feinmotorischer oder graphomotorischer Funktionen, die z. B. für das Zubereiten von Mahlzeiten oder das Schreiben von Einkaufslisten wichtig sind. Ein wichtiger Bestandteil der Ergotherapie ist Hilfsmitteltraining und -anpassung, z. B. das Erlernen des Umgangs mit Prothesen oder einem Rollstuhl.

Beeinträchtigungen im Bereich der Mobilität und der Selbstversorgung können durch chronische Schmerzen verursacht sein oder damit einhergehen, z. B. bei entzündlich rheumatischen Erkrankungen. Eine Empfehlung zur Überprüfung der Schmerztherapie kann hier angezeigt sein.

Wenn es um den Erhalt oder das Wiedererlernen des selbstständigen Essens und Trinkens geht, können Maßnahmen der Stimm-, Sprech-, Sprachtherapie, vorrangig Schlucktherapie, erforderlich sein.

2. Optimierung der räumlichen Umgebung

Zur Förderung der Selbstständigkeit oder Erleichterung der Pflegesituation sind wohnumfeldverbessernde Maßnahmen in Betracht zu ziehen.

Infrage kommen z. B.:

Bad: Unterfahrbarer Waschtisch, verstellbare Spiegel, behindertengerechte Toilette, behindertengerechter Umbau von Dusche oder Wanne

Türen: Verbreitern, Schwellen beseitigen, automatische Türöffnung anbringen

Treppen: Treppenlifter, fest installierte Rampen

Küche: Unterfahrbarkeit der Arbeitsplatte, Höhenverstellbarkeit der Schränke

3. Hilfsmitteleinsatz bzw. dessen Optimierung

Zur Förderung der selbstständigen Lebensführung können Geräte und Gegenstände des täglichen Lebens, die unabdingbar mit der täglichen Lebensführung und Alltagsbewältigung zur Befriedigung der Grundbedürfnisse verbunden sind und vom Versicherten infolge Krankheit oder Behinderung nicht mehr zweckentsprechend genutzt werden können, adaptiert oder ersetzt werden. Die infrage kommenden Hilfsmittel sind z. B.:

- Hilfen zur Hygiene wie Bade- oder Toilettenhilfen, Inkontinenzprodukte
- Hilfen im Alltag wie Anziehhilfen, Greifhilfen, Ess- und Trinkhilfen
- Hilfen zur Mobilität wie Gehhilfen und Rollstühle
- Hilfen zum Liegen und Positionieren wie Pflegebetten und Zubehör, Lagerungshilfen

4. Präventive Maßnahmen

Als präventive Maßnahmen können z. B. Training zur Sturzprophylaxe, Gleichgewichtstraining, Übungen zur Muskelkräftigung, Beckenbodentraining, Rückenschule oder die Mobilisierung inaktiver Personen empfohlen werden.

Eine Beratung zur Mundgesundheit und zur Verhütung von Zahnerkrankungen kann nach § 22a SGB V angeregt werden.

5. Sonstige Maßnahmen

Hierzu zählt z. B. eine Empfehlung zur Teilnahme am Reha-Sport/ Funktionstraining.

Leistung zur medizinischen Rehabilitation

Der Vorrang von Leistungen zur medizinischen Rehabilitation und Teilhabe ist im SGB IX (Rehabilitation und Teilhabe behinderter Menschen) festgelegt. Im SGB XI ist geregelt, dass im Fall drohender oder bestehender Pflegebedürftigkeit regelmäßig die Notwendigkeit präventiver oder rehabilitativer Leistungen, insbesondere die Notwendigkeit von Leistungen zur medizinischen Rehabilitation zu prüfen ist.

Durch das Pflege-Weiterentwicklungsgesetz aus dem Jahr 2008 wurde der Grundsatz „Rehabilitation vor Pflege" gestärkt. Es ist in jedem Einzelfall im Rahmen der Begutachtung von Pflegebedürftigkeit zu prüfen, ob eine Indikation für diese Leistung besteht, um Pflegebedürftigkeit zu vermeiden, eine bestehende Pflegebedürftigkeit zu beseitigen oder zu mindern oder eine Verschlimmerung zu verhüten (§ 18 Abs. 1 und 6 SGB XI, § 8 Abs. 1 und 6 SGB IX).

Der MDK hat eine gesonderte Präventions- und Rehabilitationsempfehlung zu erstellen und an die Pflegekasse zu übersenden Die Pflegekasse informiert unverzüglich den Versicherten und mit dessen Einwilligung den behandelnden Arzt und leitet mit Einwilligung des Versicherten die entsprechende Mitteilung dem zuständigen Reha-Träger zu. In diesen Fällen ist ein gesonderter Antrag des Versicherten oder eine Verordnung durch den Vertragsarzt mit Muster 61 im Weiteren nicht erforderlich (§ 31 Abs. 3 SGB XI).

Leistungen zur medizinischen Rehabilitation werden in ambulanter oder stationärer Form als komplexe, interdisziplinäre Leistung nach § 40 SGB V erbracht.

Zuständig können entweder die gesetzliche Krankenversicherung, die gesetzliche Rentenversicherung, die gesetzliche Unfallversicherung oder andere Sozialleistungsträger sein. Bei der hier infrage kommenden Personengruppe wird überwiegend die gesetzliche Krankenversicherung zuständig sein. Den Leistungen zur medizinischen Rehabilitation der GKV stehen Einzelleistungen, z. B. Heilmittel, die auch eine rehabilitative Zielsetzung haben können, gegenüber.

Das konzeptionelle und begriffliche Bezugssystem bei der Begutachtung zur Indikation und Allokation einer Leistung zur medizinischen Rehabilitation ist das bio-psycho-soziale Modell der WHO, das auch der Internationalen Klassifikation der Funktionsfähigkeit, Behinderung und Gesundheit (ICF) zugrunde liegt.

Im Sinne der ICF ist Behinderung vor allem eine Beeinträchtigung der Teilhabe

Kapitel 3: Expertenstandard Erhaltung und Förderung der Mobilität

3.1 Entwicklungsstand des Expertenstandards Erhaltung und Förderung der Mobilität

Alle bisher vorliegenden neun Expertenstandards (wie auch der gerade in Vorbereitung befindliche Expertenstandard „Demenz") wurden vom DNQP (Deutsches Netzwerk für Qualität in der Pflege) entwickelt, modellhaft implementiert, gültig gesetzt und evaluiert.[1] Mit dem 2008 in Kraft getreten Pflege-Weiterentwicklungsgesetz erfolgte durch den Gesetzgeber die Übertragung der Entwicklung und Aktualisierung von Expertenstandards an die Vertragspartner des SGB XI (Soziale Pflegeversicherung). Der seit Juni 2014 in der Entwurfsfassung vorliegende Expertenstandards „Erhaltung und Förderung der Mobilität" ist somit der erste Expertenstandard, der nach dem neuen Verfahren nach § 113a SGB XI von den Vertragsparteien des SGB XI in Auftrag gegeben wurde. Vorausgesetzt einer Veröffentlichung im Bundesgeneralanzeiger, wird er verbindlich sein für alle Einrichtungen, die im Bereich des SGB XI tätig sind, also in der ambulanten Pflege und Betreuung, der teilstationären und der stationären Langzeitpflege. Dadurch ist der Geltungsbereich gegenüber den durch das DNQP alleine entwickelten Expertenstandards eingeschränkt, die ja den Anspruch haben, für die gesamte Berufsgruppe der Pflege zu gelten. In einer gemeinsamen Vereinbarung haben sich der GKV-Spitzenverband (Spitzenverband Bund der Pflegekassen nach § 53 SGB XI), die Vereinigungen der Träger der Pflegeeinrichtungen auf Bundesebene, die Bundesarbeitsgemeinschaft der überörtlichen Träger der Sozialhilfe und die Bundesvereinigung der kommunalen Spitzenverbände am 30. 03. 2009 auf eine Verfahrensordnung zur Entwicklung von Expertenstandards zur Sicherstellung und Weiterentwicklung in der Pflege verständigt. Das Bundesministerium für Gesundheit hat diese Verfahrensordnung mit einem Schreiben vom 10. 03. 2009 genehmigt.[2]

1 Eine sehr gute Darstellung des Weges eines Expertenstandards von Petra Blumenberg (Wissenschaftliche Mitarbeiterin des DNQP) finden Sie (exemplarisch am Expertenstandard Dekubitusprophylaxe) unter folgendem Link: https://www.youtube.com/watch?v=DSBGrozzXL0

2 Alle Informationen zum Expertenstandard und zum Verfahren sind unter folgendem Link zu finden: https://www.gkv-spitzenverband.de/pflegeversicherung/qualitaet_in_der_pflege/expertenstandards/expertenstandards.jsp

Beauftragt mit der Entwicklung des Expertenstandards wurde (nach der Ausschreibung), nicht ganz unerwartet, im März 2013 das DNQP. Unter der Leitung von Professor Wingenfeld wurde der Expertenstandard entwickelt, im März 2014 der Öffentlichkeit vorgestellt und im Juni 2014 als Entwurf auf der Homepage des GKV-Spitzenverbandes veröffentlicht[3]. Mit der modellhaften Implementierung (EXMO) wurde ein Forschungsteam der Uni Bremen unter Leitung der Professoren Görres und Rothgang beauftragt.[4] Dieser Praxistest (EXMO) erfolgte vom März 2015 bis August 2016 und Ende 2016 sollen die Ergebnisse vorliegen, die Anfang 2017 dann der Öffentlichkeit vorgestellt werden.

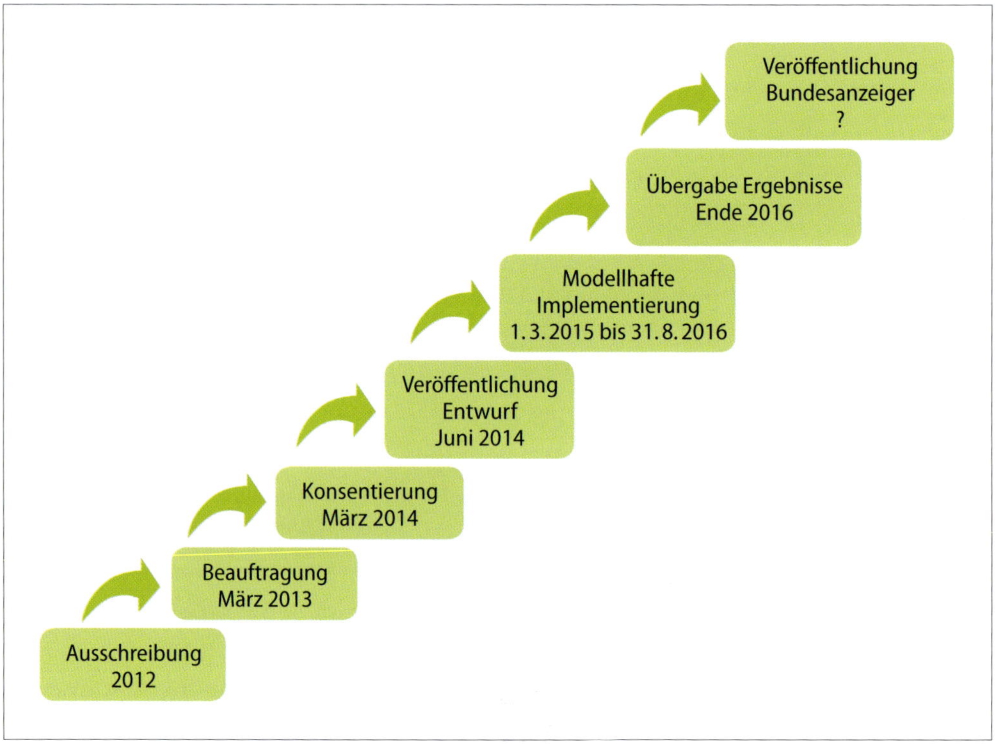

Grafik 3.1: Ablauf Verfahren nach § 113a SGB XI für Expertenstandard Erhaltung und Förderung der Mobilität

3 Der Download des Entwurfs ist unter folgendem Link möglich: https://www.gkv-spitzenverband.de/pflegeversicherung/qualitaet_in_der_pflege/expertenstandards/expertenstandards.jsp

4 Vgl. http://www.ipp.uni-bremen.de/forschung/abteilung-3-interdisziplinaere-alterns-und-pflegeforschung/projekte/?proj=604

3.1.1 Der Weg zum Expertenstandard – Vergleich Verfahrensablauf DNQP - §113a SGB XI

Das Verfahren nach § 113a SGB XI orientiert sich im Wesentlichen an der vom DNQP entwickelten und erprobten Vorgehensweise zur Entwicklung eines Expertenstandards[5]. Der grundlegende Unterschied zwischen den beiden Verfahren ist, dass beim Verfahren des DNQP das Verfahren komplett in einer Hand (der des DNQP) liegt und beim Verfahren nach § 113a SGB XI die Erarbeitung des Entwurfes und die modellhafte Implementierung durch zwei unterschiedliche Institutionen erfolgen muss. Auch bei der rechtlichen Verbindlichkeit ergibt sich auf den ersten Blick ein deutlicher Unterschied, da beim Verfahren nach §113a SGB XI durch die Veröffentlichung im Bundesanzeiger die Einführung des Expertenstandards „gesetzlich" verpflichtend wird. In der Praxis hat dieses aber faktisch kaum Auswirkungen, da die Expertenstandards und ihre Implementierung und Schulung zum einen Inhalt der Qualitätsprüfungsrichtlinien (QPR) sind, auf deren Basis bisher die Ermittlung der Pflegenoten erfolgt und zum anderen, da sie den aktuellen Stand pflegerischen Wissens repräsentieren und so im Haftungs- und Schadensfall quasi als vorweggenommenes Expertengutachten wirken (bzw. die Umsetzung und Anwendung dieses Wissens als Beurteilungskriterium)[6]. Damit dürfte der Expertenstandard zur Erhaltung und Förderung der Mobilität auch für den Bereich der Akutpflege von hoher Bedeutung sein, da er ja das aktuelle pflegefachliche Wissen zum Thema der Mobilität repräsentiert. Die Expertenstandards nach beiden Verfahren stellen keine direkten Handlungsanleitungen dar, sondern beschreiben ein Qualitätsniveau, auf dessen Basis die einrichtungsindividuelle Umsetzung erfolgen soll, deren einer Teil die Erstellung eines hauseigenen Umsetzungsstandards sein sollte.

5 Das Methodenpapier des DNQP zur Entwicklung von Expertenstandards kann unter folgendem Link heruntergeladen werden: https://www.dnqp.de/de/materialien/#c83192

6 Vgl. K. Theuerkauf „Rechtliche Verbindlichkeit von Expertenstandards" in Schiemann, u. a. „Qualitätsentwicklung in der Pflege", S. 147 – 166, Stuttgart 2014

Verfahrensablauf DNQP	Verfahrensablauf nach § 113a SGB XI
Auswahl des Themas des Expertenstandards durch den Lenkungsausschuss	Auswahl von Themen durch Vertragspartner
Ausschreibung und Ernennung Wissenschaftliche Leitung	Ausschreibung und Vergabe
Bildung der unabhängigen Expertenarbeitsgruppe	Bildung einer unabhängigen Expertengruppe
Literaturrecherche und Erarbeitung des Expertenstandard-Entwurfs durch die Expertenarbeitsgruppe	Auswertung nationaler und internationaler Fachliteratur
Veröffentlichung des Entwurfs auf der Homepage	Veröffentlichung des Standardentwurfs im Internet
Vorstellung des Expertenstandards der Fachöffentlichkeit und Erörterung mit dem Fachpublikum auf der Konsensuskonferenz in Osnabrück	Konsensfindung in einer breiten Fachöffentlichkeit
Modellhafte Implementierung des Expertenstandards	Modellhafte Implementierung des Standards (Ermittlung der Einführungs-/ Umsetzungskosten, Wirkungsanalyse)
Auswertung der Implementierungsergebnisse und Diskussion im Rahmen eines Netzwerk-Workshops	Verabschiedung des Standards durch die Vertragspartner
Abschließende Buchveröffentlichung	Veröffentlichung im Bundesgeneralanzeiger (zwei Multiplikatoren-Schulungen)
	Veröffentlichung im Internet
Aktualisierung des Expertenstandards alle 5 Jahre oder bei gravierenden neuen Erkenntnissen	Aktualisierung spätestens nach 5 Jahren

Grafik 3.2: Vergleich Verfahren DNQP und Verfahren nach § 113a SGB XI

3.2 Aufbau und Struktur des Expertenstandards

Der Weg zu einem Expertenstandard folgt in der Regel immer dem gleichen Schema. Zu Beginn der Entwicklung eines Expertenstandards führt das wissenschaftliche Team des DNQP und die Expertenarbeitsgruppe als erstes eine Literaturrecherche durch und arbeitet aufgrund dieser einen Entwurf des Expertenstandards aus. Dieser enthält neben dem eigentlichen Standard eine Kommentierung der einzelnen Standardebenen und eine Bewertung der ausgewerteten Literatur, sowie zumeist eine Empfehlungen hinsichtlich möglicher Einschätzungsinstrumente. Alle bisher veröffentlichten Expertenstandards des DNQP sind in der Buchveröffentlichung in der Regel gleich aufgebaut:

1. Einführung in das Thema, Weg zum Expertenstandard und Vorstellung der Expertenarbeitsgruppe
2. Präambel und Zielsetzung des Expertenstandards
3. Begründung/Grundaussage des Expertenstandards
4. Expertenstandard
5. Kommentierung der Standardkriterien
6. Literaturanalyse
7. Anhang und Literaturverzeichnis

Beim Expertenstandard „Erhaltung und Förderung der Mobilität" gibt es einen Anlagenband zu den Ergebnissen der Literaturanalyse. Die Literaturanalyse bietet oft sehr wichtige Informationen, da dort passende Untersuchungen und Instrumente für bestimmte spezielle Situationen und Settings zu finden sind und eine Bewertung deren Praxistauglichkeit.

Die Ergebnisse der Konsentierung (Diskussion mit der Fachöffentlichkeit) und der modellhaften Implementierung in der Praxis fließen im Anschluss in die endgültige Buchfassung ein.

Der eigentliche Expertenstandard folgt im Aufbau, in Anlehnung an den Pflegeprozess, immer dem gleichen Schema, wie es in der Grafik unten dargestellt ist. Der Expertenstandard gliedert sich dabei zumeist in 5 Standardebenen. Diese Standardebenen werden im weiteren Verlauf einzeln, wie im Qualitätsmanagement üblich, hinsichtlich der Struktur-, Prozess- und Ergebniskriterien, kommentiert und genauer beschrieben.

Zielsetzung Grundaussage: Zielgruppe und zentrale Inhalte des Standards		
Strukturkriterien	Prozesskriterien	Ergebniskriterien
S1 Standardebene 1	P1 Einschätzung	E1
S2 Standardebene 2	P2 Koordination/Planung	E2
S3 Standardebene 3	P3 Durchführung	E3
S4 Standardebene 4	P4 Information/Anleitung	E4
S5 Standardebene 5	P5 Evaluation	E5

Grafik 3.3: Einheitliche Grundstruktur aller Expertenstandards (vgl. P. Blumenberg)

Teilweise wird von diesem regelhaften Aufbau etwas abgewichen, sofern es das Thema des Expertenstandards in der Umsetzung erforderlich macht und die Reihenfolge der Standardebenen geändert (zumeist wird die Beratung nach vorne gezogen) oder noch eine sechste Standardebene ergänzt.

Für den Expertenstandard „Erhaltung und Förderung der Mobilität" wurden die Standardebenen 3 (Durchführung) und 4 (Information/Anleitung) getauscht, da zum einen mobilitätsfördernde und -erhaltende Maßnahmen vom Pflegebedürftigen und/oder seinen Angehörigen auch selbstständig durchgeführt werden können und dort wo personelle Unterstützung oder Übernahme durch eine Pflegekraft erforderlich ist, dies nur im Zusammenspiel mit dem Pflegebedürftigen möglich ist. Statt einer zusammenfassenden Grundaussage wurde dem Expertenstandard eine Begründung für den Expertenstandard und seine Zielsetzung vorangestellt, so dass er dann folgendermaßen aussieht:

Zielsetzung:

Jeder pflegebedürftige Mensch erhält eine pflegerische Unterstützung, die zur Erhaltung und/oder zur Förderung der Mobilität beiträgt.

Begründung:

Eine eingeschränkte Mobilität ist ein Risiko für pflegebedürftige Menschen. Sie kann zu einer erheblichen Beeinträchtigung der Lebensqualität bis hin zu einer Ortsfixierung und Bettlägerigkeit führen und mit dem Risiko weiterer gesundheitlicher Beeinträchtigungen (wie z. B. Dekubitus, Sturz) einhergehen. Durch eine regelmäßige Einschätzung der Mobilität, differenzierte Informations- und Edukationsangebote, eine motivierende und mobilitätsfördernde Umgebungsgestaltung, das Angebot sowie die Koordination zielgerichteter, die Eigenaktivität fördernder Maßnahmen kann zur Erhaltung und Förderung der Mobilität beigetragen werden. Eine so verstandene pflegerische Unterstützung hat gesundheitsfördernden Charakter. Die damit erreichte Mobilität hat eine große Bedeutung für die gesellschaftliche Teilhabe.

Struktur	Prozess	Ergebnis
S1 Die Pflegefachkraft verfügt über die Kompetenz, die Mobilität des pflegebedürftigen Menschen, Gründe für Mobilitätsbeeinträchtigungen sowie Umgebungsmerkmale, die für die Mobilität relevant sind, einzuschätzen.	**P1 Die Pflegefachkraft** schätzt zu Beginn des pflegerischen Auftrags die Mobilität des pflegebedürftigen Menschen sowie die Probleme, Wünsche und Ressourcen im Zusammenhang mit der Erhaltung und Förderung der Mobilität ein. Sie wiederholt die Einschätzung regelmäßig in individuell festzulegenden Abständen sowie bei Veränderungen der mobilitätsrelevanten Einflussfaktoren.	**E1 Eine aktuelle Einschätzung** der vorhandenen Mobilität und möglicher Probleme und Ressourcen im Zusammenhang mit der Mobilität liegen vor. Die Entwicklung der Mobilität ist abgebildet.
S2a Die Pflegefachkraft verfügt über die Kompetenz zur Planung und Koordination von Maßnahmen zur Erhaltung und Förderung der Mobilität. **S2b Die Einrichtung** stellt sicher, dass Maßnahmen zur Erhaltung und Förderung der Mobilität fester Bestandteil des internen Qualitätsmanagements sind.	**P2 Die Pflegefachkraft** plant und koordiniert in enger Absprache mit dem pflegebedürftigen Menschen und gegebenenfalls seinen Angehörigen sowie weiteren Berufsgruppen individuelle Maßnahmen zur Erhaltung und Förderung der Mobilität unter Berücksichtigung seiner Präferenzen. Sie sorgt für eine kontinuierliche Umsetzung des Maßnahmenplans.	**E2 Ein individueller Maßnahmenplan** mit den vereinbarten Maßnahmen zur Erhaltung und Förderung der Mobilität des pflegebedürftigen Menschen liegt vor.

Struktur	Prozess	Ergebnis
S3 Die Pflegefachkraft verfügt über die Kompetenzen, den pflegebedürftigen Menschen und ggf. seine Angehörigen über die Bedeutung von Mobilität für die Gesundheit und den Erhalt von Selbstständigkeit zu informieren und sie durch Beratung und Anleitung darin zu unterstützen, Maßnahmen der Erhaltung und Förderung der Mobilität in ihren Lebensalltag zu integrieren.	**P3 Die Pflegefachkraft** bietet dem pflegebedürftigen Menschen und ggf. seinen Angehörigen Information, Beratung und Anleitung unter Berücksichtigung der bei der Einschätzung identifizierten Probleme, Wünsche und Ressourcen an.	**E3 Der pflegebedürftige Mensch** und ggf. seine Angehörigen sind über die Auswirkungen einer eingeschränkten Mobilität und Möglichkeiten zur Erhaltung und Förderung der Mobilität informiert.
S4a Die Einrichtung verfügt über personelle, materielle und räumliche Ressourcen für ein zielgruppenspezifisches Angebot mobilitätserhaltender und -fördernder Maßnahmen sowie für eine mobilitätsfördernde Umgebungsgestaltung. **S4b Die Pflegefachkraft** verfügt über die Kompetenzen zur Ermöglichung und Durchführung von mobilitätsfördernden und -erhaltenden Maßnahmen.	**P4 Die Pflegefachkraft** unterbreitet dem pflegebedürftigen Menschen kontinuierlich Angebote zur Erhaltung und Förderung der Mobilität und führt die mit dem Pflegebedürftigen vereinbarten Maßnahmen durch.	**E4 Die Maßnahmen** sind planmäßig durchgeführt und wirken sich positiv auf die Mobilität des pflegebedürftigen Menschen aus.
S5 Die Pflegefachkraft verfügt über die Kompetenz, die Angemessenheit und Wirksamkeit der Maßnahmen zu überprüfen.	**P5 Die Pflegefachkraft** überprüft gemeinsam mit dem pflegebedürftigen Menschen und ggf. seinen Angehörigen sowie weiteren an der Versorgung beteiligten Berufsgruppen den Erfolg und die Angemessenheit der Maßnahmen. Bei Bedarf vereinbart sie mit dem pflegebedürftigen Menschen auf Grundlage einer erneuten Einschätzung Veränderungen am Maßnahmenplan.	**E5 Eine Evaluation** der weiteren Maßnahmen liegt vor.

Tabelle 3.1: Entwurf Expertenstandard Förderung und Erhaltung der Mobilität (Deutsches Netzwerk für Qualitätsentwicklung in der Pflege – DNQP; Juni 2014)

Die modellhafte Implementierung und Weiterentwicklung dieses Expertenstandards liegt erstmalig nicht beim DNQP und daher gibt es im Moment (im Gegensatz zu den anderen Expertenstandards) noch kein veröffentlichtes Auditinstrument, mit dessen Hilfe Einrichtungen ihren Stand (Umsetzung und Implementierung) überprüfen können. Für die modellhafte Implementierung wurde allerdings ein Handbuch entwickelt, das einen Fragebogen zur Erhebung des Fortbildungsbedarfs und ein entsprechendes Auditinstrument zur Bewohnerbefragung entwickelt.

3.3 Grundaussagen des Expertenstandards

Auf den folgenden Seiten möchten wir Ihnen den Expertenstandard „Erhaltung und Förderung der Mobilität" (gegliedert nach den Standardebenen) zusammenfassend vorstellen. Wir beziehen uns dabei im Wesentlichen auf das Kapitel 2.4 Kommentierungen der Standardkriterien (S. 25 – 47) der Buchveröffentlichung. Aus Gründen der Übersichtlichkeit haben wir deshalb auf Seitenverweise und Zitate verzichtet.

3.3.1 Definition von Mobilität nach dem Expertenstandard

Dem eigentlichen Expertenstandard ist eine Präambel vorangestellt, in der zum einen die Bedeutung und Wichtigkeit der Mobilität für Pflegebedürftige oder von Pflegebedürftigkeit bedrohte Menschen beschrieben wird und zum anderen die Relevanz des Themas Mobilität für die unterschiedlichen pflegerischen Settings (Ambulante Pflege, teilstationäre Pflege, Akutpflege, Langzeitpflege) aufgezeigt wird. In der Präambel erfolgt auch die Definition des Mobilitätsverständnisses des Expertenstandards, „...als die Eigenbewegung des Menschen mit dem Ziel, sich fortzubewegen oder eine Lageveränderung des Körpers vorzunehmen."[7]

7 DNQP – Deutsches Netzwerk für Qualitätsentwicklung in der Pflege (2014 – 2015). Erhaltung und Förderung der Mobilität in der Pflege. Präambel

3.3.2 Zielsetzung und Begründung des Expertenstandards

In der Zielsetzung „Jeder pflegebedürftige Mensch erhält eine pflegerische Unterstützung, die zur Erhaltung und/oder zur Förderung der Mobilität beiträgt", werden die Adressaten (pflegebedürftige Personen) und das gewünschte Ergebnis pflegerischen Handelns, die Förderung und/oder Erhaltung der Mobilität benannt. Bemerkenswert daran ist, dass vor allem auch die Erhaltung von Mobilität als Erfolg angesehen wird.

Begründung:

- *Eine eingeschränkte Mobilität ist ein Risiko für pflegebedürftige Personen*
- *Sie kann zu einer erheblichen Beeinträchtigung der Lebensqualität bis hin zu einer Ortsfixierung und Bettlägerigkeit führen und mit dem Risiko weiterer gesundheitlicher Beeinträchtigungen wie z. B. Dekubitus und Sturz einhergehen*
- *Durch eine regelmäßige Einschätzung der Mobilität, differenzierte Informations- und Edukationsangebote, eine motivierende und mobilitätsfördernde Umgebungsgestaltung, das Angebot sowie die Koordination zielgerichteter, die Eigenaktivität fördernder Maßnahmen kann zur Erhaltung und Förderung der Mobilität beigetragen werden*
- *Eine so verstandene pflegerische Unterstützung hat gesundheitsfördernden Charakter. Die damit erreichte Mobilität hat eine große Bedeutung für die gesellschaftliche Teilhabe.*

Zitat: Originaltext aus dem Expertenstandard „Erhaltung und Förderung der Mobilität" DNQP 2014

3.3.3. Standardebene 1 – Einschätzung der Mobilität

In dieser ersten Ebene des Expertenstandards geht es um die Einschätzung der Mobilität pflegebedürftiger Personen, denn Menschen, die pflegerische Unterstützung benötigen haben generell ein erhöhtes Risiko für Mobilitätsbeeinträchtigungen, bzw. sollten diese schon vorhanden sein, besteht die Gefahr weiterer Mobilitätseinbußen.

Struktur	Prozess	Ergebnis
S1 Die Pflegefachkraft verfügt über die Kompetenz, die Mobilität des pflegebedürftigen Menschen, Gründe für Mobilitätsbeeinträchtigungen sowie Umgebungsmerkmale, die für die Mobilität relevant sind, systematisch einzuschätzen.	**P1 Die Pflegefachkraft** schätzt zu Beginn des pflegerischen Auftrags die Mobilität des pflegebedürftigen Menschen sowie Probleme, Wünsche und Ressourcen im Zusammenhang mit der Erhaltung und Förderung der Mobilität ein. Sie wiederholt die Einschätzung regelmäßig in individuell festzulegenden Abständen sowie bei Veränderungen der mobilitätsrelevanten Einflussfaktoren.	**E1 Eine aktuelle Einschätzung** der vorhandenen Mobilität und möglicher Probleme und Ressourcen im Zusammenhang mit der Mobilität liegt vor. Die Entwicklung der Mobilität ist abgebildet.

Tabelle 3.2: Ebene 1 – Expertenstandard „Erhaltung und Förderung der Mobilität"

Strukturqualität – S1 – Einschätzung der Mobilität durch die Pflegefachkraft

Die Pflegefachkraft
verfügt über die Kompetenz, die Mobilität des pflegebedürftigen Menschen, Gründe für Mobilitätsbeeinträchtigungen sowie Umgebungsmerkmale, die für die Mobilität relevant sind, systematisch einzuschätzen.

Maßstab der Strukturqualität ist die Kompetenz der Pflegefachkraft hinsichtlich der Einschätzung der Mobilität. Da der Expertenstandard keine speziellen Risikogruppen identifiziert hat, soll zu Beginn des pflegerischen Auftrags (und im weiteren Verlauf zu individuell festgelegten Zeitpunkten) bei allen Pflegebedürftigen der aktuelle Mobilitätsstatus eingeschätzt werden. Es gibt keine explizite Empfehlung für ein standardisiertes Einschätzungsverfahren. Wie schon bei den vorherigen Expertenstandards liegt der Schwerpunkt bei der Einschätzung auf der Fachlichkeit der Pflegefachkraft und es obliegt ihrer Entscheidung, ob sie eine kriteriengeleitete systematische Einschätzung vornimmt oder bei Bedarf ein Differenzialassessment einsetzt. Es gibt zwar eine Reihe von pflegefachlichen Instrumenten zur Einschätzung von Mobilität, jedoch können diese nach dem derzeitigen Kenntnisstand nicht übergreifend in allen Pflege- und Betreuungsbereichen eingesetzt werden. Vielmehr sollte für die unterschiedlichen Pflege- und Betreuungssituationen das erforderliche Einschätzungsinstrument, z. B. Timed up and go Test, Esslinger Transferskala oder EBoMo, je nach Situation und Bedarf gesondert ausgewählt werden. Daneben müssen in die Beurteilung noch folgende weitere Faktoren einfließen:

- Biografische Aspekte
- Körperliche, kognitive und psychische Ressourcen mit Bedeutung für Mobilität und Motivation Pflegebedürftiger
- Körperliche, kognitive und psychische Beeinträchtigungen mit Bedeutung für Mobilität und Motivation Pflegebedürftiger
- Merkmale der materiellen und sozialen Umgebung mit Einfluss auf die individuelle Mobilität und deren Entwicklung
- Erkrankungen und aktuell durchgeführte therapeutische Maßnahmen

Die Einschätzung muss systematisch erfolgen. Das heißt, die Pflegefachkraft sollte über Kenntnisse, Fähigkeiten und Fertigkeiten verfügen, mit deren Hilfe sie eine regelgeleitete Einschätzung der Mobilität vornehmen kann, die erkennbar alle Mobilitätskriterien (wie sie in P1 beschrieben sind) und die oben genannten Faktoren berücksichtigt. Zusätzlich sollte sie ebenfalls über Kenntnisse der anderen wichtigsten Risiken und Pflegephänomene verfügen, um so inhaltliche Beziehungen herzustellen und auch Doppeleinschätzungen zu vermeiden. Aus diesem Grund gehen wir in den folgenden Kapiteln immer wieder insbesondere auf die Beziehungen zwischen den Expertenstandards Sturz-, Dekubitusprophylaxe und den beiden Expertenstandards zum Schmerzmanagement ein (vgl. Grafik 3.5.).

Prozessqualität – P1 – Intervall zur Einschätzung der Mobilität

Die Pflegefachkraft
schätzt zu Beginn des pflegerischen Auftrags die Mobilität des pflegebedürftigen Menschen sowie Probleme, Wünsche und Ressourcen im Zusammenhang mit der Erhaltung und Förderung der Mobilität ein.

Sie wiederholt die Einschätzung regelmäßig in individuell festzulegenden Abständen sowie bei Veränderungen der mobilitätsrelevanten Einflussfaktoren.

Bei der Einschätzung des individuellen Pflegebedarfs soll untersucht werden wie:

- Beeinträchtigungen
- Ressourcen
- Umgebungsbedingungen

die Mobilität beeinflussen und Ressourcen erhalten oder gefördert werden können und Risiken für Mobilitätseinbußen beseitigt oder verringert werden können.

Wichtig ist hierbei, dass nicht nur die pflegefachliche Einschätzung zum Tragen kommt, sondern analog der Einschätzung zu Beginn des pflegerischen Auftrags, wie zum Beispiel im Strukturmodell der Entbürokratisierung der Pflegedokumentation in der Strukturierten Informationssammlung (SIS), auch die individuellen Wünsche und Vorstellungen des Pflegebedürftigen erfasst werden.

Folgende Mobilitätskriterien zur Einschätzung der aktuellen Mobilitätssituation haben sich als Leitpunkte bei der Entwicklung des Expertenstandards als empfehlenswert herausgebildet:

- Selbstständiger Lagewechsel in liegender Position
- Selbstständiges Halten einer aufrechten Sitzposition
- Selbstständiger Transfer (aufstehen, sich hinsetzen, sich umsetzen)
- Selbstständige Fortbewegung über kurze Strecken (Wohnräume)
- Selbstständiges Treppensteigen

Im neuen Pflegebegutachtungsverfahren werden im Themenmodul 1 Mobilität des NBA (Neues Begutachtungsassessment) eben diese fünf Mobilitätskriterien verwendet, um Mobilität einzuschätzen.

Aber nicht nur der aktuelle Mobilitätsstatus, sondern auch Mobilitätsverläufe in der Vergangenheit sollten berücksichtigt werden. Somit kann die aktuelle Mobilitätssituation besser beurteilt werden und bei der Maßnahmenfindung zur Mobilitätsförderung können biografische Bezugspunkte mit einbezogen werden. Hierbei geht es insbesondere um Muster der Mobilität, Lebensgewohnheiten mit Mobilitätsbezug und Motivation, die für die pflegebedürftige Person in früheren Jahren charakteristisch waren. Dazu gehören Aussagen zum Abbau von Fähigkeiten, die zum jetzigen Status geführt haben, wie:

- individuelle körperliche Beeinträchtigungen und Ressourcen, die den aktuellen Status der Mobilität bestimmen

- individuelle kognitive und psychische Beeinträchtigungen und Ressourcen, die für die Mobilität von Bedeutung sind
- Merkmale der materiellen und sozialen Umgebung, die auf die individuelle Mobilität und ihre Entwicklung Einfluss ausüben
- Erkrankungen und aktuell durchgeführte therapeutische Maßnahmen, denen ein besonderer Stellenwert für die individuelle Mobilität und ihre Entwicklung zukommt.

Die Einschätzung der Mobilität erfolgt zu Beginn des pflegerischen Auftrags, bei gravierenden gesundheitlichen Veränderungen z. B. des Mobilitätsstatus und in regelmäßigen, individuell festzulegenden Abständen. Parallel dem Strukturmodell zur Entbürokratisierung der Pflegedokumentation findet hier eine Abkehr von starren Evaluationsrhythmen, hin zu fachlich begründeten auf die Person bezogenen Festlegungen statt. Um den Umgang mit dem Expertenstandard in der eigenen Einrichtung darzustellen und diesen zu implementieren, ist die Erstellung eines einrichtungsspezifischen Umsetzungsstandards zu empfehlen (vgl. das Beispiel für einen einrichtungsspezifischen in Kapitel 6).

Ergebnisqualität – E1 – Aktuelle Einschätzung zur Mobilität liegt vor

Eine aktuelle Einschätzung
der vorhandenen Mobilität und möglicher Probleme und Ressourcen im Zusammenhang mit der Mobilität liegt vor. Die Entwicklung der Mobilität ist abgebildet.

Als Ergebnis dieser Ebene sollten Aussagen zu folgenden Punkten erfolgen:
- Früherer und aktueller Status der Mobilität
- Körperliche, kognitive und psychische Ressourcen, die als besonders förderlich für Maßnahmen zur Erhaltung und Förderung von Mobilität anzusehen sind
- Körperliche, kognitive und psychische Beeinträchtigungen, die als besonders hinderlich für Maßnahmen zur Erhaltung und Förderung von Mobilität anzusehen sind
- Relevante Umgebungsfaktoren und die Art ihrer Wirkung (mobilitätsfördernd/mobilitätshemmend)

- Besonderheiten, beispielsweise besonders wichtige krankheits- und therapiebedingte Einflüsse oder individuelle Risiken für einen weiteren Mobilitätsverlust
- Hinweise auf einen etwaigen Beratungsbedarf des Pflegebedürftigen und seiner Angehörigen
- Benennung möglicher Ansatzpunkte zur Mobilitätsförderung, die sich aus der Einschätzung ergeben (z. B. Benennung der Fähigkeiten, die zielgerichtet trainiert werden können, Veränderung der Umgebungsgestaltung, Hilfsmitteleinsatz)

Hinweis:

Diese Informationen sollten im Rahmen der des Strukturmodells in der SIS im Themenfeld „Mobilität" erhoben und dokumentiert werden und so eine hinreichende Grundlage zur Erstellung der Maßnahmenplanung schaffen.

Die Autoren des Expertenstandards geben hier einen weiteren Hinweis zu einem Expertenstandard (Entlassungsmanagement), indem sie fordern, dass die Statuserfassung so erfolgen sollte, dass sie kurzfristig nutzbar ist bei einem Übergang in ein anderes Pflegesetting.

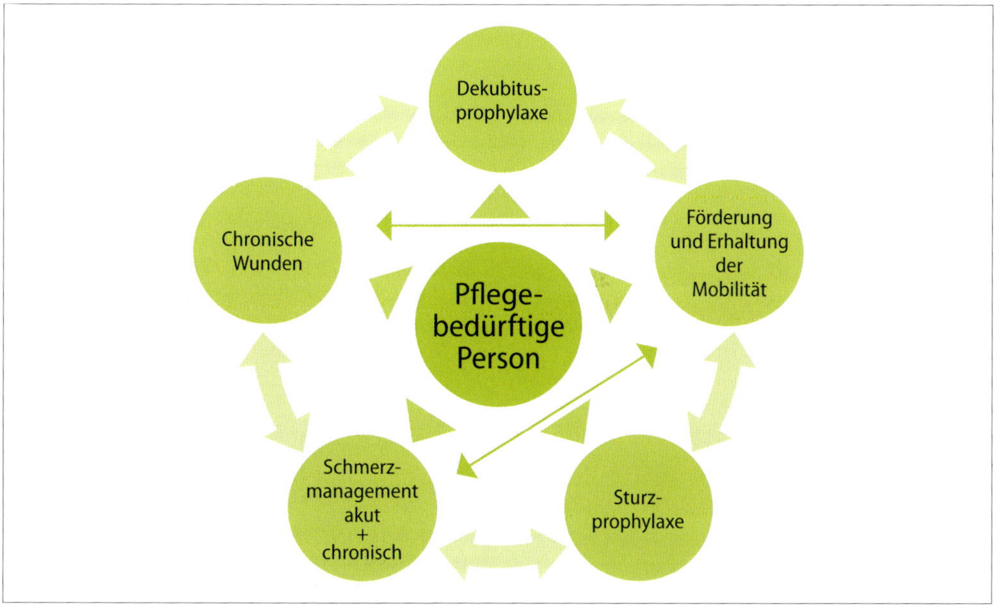

Grafik 3.4: Beziehungen Expertenstandards

3.3.4 Standardebene 2 – Koordination und Planung der Mobilitätsmaßnahmen

Auf der Strukturebene wurde hier zwischen den strukturellen Voraussetzungen auf der personellen und der organisationalen Ebene unterschieden, um zu verdeutlichen, dass die Umsetzung des Standards zwar in der Aufgabe der Pflegefachkraft liegt, diese aber ohne die entsprechenden organisationalen Voraussetzungen nicht gelingen kann.

Struktur	Prozess	Ergebnis
S2a Die Pflegefachkraft verfügt über die Kompetenz zur Planung und Koordination von Maßnahmen zur Erhaltung und Förderung der Mobilität. **S2b Die Einrichtung** stellt sicher, dass Maßnahmen zur Erhaltung und Förderung der Mobilität fester Bestandteil des internen Qualitätsmanagements sind.	**P2 Die Pflegefachkraft** plant und koordiniert in enger Absprache mit dem pflegebedürftigen Menschen und gegebenenfalls seinen Angehörigen sowie weiteren Berufsgruppen individuelle Maßnahmen zur Erhaltung und Förderung der Mobilität unter Berücksichtigung seiner Präferenzen. Sie sorgt für eine kontinuierliche Umsetzung des Maßnahmenplans.	**E2 Ein individueller Maßnahmenplan** mit den vereinbarten Maßnahmen zur Erhaltung und Förderung der Mobilität des pflegebedürftigen Menschen liegt vor.

Tabelle 3.3: Ebene 2 – Expertenstandard „Erhaltung und Förderung der Mobilität"

Strukturqualität – Angebote zur Mobilität durch die Pflegefachkraft (S2a) und die Einrichtung (S2b)

S2a Die Pflegefachkraft
verfügt über die Kompetenz zur Planung und Koordination von Maßnahmen zur Erhaltung und Förderung der Mobilität.

Am Anfang der Standardebene zur Koordination und Planung gehen die Autoren im Bereich der Struktur zuerst auf die Beziehung zwischen der pflegebedürftigen Person und Pflegefachkraft ein. Sie fordern einen klientenzentrierten Ansatz , der auch berücksichtigt, dass es zu Diskrepanzen zwischen den Wünschen des Pflegebedürftigen und Einschätzungen des Pflegefachkraft kommen kann (Spannungsfeld zwischen Bedürfnissen und Bedarf) und dass hierüber ein Verständigungsprozess (der Expertenstandard verwendet hier die Begrifflichkeit Aushandlungsprozess, im Sinne eines klientenzentrierten Ansatzes finden wir die Begrifflichkeit Verständigungsprozess, wie sie das Strukturmodell in der SIS verwendet passender) stattfinden muss. Um eine möglichst hohe Kontinuität zu erhalten, wird deshalb ein Bezugspflegesystem empfohlen. Besonders erwähnenswert ist, dass der Expertenstandard beide Seiten in dieser Beziehung thematisiert, also nicht nur die Priorisierung der Wünsche der pflegebedürftigen Person, sondern auch die In-Blicknahme von gesundheitlichen Belastungen der Pflegekräfte im Rahmen der Mobilitätsunterstützung. So kann es gelingen, Pflegebedürftige kontinuierlich zur Mobilität anzuregen und mobilitätsfördernde Maßnahmen in den Alltag zu integrieren. Die Förderung und Erhaltung der Mobilität ist nur in Zusammenarbeit mit anderen Berufsgruppen (im therapeutischen Team) möglich (insbesondere Physiotherapeuten), der Pflegefachkraft kommt dabei eine Planungs- und Koordinierungsfunktion zu, die auch die Kenntnis und Vermittlung externer Angebote außerhalb der eigenen Einrichtung einschließt. Wobei sich die Funktion der Fachkraft zwischen ambulanten und stationären Bereich stark unterscheidet, da sie im stationären Bereich zumeist institutionell festgelegte und zum großen Teil vertraglich verankerte Kooperationen vorfindet, sie im ambulanten zum einen von der Beauftragung durch den Klienten abhängig ist und von der Bereitschaft er individuellen Kooperationspartner.

S2b Die Einrichtung
stellt sicher, dass Maßnahmen zur Erhaltung und Förderung der Mobilität fester Bestandteil des internen Qualitätsmanagements sind.

Die Beeinträchtigungen der Mobilität stellt ein generelles Problem pflegebedürftiger Personen dar, deshalb sollte es in den Einrichtungen ein Konzept zur Mobilitätsförderung geben. Am besten geschieht dieses im Rahmen des internen Qualitätsmanagements durch einen einrichtungsspezifischen Umsetzungsstandard zum Expertenstandard „Erhaltung und Förderung der Mobilität". In diesem sollten die fünf Ebenen des Expertenstandards beschrieben und festgehalten werden und wie diese in der Einrichtung umgesetzt werden und könnte/sollte (vgl. DNQP S.31) Aussagen zu folgenden Bereichen machen:

- Stellenwert der Erhaltung und Förderung der Mobilität in der Einrichtung

- Einrichtungsspezifische Vorgehensweisen (Einschätzung, Dokumentation, Verlaufsbeobachtung, Evaluation)
- Angebote zur Erhaltung und Förderung der Mobilität (Einzel- und Gruppenmaßnahmen, spezifische Angebote)
- Vorgehen bei Information, Beratung und Schulung von Pflegebedürftigen, ihren Angehörigen und ggf. Ehrenamtlichen
- Angebot regelmäßiger zielgruppenspezifischer Weiterbildungs- und Schulungsmaßnahmen für alle an der Versorgung Beteiligten
- Kooperation mit Therapeuten, Sanitätshäusern, Sportvereinen, Kirchengemeinden, Ehrenamtlichen, etc.
- Einsatz von notwendigen Hilfsmitteln (individuell angepasst und technisch einwandfrei) mit dem Ziel Bewegung zu fördern und nicht zu hemmen
- Kompetenzen, Aufgaben und Verantwortung der an der Versorgung Beteiligten
- Maßnahmen zur Gestaltung einer bewegungsfördernden Umgebung (z. B. Gestaltung von Räumen oder Gängen oder angemessene Lichtverhältnisse)
- Bedarfsbezogene Fallbesprechungen zur Mobilitätsförderung und zum Mobilitätserhalt mit dem Ziel Maßnahmen abzustimmen und ggf. ethische Fallbesprechungen

Orientiert sollten alle Maßnahmen an Bedürfnissen und Bedarf des Pflegebedürftigen sein und es sollte sichergestellt sein, dass alle (intern und extern) an der Versorgung Beteiligten über die konzeptuellen Inhalte informiert sind. Auch sollten sich die settingspezifischen Unterschiede in der Schwerpunktsetzung bemerkbar machen, indem im stationären z. B. ausführlich auf die Schaffung eines mobilitätsfördernden Umfelds eingegangen wird, im ambulanten Bereich die Beratung aller an der Pflege Beteiligten im Vordergrund steht.

Prozessqualität – Umsetzung des individuellen Maßnahmenplans (P2)

Die Pflegefachkraft
plant und koordiniert in enger Absprache mit dem pflegebedürftigen Menschen und gegebenenfalls seinen Angehörigen sowie weiteren Berufsgruppen individuelle Maßnahmen zur Erhaltung und Förderung der Mobilität unter Berücksichtigung seiner Präferenzen.
Sie sorgt für eine kontinuierliche Umsetzung des Maßnahmenplans.

Ähnlich z. B. den Expertenstandards zum Schmerz erfordert Mobilitätsförderung das Arbeiten im multiprofessionellen Team (Therapeuten, Ärzte etc.), mit der Pflegfachkraft in der Scharnierfunktion. In die individuelle Maßnahmenplanung gemeinsam mit dem Pflegebedürftigen fließen auch Absprachen mit Angehörigen und anderen Berufsgruppen ein. Gewohnheiten und Vorlieben des Betroffenen werden durch die Pflegekraft entsprechend koordiniert und geplant, insbesondere auch ob eher Einzel- oder Gruppenmaßnahmen sinnvoll sind. Dabei ist von entscheidender Bedeutung, dass die geplanten Maßnahmen kontinuierlich durchgeführt und in den Alltag integriert werden, um die vorhandene Mobilität zu erhalten bzw. zu fördern. Durch die Pflegefachkraft wird die Kontinuität, gegebenenfalls die Anpassung und weitergehende Diagnostik (ärztlich und therapeutisch) sichergestellt. Die Pflegefachkraft versucht zum einen eine möglichst große Motivation des Pflegebedürftigen zu erreichen und zum anderen stellt sie sicher, dass die Planung der Maßnahmen allen am Prozess Beteiligten zugänglich ist und bei Problem bzw. Anpassungsbedarf Fallbesprechungen erfolgen.

Ergebnisqualität – E2 – Vorliegen eines individuellen Maßnahmenplans

> ***Ein individueller Maßnahmenplan***
> *mit den vereinbarten Maßnahmen zur Erhaltung und Förderung der Mobilität des pflegebedürftigen Menschen liegt vor.*

Ein aktueller, für den Betroffenen individuell (durch das therapeutische Team) erstellter Maßnahmenplan zur Erhaltung und Förderung der Mobilität liegt vor und die geplanten Maßnahmen werden kontinuierlich im Alltag durchgeführt, Veränderungen von allen dokumentiert und es erfolgt eine regelmäßige Überprüfung durch die Pflegefachkraft.

3.3.5 Standardebene 3 – Information, Beratung und Anleitung zur Mobilität

Aus unserer Sicht erscheint es inkonsequent, dass hier auf der strukturellen Ebene nicht zwischen personellen und organisationalen Voraussetzungen unterschieden wird, parallel der Standardebene 2 und 4. Denn gleich wie bei Koordination und Planung reicht auch bei der Beratung die individuelle persönliche Fachkompetenz der

Pflegefachkraft nicht aus, sie benötigt auch die entsprechenden Materialien oder es müssen Kooperationsverträge z. B. mit einer Physiotherapiepraxis bestehen, um Pflegebedürftige und ihre Angehörigen optimal beraten zu können und es müssen die settingspezifischen Unterschiede beachtet werden. Der Expertenstandard verwendet hier im Sinne der Patientenedukation einen erweiterten Beratungsbegriff, der Information und Anleitung einschließt.

Struktur	Prozess	Ergebnis
S3 Die Pflegefachkraft verfügt über die Kompetenzen, den pflegebedürftigen Menschen und ggf. seine Angehörigen über die Bedeutung von Mobilität für die Gesundheit und den Erhalt von Selbstständigkeit zu informieren und sie durch Beratung und Anleitung darin zu unterstützen, Maßnahmen der Erhaltung und Förderung der Mobilität in ihren Lebensalltag zu integrieren.	**P3 Die Pflegefachkraft** bietet dem pflegebedürftigen Menschen und ggf. seinen Angehörigen Information, Beratung und Anleitung unter Berücksichtigung der bei der Einschätzung identifizierten Probleme, Wünsche und Ressourcen an.	**E3 Der pflegebedürftige Mensch** und ggf. seine Angehörigen sind über die Auswirkungen einer eingeschränkten Mobilität und Möglichkeiten zur Erhaltung und Förderung der Mobilität informiert.

Tabelle 3.4.: Ebene 3 – Expertenstandard „Erhaltung und Förderung der Mobilität"

Strukturqualität – S3 – Wissen und Beratungskompetenz der Pflegefachkraft zum Thema Mobilität

> ***Die Pflegefachkraft***
> *verfügt über die Kompetenzen, den pflegebedürftigen Menschen und ggf. seine Angehörigen über die Bedeutung von Mobilität für die Gesundheit und den Erhalt von Selbstständigkeit zu informieren und sie durch Beratung und Anleitung darin zu unterstützen, Maßnahmen der Erhaltung und Förderung der Mobilität in ihren Lebensalltag zu integrieren.*

Die Schlüsselkompetenz der Pflegefachkraft ist zum einen ihre soziale Kompetenz situativ zu beraten und einen Zugang zum Pflegebedürftigen (z. B. auch dem mit einer

Demenz) zu finden und zum anderen die Fähigkeit Sachverhalte allgemeinverständlich zu erklären. Ihr Fachwissen sollte dabei Folgendes umfassen:

- Allgemeine Bedeutung von Mobilität für Gesunderhaltung und Erhalt Selbständigkeit
- Mögliche Kursangebote in der näheren Umgebung
- Regelmäßige Bewegungsübungen, die alleine, mit professioneller Unterstützung oder unter Begleitung von Angehörigen durchgeführt werden können
- Möglichkeiten, Alltagshandlungen so zu organisieren, dass sie die zur Erhaltung und Förderung der Mobilität erforderlichen Fähigkeiten aktivieren
- Angemessener Umgang mit Hilfsmitteln
- Sinnvolle Schnittstellen zu andren pflegerischen Problemen (z. B. Sturzprophylaxe) zu erkennen und in die Beratung zu integrieren

Das Recht auf Selbstbestimmung des pflegebedürftigen Menschen ist dabei vorrangig zu beachten. Beratung beinhaltet immer die Information, ist aber ein ergebnisoffener Prozess. Die Entscheidung liegt immer beim Pflegebedürftigen, ggf. seinen Angehörigen. Beratung, Information und Anleitung werden dabei soweit wie nur irgend möglich in den täglichen Ablauf integriert. Die Vermittlung auf der praktischen Ebene hat den Vorteil einer höheren Akzeptanz und Nachhaltigkeit, da hier auch ausprobiert und wenn nötig auch angepasst werden kann. Der Einsatz von Informationsbroschüren stellt in der Praxis eine sinnvolle Ergänzung im Bereich der Patientenedukation dar. Allerdings machen die Autoren des Expertenstandards auch deutlich, indem sie von Beratung, Anleitung und Information sprechen, dass hier das Überreichen eines Beratungsflyers alleine nicht ausreichend ist.

Prozessqualität – P3 – Informations- und Beratungsangebote

Die Pflegefachkraft
bietet dem pflegebedürftigen Menschen und ggf. seinen Angehörigen Information, Beratung und Anleitung unter Berücksichtigung der bei der Einschätzung identifizierten Probleme, Wünsche und Ressourcen an.

Information, Beratung und Anleitung des pflegebedürftigen Personen und ggf. seiner Angehörigen findet in vielen konkreten Pflegesituationen immanent statt, um diese Maßnahmen korrekt durchzuführen. Dieses ist hier nicht gemeint, sondern:

- Die Stärkung von Motivation und Kompetenz zur eigenverantwortlichen Durchführung der Maßnahmen
- Die gemeinsame Erschließung von Möglichkeiten zur Verhaltensänderung oder die Nutzung geeigneter Angebote mobilitätserhaltender/-fördernder Maßnahmen und diese in den Alltag integrieren zu können

Die Pflegefachkraft unterbreitet dabei ein Angebot zur Information, Beratung und Anleitung, die nur entsprechend den Wünschen und Bedürfnissen und ihrer pflegefachlichen Einschätzung zur Mobilitätssituation erfolgt, wenn dieses gewünscht wird.

Inhalte können dabei folgende sein (S. 37 f.):

1. Bedeutung von Bewegung
2. Krankheitsspezifische Aspekte
3. Handlungsgewohnheiten und Verhaltensänderungen im Alltag
4. Räumliche Gestaltung der Wohnungsumgebung
5. Einstellung und Emotionen
6. Nutzung von Angeboten
7. Integration von Bewegungsübungen in den Alltag
8. Berücksichtigung weiterer pflegerischer Anforderungen mit Mobilitätsbezug

Auch hier gilt es, die settingspezifischen Unterschiede (ambulant, teilstationär, stationär) und die entsprechenden Einwirkmöglichkeiten zu beachten.

Ambulant muss zwischen der Angebotsberatung zu Beginn des Pflegeauftrages, der Beratung im Rahmen der konkreten Pflegeleistung, dem Beratungsgespräch (§ 37 Abs. 3 SGB XI) und Schulungen nach § 45 SGB XI unterschieden werden. Im Ambulanten steht sehr oft die Hinweisgebung und Anbahnung möglicher Kontakte zu entsprechenden Institutionen und Angeboten im Vordergrund, da die Einflussmöglichkeiten ja nur punktuell stattfinden.

Teilstationär und Stationär steht die konkrete Pflegesituation und die Motivierung des Pflegebedürftigen im Vordergrund. Dabei sind die Einwirkmöglichkeiten, aber auch die Verantwortlichkeit der Pflegefachkraft deutlich höher aufgrund der den gesamten Lebensumfang und Zusammenhang umfassenden Pflegebeziehung. Im Teilstationären hängt dieses von der Häufigkeit der Inanspruchnahme des Angebots ab.

Ergebnisqualität – E3 – Kenntnisstand zum Thema Mobilität

Der pflegebedürftige Mensch
und ggf. seine Angehörigen sind über die Auswirkungen einer eingeschränkten Mobilität und Möglichkeiten zur Erhaltung und Förderung der Mobilität informiert.

Der Betroffene und ggf. seine Angehörigen sind zu seiner Mobilitätssituation informiert, um ein selbstbestimmtes Mobilitätsverhalten in seinen Alltag zu integrieren und zu gestalten. Die Beratung sollte dabei so anschaulich gestaltet werden, dass der Betroffene die Wichtigkeit der Erhaltung und Förderung der eigenen Mobilität erkennt und diese im Rahmen seiner Möglichkeiten und angebotenen Optionen unterstützt. Dazu gehören ggf. auch die Beratung zu mobilitätsunterstützenden Hilfsmitteln sowie die erforderliche Einweisungsschulung zum Umgang mit dem gewählten Hilfsmittel. Pflegekräfte müssen hierbei oft die Spannung aushalten, dass ihre Beratung und pflegefachliche Einschätzung von den Pflegebedürftigen und/oder ihren Angehörigen nicht umgesetzt oder sogar abgelehnt werden.

Auf jeden Fall sollte die Beratung mit Inhalt dokumentiert werden und bei längerfristigem Pflegeauftrag auch die Bewertung und Umsetzung der mit dem Pflegbedürftigen vereinbarten Maßnahmen. Insbesondere im ambulanten Bereich hat sich ein eigenständiges Beratungsnachweisdokument etabliert. Damit wird es möglich, schnell und übersichtlich die bereits durchgeführten Beratungen zu erfassen und nachzuvollziehen.

3.3.6 Standardeben 4 – Zielgruppenspezifisches Angebot – Durchführung

Auch hier wird sinnvollerweise auf der Strukturebene wieder zwischen personellen und organisationalen Voraussetzungen unterschieden, um zu verdeutlichen, dass eine erfolgreiche praktische Umsetzung nur gelingt, wenn beides gegeben ist.

Struktur	Prozess	Ergebnis
S4a Die Einrichtung verfügt über personelle, materielle und räumliche Ressourcen für ein zielgruppenspezifisches Angebot mobilitätserhaltender und -fördernder Maßnahmen sowie für eine mobilitätsfördernde Umgebungsgestaltung. **S4b Die Pflegefachkraft** Verfügt über die Kompetenzen zur Ermöglichung und Durchführung von mobilitätsfördernden und -erhaltenden Maßnahmen.	**P4 Die Pflegefachkraft** unterbreitet dem pflegebedürftigen Menschen kontinuierlich Angebote zur Erhaltung und Förderung der Mobilität und führt die mit dem Pflegebedürftigen vereinbarten Maßnahmen durch.	**E4 Die Maßnahmen** sind planmäßig durchgeführt und wirken sich positiv auf die Mobilität des pflegebedürftigen Menschen aus.

Tabelle 3.5: Ebene 4 – Expertenstandard „Erhaltung und Förderung der Mobilität"

Strukturqualität – 4a + b – Bereitstellung von zielgruppenspezifischem Angebot

S4a Die Einrichtung
verfügt über personelle, materielle und räumliche Ressourcen für ein zielgruppenspezifisches Angebot mobilitätserhaltender und -fördernder Maßnahmen sowie für eine mobilitätsfördernde Umgebungsgestaltung.

Pflegeeinrichtungen müssen sowohl eine personelle wie auch materielle Infrastruktur vorhalten bzw. schaffen, die die Durchführung von mobilitätsfördernden und -erhaltenden Maßnahmen ermöglicht. Bei der Angebotserstellung muss man zum einen die Heterogenität der Zielgruppe (v. a. Einschränkungen aufgrund einer Demenz oder körperliche Einschränkungen) beachten und zum anderen die individuellen Bedürfnisse der einzelnen Pflegebedürftigen. Dies führt dazu, dass es sowohl Einzel- wie auch Gruppenangebote geben muss und zum anderen diese Angebote nochmals nach Selbständigkeit und Fähigkeiten und Präferenzen unterschieden werden müssen.

Vor allem für den ambulanten Bereich ist es wichtig, dass in der modellhaften Implementierung in der Praxis auch der wirtschaftliche Aufwand/die Kosten ermittelt werden, da es gegenwärtig noch keine Leistungskomplexe gibt, die explizit die Erhaltung und Förderung der Mobilität zum Inhalt haben, lediglich im Rahmen der Beratung und Schulung von Angehörigen bildet es sich teilweise ab.

Eine mobilitätsfördernde Umgebung gestalten: voll- und teilstationäre Einrichtungen

Für eine mobilitätserhaltende und -fördernde Umgebung sollte man verschiedene Aspekte berücksichtigen, die eine sichere und aktive Bewegung/Eigenbewegung ermöglichen, die aber vielfach schon in vielen Einrichtungen (z. B. nach den Empfehlungen des KDA) Standard sind:

- Gute Lichtverhältnisse
- Rutschhemmende Fußböden
- Haltegriffe, Handläufe
- Kippsicheres Mobiliar
- Flache Stufen in Treppenhäusern
- Möglichkeiten zum Ausruhen – also ausreichend Sitzgelegenheiten und verfügbare Liegemöbel

Schon durch eine zur Bewegung motivierende Umgebung kann die Einrichtung den Bewegungsradius pflegebedürftiger Menschen enorm erweitern. Relativ leicht umzusetzende Maßnahmen sind beispielsweise:

- Eine individuell eingestellte Betthöhe
- Büfett-Tische, die mit Getränken und Snacks ausgestattet sind, oder gemütliche Sitzecken, die dazu anregen, das eigene Zimmer oder das Bett zu verlassen

Schon allein die Anregung, gemeinsam mit anderen im Speisesaal zu essen oder einen Ausflug in der Gruppe zu unternehmen, kann den Bewegungsradius wesentlich steigern. Ein barrierefreier Zugang nach „draußen" ist eine Grundvoraussetzung, dass vermehrt Aktivitäten im Freien durchgeführt werden. Dies schließt u. a. ebenerdig zu erreichende Gartenanlagen und/oder Bewegungspfade ein, um beispielsweise gemeinsam im Garten spazieren zu gehen.

Für die Maßnahmen sollte die Einrichtung auch entsprechende Materialien (Bänder, Gewichte, Manschetten, Bälle, etc.) und Hilfsmittel (z. B. auch entsprechende Beleuchtung, rutschfeste Böden und Stühle) in ausreichender Anzahl vorhalten. Einzelaktivitäten lassen sich zumeist im Bewohnerzimmer, Garten, Treppenhaus etc. durchführen und es bedarf dafür keiner besonderen Räumlichkeiten. Anders ist es mit Gruppenaktivitäten, hierfür benötigt man ausreichend große Räumlichkeiten, in denen man z. B. zwei Stuhlreihen (zum Sitzen und Halten) stellen kann.

Eine mobilitätsfördernde Umgebung gestalten: ambulante Dienste

Viele Beispiele aus dem stationären Bereich können auch im häuslichen Bereich mit Zustimmung der pflegebedürftigen Person umgesetzt werden. Daher sollten Betroffene und Angehörige entsprechend informiert und auf mobilitätseinschränkende Umgebungsfaktoren, wie z. B. hohe Türschwellen, rutschige Böden, fehlende Haltegriffe, schlechte Beleuchtung hingewiesen werden. In Gesprächen können auch vielfältige mobilitätsfördernde Anregungen gegeben werden, wie z. B. zur Anpassung von Lichtverhältnissen, zum Einfluss der Betthöhe auf die Fähigkeit, selbstständig aufzustehen oder zur räumlichen Anordnung der Möbel. Die Möbel in der Häuslichkeit können so angeordnet werden, dass sich der pflegebedürftige Mensch eigenständig bewegen und dabei abstützen kann, oder aber, dass bei Nutzung eines Hilfsmittels ausreichend Platz vorhanden ist.

Bei solchen Veränderungen in der Privatsphäre sind allerdings immer das individuelle Bedürfnis des pflegebedürftigen Menschen und der Aspekt „Wohnlichkeit" zu beachten. Im ambulanten Bereich ist der ergänzende Kontakt zu Wohnberatungsstellen zu empfehlen.

Ausreichend qualifiziertes Personal

Die Pflegeeinrichtung muss sicherstellen, dass bei allen mobilitätsfördernden und -erhaltenden Maßnahmen eine fachlich kompetente Anleitung durch entsprechend qualifizierte Mitarbeiter möglich ist:

- Ausreichende personelle Besetzung in allen Schichten
- Kenntnisse, um zu erkennen, über welche körperlichen Fähigkeiten der pflegebedürftige Mensch verfügt
- Die Mitarbeiter müssen mobilitätsfördernde und -erhaltende Maßnahmen für unterschiedliche Zielgruppen kennen
- Nur auf Grundlage dieser Kompetenzen können sie über (individuelle) mobilitätsfördernde und
- -erhaltende Angebote informieren und beraten, edukative Aufgaben wahrnehmen, vorhandene Angebote im (therapeutischen) Team koordinieren und/oder Maßnahmen selbst anbieten und durchführen

- Mitarbeiter, die Einzel- und/oder Gruppenmaßnahmen in den Einrichtungen anbieten, sollten Schulungen besuchen und Zusatzqualifikationen im Bereich der Einzel- und Gruppeninterventionen erwerben
- Durch eine ausreichende personelle Besetzung sollten begleitete Spaziergänge, Teilnahme an gemeinsamen Essen außerhalb des Zimmers und regelmäßige begleitete Gänge, z. B. in Verbindung mit Toilettengängen, möglich sein

Überprüfung, ob es z. B. Ehrenamtliche oder ehrenamtliche Dienste in der Stadt/im Quartier gibt, die begleitete Spaziergänge etc. übernehmen können

S4b Die Pflegefachkraft
verfügt über die Kompetenzen zur Ermöglichung und Durchführung von mobilitätsfördernden und -erhaltenden Maßnahmen.

Generell empfiehlt der Expertenstandard die systematische und kontinuierliche Integration mobilitätsfördernder und -erhaltender Maßnahmen in den Versorgungsalltag (für die wissenschaftliche Hinweise für die Wirksamkeit vorliegen).[8] Dabei sollte die Pflegekraft immer darauf achten, ein Maximum an Eigenaktivität des Pflegebedürftigen zu fördern.

Hinweis

Die konkrete Ausgestaltung und Umsetzung der entsprechenden Maßnahmen haben wir in Kapitel 5 dieses Buches beschrieben.

Die Pflegefachkraft sollte dabei über die Kompetenz verfügen:
- mit dem Pflegebedürftigen alltägliche, zielgerichtete Bewegungsabläufe zu trainieren, die darauf abzielen Mobilität zu stabilisieren bzw. wiederherzustellen,
- alle anderen an der Pflege beteiligten Personen (Angehörige, Pflegehilfskräfte, Betreuungskräfte) zu informieren und anzuleiten.

Und da im Alter (wie Studien belegen) die Bereitschaft sich zu bewegen generell abnimmt, sollte die Pflegefachkraft auch über die Kompetenz verfügen:

8 Die entsprechenden Maßnahmen werden in der Literaturrecherche des Expertenstandards Kap. 3.5.2 – 3.5.5 (S. 88 – 104) beschrieben und bewertet.

- Pflegebedürftige zu motivieren sich regelmäßig an Trainings-/Bewegungsangeboten zu beteiligen
- die individuelle Belastbarkeit der pflegebedürftigen Person einzuschätzen
- tagesformabhängige Schwankungen zu erkennen
- Unter- und Überforderung zu vermeiden

Prozessqualität – P4 – Unterbreitung von Angeboten

Die Pflegefachkraft
unterbreitet dem pflegebedürftigen Menschen kontinuierlich Angebote zur Erhaltung und Förderung der Mobilität und führt die mit dem Pflegebedürftigen vereinbarten Maßnahmen durch.

Der Expertenstandard unterscheidet zwischen folgenden Maßnahmen

1. Maßnahmen, die vorrangig anderen Zielen dienen (z.B. Körperpflege, Mahlzeiten und Toilettengang), bei denen aber in Teilaspekten Mobilitätsförderung integriert ist
2. Alltagsintegrierte Maßnahmen (Liegen, Aufstehen, Gehen kurzer Strecken)
3. mobilitätsfördernde und -erhaltende Gruppenmaßnahmen
4. mobilitätsfördernde und -erhaltende Einzelmaßnahmen

In der Regel sollte der Pflegebedürftige an Gruppenmaßnahmen teilnehmen, wünscht der dieses nicht, sollten ihm auf jeden Fall Einzelmaßnahmen angeboten werden.

Die Grundvoraussetzung für die Umsetzung des Expertenstandards ist, dass pflegebedürftige Personen sich aktiv an den Maßnahmen beteiligen und nicht passiv mobilisiert werden. Fasst man das Mobilitätsverständnis weiter wie der Expertenstandard, dann würde ein Mitnehmen eines Pflegebedürftigen im Rollstuhl zum Einkaufen oder schon das Schieben in den Garten schon zur Erhaltung seiner Mobilität führen, obwohl er dabei überwiegend passiv ist. Alle an der Pflege Beteiligten müssen die entsprechenden (individuell festgelegten) Übungen und relevante Bewegungsmuster kennen, die in den Alltag integriert werden (z.B. Aufstehen und Hinsetzen im Rahmen des Bekleidungswechsels) und auf die möglichst gleiche Weise durchführen. Die Pflegefachkraft stellt dieses zum einen durch eine entsprechend dokumentierte

Planung und zum anderen durch Anleitung sicher und sorgt auch für eine entsprechende räumliche Gestaltung und trägt für die regelmäßige, kontinuierliche Durchführung der Maßnahme Sorge.

Im Bewusstsein, dass sich Mobilisation nicht im Wechsel von einem Ort (Bett) an einen anderen (Stuhl am Tisch) erschöpft, sollte die Pflegefachkraft über Kenntnisse bezüglich Einzel- und Gruppenaktivitäten verfügen und regelmäßig Angebote hinsichtlich der Verhinderung einer „Ortsfixierung" machen.

Beim Einsatz von Hilfsmitteln sollte deren korrekter Einsatz und Anwendung, Funktionstüchtigkeit und Notwendigkeit regelmäßig überprüft werden.

Ergebnisqualität – E4 – Durchführung der Maßnahmen

Die Maßnahmen sind planmäßig durchgeführt und wirken sich positiv auf die Mobilität des pflegebedürftigen Menschen aus.

Die Beurteilung der Auswirkungen sollte dabei sowohl aus Sicht des Pflegebedürftigen als auch aus pflegefachlicher Sicht erfolgen und es ist zu berücksichtigen, dass vereinbarte Ziele (vor allem bei Hochbetagten) nicht immer erreicht werden können, da Verschlechterungen jederzeit auftreten können. So ist auch die Verlangsamung von Verschlechterungen/Abnahme der Mobilität als Erfolg zu betrachten.

3.3.7 Standardebene 5 – Überprüfung der Maßnahmenplanung – Evaluation

Auch hier wäre aus unserer Sicht eine separate Benennung der personellen und organisationalen Voraussetzungen auf der strukturellen Ebene sicher sinnvoll. Für den organisationalen Bereich könnte hier im Umsetzungsstandard stehen, wie oft und aus welchem Anlass eine regelhafte oder situative Überprüfung der Maßnahmen erfolgt.

Struktur	Prozess	Ergebnis
S5 Die Pflegefachkraft verfügt über die Kompetenz, die Angemessenheit und Wirksamkeit der Maßnahmen zu überprüfen.	P5 Die Pflegefachkraft überprüft gemeinsam mit dem pflegebedürftigen Menschen und ggf. seinen Angehörigen sowie weiteren an der Versorgung beteiligten Berufsgruppen den Erfolg und die Angemessenheit der Maßnahmen. Bei Bedarf vereinbart sie mit dem pflegebedürftigen Menschen auf Grundlage einer erneuten Einschätzung Veränderungen am Maßnahmenplan.	E5 Eine Evaluation der weiteren Maßnahmen liegt vor.

Tabelle 3.6: Ebene 5 – Expertenstandard „Erhaltung und Förderung der Mobilität"

Strukturqualität – S5 – Evaluierung der Maßnahmenplanung

Die Pflegefachkraft
verfügt über die Kompetenz, die Angemessenheit und Wirksamkeit der Maßnahmen zu überprüfen.

In der fünften Ebene erfolgt die Überprüfung der vereinbarten individuellen Maßnahmenplanung durch die Pflegefachkraft.

Hierbei muss sie auf Basis von Verhaltensbeobachtungen und Gesprächen mit dem Pflegebedürftigen und ggf. seinen Angehörigen beurteilen:

- Ob die geplanten Maßnahmen ein adäquates Belastungsniveau aufweisen? (keine Unter- oder Überforderung)
- Ob die Maßnahmen den Bedürfnissen des pflegebedürftigen Menschen entsprechen?
- Ob die Maßnahmen problemangemessen, d. h. geeignet sind, die vereinbarten Ziele zu erreichen?
- Ob andere Faktoren/Ereignisse zu einer Veränderung der Mobilität geführt haben?

Hierzu muss die Pflegefachkraft über folgende Kenntnisse verfügen:

- Methoden, um Veränderungen der Mobilität zu erfassen und zu beurteilen (individuelle pflegefachliche Einschätzung, Reflexionsgespräche, Fremdeinschätzungen)
- Bezogen auf welche Fähigkeiten die Maßnahmen potenzielle Wirkungen haben können und in welchem Zeitraum.
- Potenzielle Einflussfaktoren, die unabhängig von den Maßnahmen Einfluss auf die Mobilität haben können.

Prozessqualität – P5 – Übergreifende Fallbesprechung

Die Pflegefachkraft
überprüft gemeinsam mit dem pflegebedürftigen Menschen und ggf. seinen Angehörigen sowie weiteren an der Versorgung beteiligten Berufsgruppen den Erfolg und die Angemessenheit der Maßnahmen.

Bei Bedarf vereinbart sie mit dem pflegebedürftigen Menschen auf Grundlage einer erneuten Einschätzung Veränderungen am Maßnahmenplan.

Zur Erfassung der Veränderung der Mobilität sollte analog zur Standardebene 1 eine Neueinschätzung des Mobilitätsstatus stattfinden, die folgende Bereiche umfasst:

- Selbstständiger Lagewechsel in liegender Position
- Selbstständiges Halten einer aufrechten Sitzposition
- Selbstständiger Transfer (aufstehen, sich hinsetzen, sich umsetzen)
- Selbstständige Fortbewegung über kurze Strecken (Wohnräume)
- Selbstständiges Treppensteigen

Ob hierbei spezifische Instrumente zum Einsatz kommen, muss individuell und in Abhängigkeit zur Fragestellung beurteilt werden. Da dieses einen nicht unerheblichen Einsatz personeller Ressourcen (Zeit) erfordert, bleibt zu hoffen, dass dieses im Praxistest erhoben und so an die Vertragsparteien auch zurückgemeldet wurde.

Um die Wirksamkeit und Angemessenheit der Maßnahmen zu beurteilen, reicht die Erfassung von Veränderungen der Mobilität nicht aus, sondern es muss auch geprüft werden:

- Ob die geplanten Maßnahmen den Pflegebedürftigen hinsichtlich Dauer, Häufigkeit und Intensität weder körperlich, kognitiv noch emotional unter- oder überfordern (adäquates Belastungsniveau)
- Ob die Maßnahmen den Bedürfnissen des Pflegebedürftigen entsprechen und so eine entsprechende Eigenmotivation vorhanden ist und damit die Chance, dass die Maßnahmen auch über einen längeren Zeitraum umgesetzt werden
- Ob unabhängig von den geplanten Maßnahmen Faktoren Einfluss auf die Mobilität genommen haben (z. B. Fortscheiten einer dementiellen Erkrankung)

In der Regel sollte die Evaluation mit der Aktualisierung der Einschätzung der Standardebene 1 verbunden werden. Allerdings reicht oft auch der sogenannte „kleinen Evaluationsprozess" aus, indem aus gegebenem Anlass nur die Maßnahmenplanung angepasst wird, ohne eine erneute Einschätzung vorzunehmen.

- Veränderungen können sein:
- Häufigkeit, Dauer und Intensität der Maßnahmen
- Ergänzung der Maßnahmen
- Beendigung (einzelner) Maßnahmen(-bestandteile)
- Übergang zu gänzlich anderen Maßnahmen

Ergebnisqualität – E5 – Kontinuierliche Überprüfung der Maßnahmenplanung liegt vor

Eine Evaluation der weiteren Maßnahmen liegt vor.

Die Ergebnisse der Evaluation werden in übersichtlicher, nachvollziehbarer Form schriftlich zusammengefasst. Diese Zusammenfassung sollte, abhängig vom pflegerischen Auftrag, Aussagen zu folgenden Punkten umfassen:

- Aktueller Status der Mobilität
- Veränderungen der Mobilität seit der ersten Einschätzung und dem letzten Evaluierungszeitpunkt

- Planmäßige Durchführung der Maßnahmen
- Motivation des pflegebedürftigen Menschen (Selbstmanagement)
- Änderungsbedarf bei der Maßnahmenplanung
- Besonderheiten, z. B. veränderte gesundheitliche Situation

Danach erfolgt die Anpassung des Maßnahmenplans auf der Grundlage dieser neuen Informationen. Der Expertenstandard empfiehlt den Einsatz einer standardisierten Form bei der Erfassung der Veränderungen, um so den längerfristigen Verlauf besser einschätzen zu können. Dies würde eben in der Regel durch den Einsatz eines standardisierten Instrumentes, wie z. B. des EBoMo von Zegelin, erfolgen, was wiederum einen nicht unerheblichen Einsatz an zeitlichen Ressourcen erfordert.

Die Gründe und das Evaluationsergebnis sollten schriftlich dokumentiert werden und die Veränderungen in der Maßnahmenplanung kenntlich gemacht werden.

Kapitel 4: Mobilität in der Dokumentation

4.1 Pflegeprozess und Pflegedokumentation

Professionelle und wertschätzende Pflege ist Beziehungsarbeit im pflegerischen Alltag, die die Bedürfnisse der pflegebedürftigen Person in den Mittelpunkt stellt, sie aktiv in alle Schritte des Pflegeprozesses einbezieht und neben den gesundheitlichen Aspekten insbesondere soziale und psychische Zusammenhänge wahrnimmt und berücksichtigt. Die Pflegedokumentation übernimmt in diesem Prozess die Informationserfassung sowie Weitergabe und wird somit zum zentralen Kommunikations- und Arbeitsmittel des Pflege- und Betreuungsteams.

Seit der Einführung der Pflegeversicherung vor mehr als 20 Jahren beschäftigen sich Pflegepraktiker und Pflegewissenschaftler mit der systematischen Darstellung der Pflege und es werden dafür die unterschiedlichsten Schulungen für Pflegefachkräfte zu den Themenkomplexen Pflegeprozess und Pflegedokumentation angeboten. Die gelungene Umsetzung und Integration des Pflegeprozesses an der Pflegebasis blieb bis heute, trotz aller Bemühungen, hinter den Erwartungen zurück und führte bisher zu einer unübersehbaren Formularvielfalt, an der nicht zuletzt die Kritik an der überbordenden Dokumentation ausgemacht wird.

Zentrales Problem ist bis heute eine praxistaugliche schriftliche Umsetzung des Pflegeprozesses und ein „praktikabler und praxisorientierter" Aufbau gängiger Dokumentationssysteme. Weiterhin ist das angestrebte Ziel, praxisorientiert konkrete Verbesserungen der Pflege- und Dokumentationsqualität und des Umfangs der notwendigen Dokumentation zu erreichen, um eine vollständige, systematische und übersichtliche Verlaufsdokumentation der Pflege und Betreuung zu ermöglichen, nicht erreicht.

4.2.2 Pflegeprozess

In Deutschland wurde der Pflegeprozess in den Einrichtungen überwiegend „verkürzt" und ohne die notwendige Anpassung organisatorischer und personeller Rahmenbedingen eingeführt. So wurde und wird er weiterhin nicht als analyse- und handlungsleitendes Instrument des pflegerischen Handelns begriffen, sondern losgelöst von der Pflegepraxis als bürokratische Last ohne Nutzen für die praktische Pflege. „Einer vorwiegend auf mündliche Kommunikation fixierten Kultur, war die Notwendigkeit schriftliche Notizen anzulegen, nichts als ein Ärgernis. Als wirkungslos empfundene Kommunikationssysteme werden mit der Zeit, wenn überhaupt, nur noch pro forma weitergeführt."[1]

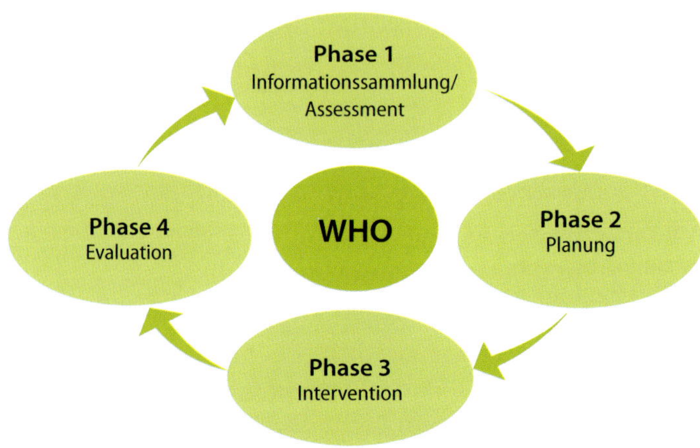

Grafik 4.1: Vier-Phasen-Modell nach der WHO

Erschwerend hinzu kommen die häufig, von der praktischen Pflege losgelösten Lehr-, Anwendungs- und Umsetzungsversuche, die immer noch zu den viel beklagten und hinlänglich bekannten Praxisproblemen führen.

Wo lernt man eigentlich das Führen der Pflegedokumentation?

- *Die Kranken- und Altenpflegeschulen vermitteln die reine Lehre*
- *Die wechselseitigen Rückkoppelungen/Transferleistungen Theorie-Praxis geschehen nur sehr rudimentär.*
- *Bei der Vermittlung von Lernfeldern, wie z. B. beim Thema Mobilität und den Zusammenhängen zu den nationalen Expertenstandards, erfolgt kein Praxistransfer/ Schulung in gängige Dokumentationssystemen.*

1 Johns, C.: Selbstreflexion in der Pflegepraxis. Bern 2004 S. 264

Die immer noch vorherrschenden Umsetzungsschwierigkeiten sind weiterhin noch der Tatsache geschuldet, dass sich die Umsetzung des Pflegeprozesses auf die Reduktion auf unmittelbare Dokumentationserfordernisse bezieht. Pflegefachkräfte kennen das „theoretische Gebilde" des Pflegeprozesses häufig nur sehr eingeschränkt aus ihrer Ausbildung. Hierbei wird vielfach vermittelt, das Handlungsmodell des Pflegeprozesses gäbe „automatisch" dessen Handlungs- und Dokumentationsinhalte vor. In der Praxis sind Pflegefachkräfte allerdings häufig in der Anwendung eines Dokumentationssystems mit der alleinigen bzw. vordergründigen Begründung geschult worden, die Pflege müsse dokumentieren und damit sei auch der Pflegeprozess vollzogen.

Der Pflegeprozess ist ein Instrument zur Problemlösung und Beziehungsgestaltung, dem eine bestimmte in der Einrichtung festgelegte pflegeinhaltliche Orientierung zugrunde liegt. Vor dem Hintergrund der Vielfalt der verschiedenen pflegetheoretischen Ansätze ist es nicht möglich, eine verbindliche Empfehlung – im Sinne einer einheitlichen Musterdokumentation – zur Ausgestaltung des Pflegeprozesses zu geben. Dennoch werden in dieser Grundsatzstellungnahme allgemeine Anforderungen an die inhaltliche Gestaltung des Pflegeprozesses und seiner Dokumentation formuliert, die unabhängig von der jeweiligen Ausrichtung der Einrichtung gelten.

Es bleibt jeder Pflegeeinrichtung überlassen, welche pflegeinhaltliche Orientierung sie ihrer Arbeit zugrunde legt.

Es ist ihre Aufgabe, die Pflegedokumentation an der von ihr ausgewählten pflegeinhaltlichen Orientierung auszurichten.

MDS: Grundsatzstellungnahme Pflegeprozess und Pflegedokumentation. Essen 2005

Der Pflegeprozess und seine Dokumentation dienen der systematischen Feststellung der Selbstpflegekompetenz der pflegebedürftigen Person, ihren alltäglichen Bedürfnissen und Anforderungen nachzukommen, dem Aushandeln von Pflegebedarfen und Pflegezielen, dem Festlegen von Verantwortlichkeiten für die Durchführung einzelner Unterstützungsleistungen und der Überprüfung der Angemessenheit von Maßnahmen und Zielsetzungen. In der Dokumentation werden die Art und Weise des pflegerischen Handelns beschrieben und allen am Prozess Beteiligten werden die notwendigen Informationen zugänglich gemacht[2].

2 Uhl, A.: Die individuelle Situation des Patienten muss berücksichtigt werden. In: Pflege Zeitschrift 8/1998 S. 582

Die individuelle und aktuelle Darstellung der pflegebedürftigen Person soll sich darin widerspiegeln, so dass sich theoretisch auch eine nicht in der Einrichtung beschäftigte Pflegekraft ein zutreffendes Bild über die Situation des zu Pflegenden machen und danach pflegen kann, ohne dass ein Schaden für den zu Pflegenden entsteht.

Der Pflegeprozess ist eine Arbeitsmethode und geht davon aus, dass Pflege ein dynamischer Problemlösungs- und Beziehungsprozess[3] ist. Er besteht aus logisch aufeinander aufbauenden Phasen/Schritten, die sich wechselseitig beeinflussen. Seinen Ursprung hat der Pflegeprozess in der Systemtheorie, der Kybernetik[4] und in der Entscheidungstheorie[5].

In Deutschland gilt der Pflegeprozess als anerkannte fachliche Methode zur systematischen Beschreibung der professionellen Pflege.

Die konkrete inhaltliche Ausgestaltung der jeweiligen Phasen des Pflegeprozesses, z. B. die Festlegung der Pflegeziele, wird Klientenbezogen anhand der pflegeinhaltlichen Orientierung gestaltet.

Die Phasen des Pflegeprozesses orientieren sich an den Problemen, Fähigkeiten und Ressourcen der pflegebedürftigen Person. Daraus lassen sich die Kriterien an die Pflegedokumentation ableiten.

3 Krohwinkel, M.: Der Pflegeprozess am Beispiel von Apoplexiekranken: Eine Studie zur Erfassung und Entwicklung ganzheitlich-rehabilierender Prozesspflege, Nomos Verlagsgesellschaft, 1993, S. 28

4 vgl. Hampden-Turner, C.: Modell des Menschen, Belz Verlag, Weinheim und Basel, 1993, S. 158 – 159; Linck, W.: Alltag mit Dementen, Schlütersche Verlagsgesellschaft, 2002, S. 18 – 19

5 vgl. Vester, F.: Neuland des Denkens. 7. Aufl., Deutscher Taschenbuchverlag, München, 1991

Ziele der Prozessphasen des Pflegeprozesses	Kriterien an die Dokumentation in einer Pflegeeinrichtung
Sicherheit für die pflegebedürftige Person im Pflegeverlauf herzustellen	Gewährung der Sicherheit der pflegebedürftigen Personen
Die pflegebedürftige Person und ihre Angehörigen in die Pflege mit einzubeziehen	Planungshilfe
Die personelle und fachliche Kontinuität in der Durchführung pflegerischer Leistungen zu gewährleisten	Arbeitsgrundlage Organisationshilfe
Den innerbetrieblichen und interdisziplinären Informationsfluss für alle Prozessbeteiligten zu gewährleisten	Interdisziplinäre Information und Kommunikation
Leistungen transparent und nachvollziehbar darzustellen	Leistungstransparenz Leistungsnachweis
Die Qualität der Pflege- und Betreuungsleistung sicherzustellen	Qualitätssicherung
Jederzeit die objektive Beurteilung der Pflegeleistungen zu ermöglichen	
Den juristischen Nachweis der Pflegequalität im Sinne einer Beweissicherung zuführen	

Tabelle 4.1: Ziele Pflegeprozess – Kriterien Pflegedokumentation

4.1.2 Pflegedokumentation

Der Aufbau gängiger Dokumentationssysteme in der Praxis[6]

Die größte Umsetzungsschwierigkeit des Pflegeprozesses steht im Zusammenhang mit dem Aufbau gängiger Dokumentationssysteme, unabhängig davon, ob sie papier- oder elektronisch geführt werden. Die durch die Struktur der Dokumentationssysteme „erzwungenen" Abbildungs- und Darstellungsversuche führen zu Dokumentationsproblemen und Unübersichtlichkeiten. Neben Darstellungsproblemen der einzelnen Handlungsschritte des Pflegeprozesses, die ihn nicht mehr erkennbar oder nachvollziehbar machen, kommt es bei nahezu allen Systemen zu einer völligen Überfrachtung mit Formularen, die zu Doppeldokumentationen geradezu auffordern und führen.

Das wechselseitige Zusammenwirken der unterschiedlichen Prozessphasen erschließt sich den Anwendern in der Praxis so nur wenig bis gar nicht.

6 MDS: Grundsatzstellungnahme Pflegeprozess und Pflegedokumentation. Essen 20015

Anforderung an die Pflegedokumentation

Das Dokumentationssystem beinhaltet zu den folgenden fünf Bereichen Aussagen, innerhalb dieser Bereiche werden alle für die Erbringung der vereinbarten Leistungen notwendige Informationen im Rahmen des Pflegeprozesses erfasst und bereitgestellt:

- Stammdaten
- Pflegeanamnese/Informationssammlung inkl. Erfassung von pflegerelevanten Biografie Daten
- Pflegeplanung
- Pflegebericht
- Leistungsnachweis

Maßstäbe und Grundsätze (MuG) für die Qualität und die Qualitätssicherung sowie für die Entwicklung eines einrichtungsinternen Qualitätsmanagements nach § 113 SGB XI in der vollstationären Pflege vom 27. Mai 2011.

Haftungsrecht

- *Der Vertragspartner hat einen vertraglichen Anspruch auf sach- und fachkundige Arbeitsleistung*
- *Oberstes Gebot ist die Sicherheit des Kunden/der pflegebedürftigen Person*
- *Es haftet der, der ausführt, für seine Durchführung und der, der anordnet, für seine Anordnung*

Vertragsrecht

- *Pflegevertrag/Heimvertrag*
- *Eigenverantwortung*
- *Verantwortungsebenen in der Arbeitsteilung*
- *Organisationsverantwortung*

Sicherungungs- und Verkehrspflicht der Einrichtung/Qualitätssicherung

- *Krankenversicherungsrecht und Pflegeversicherung (Qualitätssicherung)*

Die Last mit der Pflegedokumentation

- Die Dokumentationspflicht ergibt sich aus allgemeinen aktuellen Rechtsgrundsätzen und aus der Rechtsprechung
- Es gibt kein eindeutiges Gesetz, das die Dokumentationsform regelt oder gar ihre Inhalte eindeutig definiert

- Jeder Prüfer hat eine eigene Sicht auf die Pflegedokumentation und deren Anforderungen
- Die Vielzahl der Prüfinstanzen, z. B. Heimaufsicht, MDK, Verbraucherschutz, Gewerbeaufsichtsamt usw.
- Jede Pflegefachkraft lernt die Pflegedokumentation ein wenig anderes
- In einem Unternehmen wird nicht die gleiche Sprache gesprochen – keine klaren Strukturen und Vorgaben
- Jedes Seminar zur Pflegedokumentation wirft neue Fragen auf

Dokumentationsqualität

In einer Untersuchung von Broderick und Coffey (2012) wurde festgestellt, dass sich eine „Personen-Zentrierte-Praxis" in der Regel in der Pflegedokumentation nicht wiederfindet, sowie der Austausch mit den „zu-Pflegenden" nicht erkennbar ist.

Varianten des Pflegeprozesses

Das Sechs-Phasen-Pflegeprozessmodell ist bisher in Deutschland am weitesten verbreitet. Es geht auf Fiechter und Meier[7] zurück.

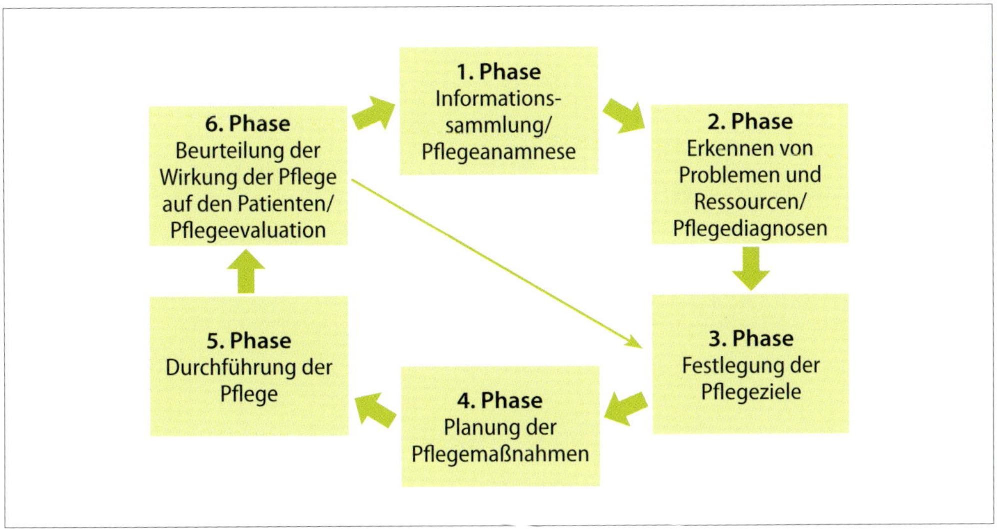

Grafik 4.2: Modifiziertes 6-Phasen-Modell nach Fiechter & Meier

7 Fiechter, V.; Meier, M.: Pflegeplanung, Recom Verlag Basel 1998

Vier-Phasen-Modelle

Das Vier-Phasen-Pflegeprozessmodell von Yura und Walsh (1983) und der WHO (1974), auf das sich das Strukturmodell zur Entbürokratisierung der Pflegedokumentation bezieht, ist in folgende Schritte unterteilt:

Grafik 4.1: Vier-Phasen-Modell nach der WHO

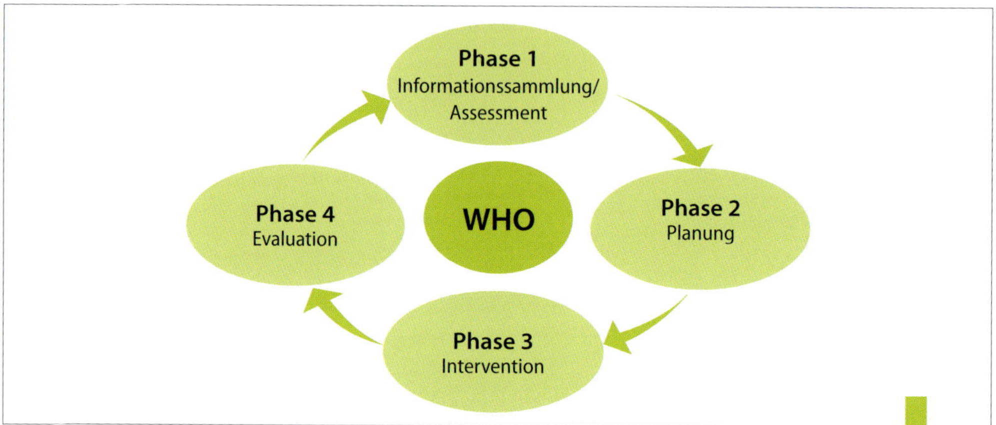

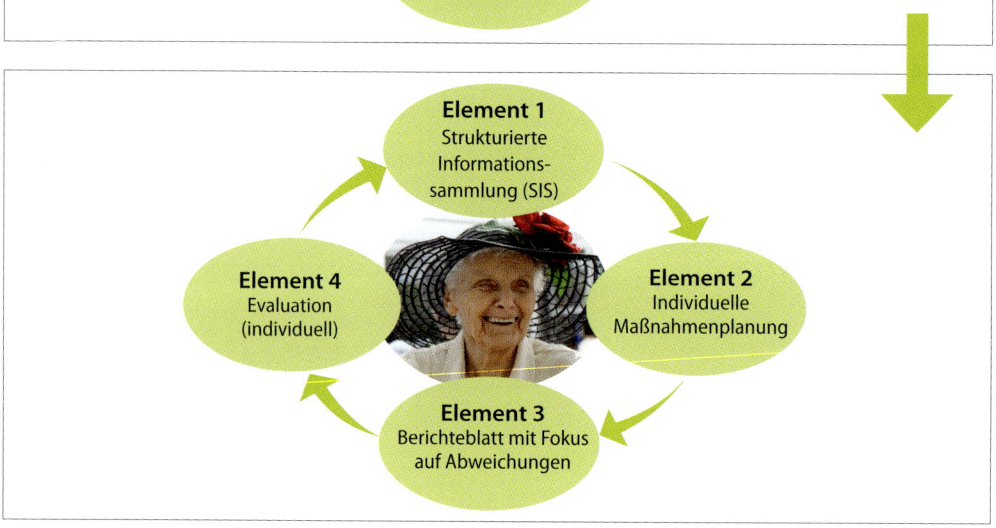

Grafik 4.3: Vier Elemente des Strukturmodells zur Entbürokratisierung der Pflegedokumentation

Strukturmodell zur Entbürokratisierung der Pflegedokumentation

Das bundesweite Projekt „Zur Entbürokratisierung der Pflegedokumentation" durch den Patienten- und Pflegebeauftragte Karl Josef Laumann, hat mit der Installation des Projektbüros „Ein-Step" 2015, unter der Projektleitung von Elisabeth Beikirch, wohl nicht nur die bekannteste und erfolgreichste Entbürokratisierungsoffensive auf den Weg gebracht, sondern auch eine über alle Ländergrenzen und allen Beteiligten übergreifende Struktur entwickelt und implementiert, die bisher einzigartig ist im deutschen Gesundheits- und Pflegewesen.

Das Strukturmodell zur Entbürokratisierung der Pflegedokumentation besteht aus vier Elementen, welche aufeinander aufbauen und den vier-Phasen Pflegeprozess (orientiert am WHO Modell) in der Dokumentation systematisch abbilden. Ausgangspunkt sind die aktuellen Wünsche, Bedürfnisse und Anforderungen der pflegebedürftigen Person, es erfolgt eine pflegefachliche Einschätzung der aktuellen Pflege- und Betreuungssituation und mündet in einem gemeinsamen Verständigungsprozess, aus dem sich entsprechende Maßnahmen für eine optimale Versorgung aus Sicht der pflegebedürftigen Person in ihrem Lebensalltag ableiten lassen.

Hinweis:

Informationen zum Projekt „Strukturmodell zur Entbürokratisierung der Pflegedokumentation" finden Sie unter www.ein-step.de

Der Pflegeprozess ist

- *Als kybernetischer Regelkreis gestaltet,*
- *ein Problemlösungs- und Beziehungsprozess der eine Reihe logischer, voneinander abhängiger*
  - *Überlegungsschritte*
  - *Handlungsschritte*
  - *Entscheidungsschritte*

  durchläuft.
- *Zielgerichtet, d. h. Probleme, Bedürfnisse, Fähigkeiten und Interventionen werden in ihren Zusammenhängen und Wechselwirkungen erkannt. Die Ergebnisse werden nach Prioritäten und unter Einbeziehung der Gesamtsituation systematisch ausgewertet*
- *Grundlegende Voraussetzung, um Pflege qualitativ und quantitativ zu*
  - *beurteilen und*
  - *zu gestalten*

4.2 Prozessschritt 1 – Informationssammlung

Die Informationssammlung erfasst bei der Aufnahme einer pflegebedürftigen Person in eine Pflegeeinrichtung (ambulant, teilstationär, stationär) systematisch die Probleme, die Pflegebedürfnisse, die Gewohnheiten, die Fähigkeiten, die Ressourcen sowie die Wünsche des Betroffenen. Diese werden im Verlauf der Betreuung ergänzt und in die Pflegeplanung bzw. in die Maßnahmenplanung mit einbezogen. Sie stellt Informationen zur Verfügung, die allen an der Pflege und Betreuung Beteiligten zugänglich sind, und gibt den übersichtlichen Verlauf des Gesundheitszustandes der pflegebedürftigen Person wieder.

Die Informationssammlung beginnt bereits beim ersten Kontakt mit der pflegebedürftigen Person und ihren Bezugspersonen; sie wird zügig vervollständigt, wobei sie niemals „vollständig und beendet" sein kann, da während des gesamten Pflegeprozesses eine fortlaufende Informationssammlung in Form einer kontinuierlichen Beobachtung und ggf. Einschätzung der Pflege- und Betreuungssituation stattfinden muss.

4.2.1 Pflegefachliche Einschätzungsmöglichkeiten zur Mobilität

Kriterien geleitete pflegefachliche Einschätzung nach dem Expertenstandard „Erhaltung und Förderung der Mobilität" DNQP 2014)

Die Expertenarbeitsgruppe empfiehlt, zur Einschätzung des aktuellen Mobilitätsstatus u. a. folgende Fähigkeiten zu beurteilen:

- Selbstständiger Lagewechsel in liegender Position
- Selbstständiges Halten einer aufrechten Sitzposition
- Selbstständiger Transfer (aufstehen, sich hinsetzen, sich umsetzen)
- Selbstständige Fortbewegung über kurze Strecken (Wohnräume)
- Selbstständiges Treppensteigen

Kriterien geleitete Einschätzung

Aktueller und früherer Mobilitätsstatus

- Selbstständiger Lagewechsel in liegender Position
- Selbstständiges Halten einer aufrechten Sitzposition
- Selbstständiger Transfer (aufstehen, sich hinsetzen, sich umsetzen)
- Selbstständige Fortbewegung über kurze Strecken (Wohnräume)
- Selbstständiges Treppensteigen

Merkmale der materiellen und sozialen Umgebung,
z. B. Hilfsmittelnutzung, Raumgestaltung

Individuelle körperliche, kognitive und psychische Beeinträchtigungen und Ressourcen,
z. B. Motivation, Schmerzen

Erkrankungen und aktuell durchgeführte therapeutische Maßnahmen,
z. B. Medikation

Initial Einschätzung der Mobilität in der Strukturierten Informationssammlung (SIS ambulant/teilstationär und stationär)

Im Strukturmodell zur Entbürokratisierung der Pflegedokumentation erfolgt im ersten Pflegeprozesselement (Vier-Phasen Pflegeprozess WHO) die pflegefachliche Einschätzung zu den sechs Themenfeldern.

Im zweiten Themenfeld „Mobilität und Beweglichkeit" wird der Mobilitätsstatus zunächst aus Sicht der pflegebedürftigen Person erfasst und danach erfolgt die pflegefachliche Einschätzung.

Unter Betrachtung und Berücksichtigung beider Sichtweisen erfolgt in einem dritten Schritt der gemeinsame Verständigungsprozess für die nachfolgende erforderliche Maßnahmenplanung.

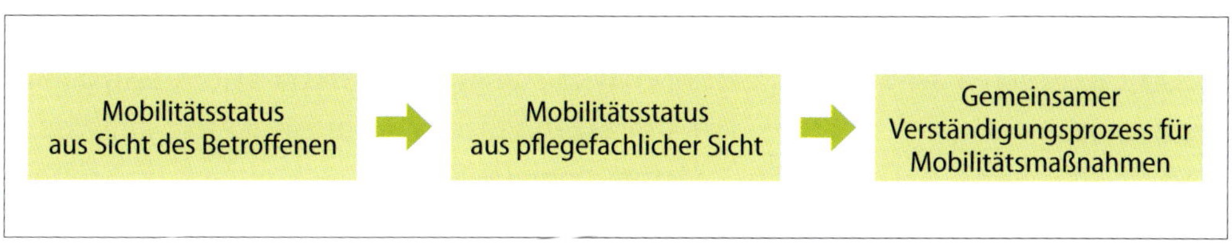

Grafik 4.5: Dreistufige Einschätzung der Mobilität in der SIS

In den Informations- und Schulungsunterlagen zum Strukturmodell zur Entbürokratisierung der Pflegedokumentation, sind zu jedem einzelnen Themenfeld Leitfragen, Leitgedanken und Hinweise auf das entsprechende Themenmodul im neuen Begutachtungsinstrument (siehe hierzu Kapitel 2) aufgeführt.

Themenfeld 2 – Mobilität und Beweglichkeit

Abbildung 4.1: Grafische Darstellung der SIS in der ambulanten, teilstationären und stationären Versorgung, Themenfeld 2

Leitfrage[8]

Inwieweit ist die pflegebedürftige Person in der Lage, sich frei und selbstständig innerhalb und außerhalb der Wohnung bzw. des Wohnbereichs, auch unter Beachtung von Aspekten des herausfordernden Verhaltens, zu bewegen?

Leitgedanken

Die freie und selbstständige Beweglichkeit der pflegebedürftigen Person innerhalb und außerhalb der Wohnung bzw. des Wohnbereichs wird individuell und situationsgerecht erfasst und beschrieben.

Wichtig ist, einzuschätzen/zu beschreiben, welche Möglichkeiten die pflegebedürftige Person hat, durch Bewegung in angemessenem Umfang sich Anregung zu verschaffen sowie an der Alltagswelt teilzuhaben und teilzunehmen. Dabei wird ggf. herausforderndes Verhalten berücksichtigt.

Kontext zum neuen Pflegebedürftigkeitsbegriff[9]

Das Themenfeld Mobilität und Bewegung umfasst die Fähigkeit zur Fortbewegung über kurze Strecken sowie zur Lageveränderung des Körpers.

Dazu gehören u. a. Positionswechsel im Bett, stabile Sitzposition halten, selbstständiges Aufstehen aussitzender Position/Umsetzen, Fortbewegung innerhalb des Wohnbereichs, Treppensteigen (weitere Informationen im Kapitel 2 – Mobilität im Kontext des neuen Pflegebedürftigkeitsbegriffes)

8 Entnommen aus der Handlungsanleitung zum Strukturmodell zur Entbürokratisierung der Pflegedokumentation

9 Entnommen aus dem Anlageband Wingenfeld zum neuen Pflegebedürftigkeitsbegriff

Risiko und Pflegephänomene im Bezug zum Themenfeld „Mobilität und Beweglichkeit“

In Deutschland sind zu den in der Risikomatrix der Strukturierten Informationssammlung (SIS) aufgeführten Risiken und Phänomenen durch das DNQP nationale Expertenstandards erarbeitet, sowie in den letzten 15 Jahren eingeführt und aktualisiert worden. Dieses aktuelle pflegerische Expertenwissen ist Grundlage für den Einsatz der Matrix und der daraus resultierenden Maßnahmen.

Wenn man mit der Strukturierten Informationssammlung (SIS) insbesondere mit der Risikomatrix zu arbeiten beginnt, erfordert dies einen Prozess des Umdenkens bzw. vielmehr eine Rückbesinnung auf die pflegefachliche Grundkompetenz.

Diese ist geprägt durch:

- *Berufserfahrung*
- *Qualifikation*
- *Eigenverantwortliche Entscheidungen*
- *Gute Beobachtungsfähigkeit*

Zur Strukturierten Informationssammlung gehört die Risikomatrix, welche die häufigsten und weltweit bekanntesten Risiken/Phänomene im Kontext zu den Themenfeldern setzt.

Mobilität ist in diesem Zusammenhang kein Risiko oder Phänomen, sondern es wird beurteilt, ob durch den vorliegenden Mobilitätsstatus Risiken zu den Bereichen Dekubitus, Sturz, Inkontinenz, Schmerz und Ernährung entstehen könnten.

Strukturierte Informationssammlung ambulant (SIS ambulant)

Erste fachliche Einschätzung der für die Pflege und Betreuung relevanten Risiken und Phänomene																										Sonstiges				
	Dekubitus					Sturz					Inkontinenz					Schmerz					Ernährung									
			weitere Einschätzung notwendig		Beratung			weitere Einschätzung notwendig		Beratung			weitere Einschätzung notwendig		Beratung			weitere Einschätzung notwendig		Beratung			weitere Einschätzung notwendig		Beratung			weitere Einschätzung notwendig		Beratung
	ja	nein	ja	nein		ja	nein	ja	nein		ja	nein	ja	nein		ja	nein	ja	nein		ja	nein	ja	nein		ja	nein	ja	nein	
1. kognitive und kommunikative Fähigkeiten	☐	☐	☐	☐	☐	☐	☐	☐	☐	☐	☐	☐	☐	☐	☐	☐	☐	☐	☐	☐	☐	☐	☐	☐	☐	☐	☐	☐	☐	☐
2. Mobilität und Beweglichkeit	☐	☐	☐	☐	☐	☐	☐	☐	☐	☐	☐	☐	☐	☐	☐	☐	☐	☐	☐	☐	☐	☐	☐	☐	☐	☐	☐	☐	☐	☐
3. krankheitsbez. Anforderungen u. Belastungen	☐	☐	☐	☐	☐	☐	☐	☐	☐	☐	☐	☐	☐	☐	☐	☐	☐	☐	☐	☐	☐	☐	☐	☐	☐	☐	☐	☐	☐	☐
4. Selbstversorgung	☐	☐	☐	☐	☐	☐	☐	☐	☐	☐	☐	☐	☐	☐	☐	☐	☐	☐	☐	☐	☐	☐	☐	☐	☐	☐	☐	☐	☐	☐
5. Leben in sozialen Beziehungen	☐	☐	☐	☐	☐	☐	☐	☐	☐	☐	☐	☐	☐	☐	☐	☐	☐	☐	☐	☐	☐	☐	☐	☐	☐	☐	☐	☐	☐	☐

Abbildung 4.2: Risikomatrix SIS ambulant(Beikirch & Roes, Urheberrechtlich geschützt BMG, 1.2)

Strukturierte Informationssammlung stationär, teilstationär, Kurzzeitpflege (SIS stationär)

Erste fachliche Einschätzung der für die Pflege und Betreuung relevanten Risiken und Phänomene																					Sonstiges			
	Dekubitus				Sturz				Inkontinenz				Schmerz				Ernährung							
			weitere Einschätzung notwendig				weitere Einschätzung notwendig				weitere Einschätzung notwendig				weitere Einschätzung notwendig				weitere Einschätzung notwendig				weitere Einschätzung notwendig	
	ja	nein	ja	nein	ja	nein	ja	nein	ja	nein	ja	nein	ja	nein	ja	nein	ja	nein	ja	nein	ja	nein	ja	nein
1. kognitive und kommunikative Fähigkeiten	☐	☐	☐	☐	☐	☐	☐	☐	☐	☐	☐	☐	☐	☐	☐	☐	☐	☐	☐	☐	☐	☐	☐	☐
2. Mobilität und Beweglichkeit	☐	☐	☐	☐	☐	☐	☐	☐	☐	☐	☐	☐	☐	☐	☐	☐	☐	☐	☐	☐	☐	☐	☐	☐
3. krankheitsbezogene Anforderungen und Belastungen	☐	☐	☐	☐	☐	☐	☐	☐	☐	☐	☐	☐	☐	☐	☐	☐	☐	☐	☐	☐	☐	☐	☐	☐
4. Selbstversorgung	☐	☐	☐	☐	☐	☐	☐	☐	☐	☐	☐	☐	☐	☐	☐	☐	☐	☐	☐	☐	☐	☐	☐	☐
5. Leben in sozialen Beziehungen	☐	☐	☐	☐	☐	☐	☐	☐	☐	☐	☐	☐	☐	☐	☐	☐	☐	☐	☐	☐	☐	☐	☐	☐

Abbildung 4.3: Risikomatrix SIS teilstationär und stationär (Beikirch & Roes, Urheberrechtlich geschützt BMG, 1.2)

Hinweise:

Weitere Informationen zum Strukturmodell zur Entbürokratisierung der Pflegedokumentation finden Sie unter www.ein-step.de

Unter „weiteren Einschätzung" können folgende Einschätzungsverfahren/Instrumente eingesetzt werden:

- *Gezielte Beobachtung*
- *Hinzuziehen einer weiteren fachlichen Expertise (Fachexperte)*
- *Differenzial-Assessment*

Eine weitere Einschätzung sollte nur dann erfolgen, wenn dadurch mögliche, nicht erkannte Risikofaktoren differenziert betrachtet bzw. weitere Informationen zusammengetragen werden können, die Aufschluss für mögliche Interventionsmaßnahmen in diesem besonderen Fall geben. Gegenüber einer schematischen unreflektierten und oft nicht notwendigen Anwendung von standardisierten Einschätzungsinstrumenten soll der pflegefachlichen Einschätzung der Vorrang gegeben werden.

Praxisbeispiele Themenfeld 2 Mobilität und Beweglichkeit

Themenfeld 2: Mobilität und Beweglichkeit

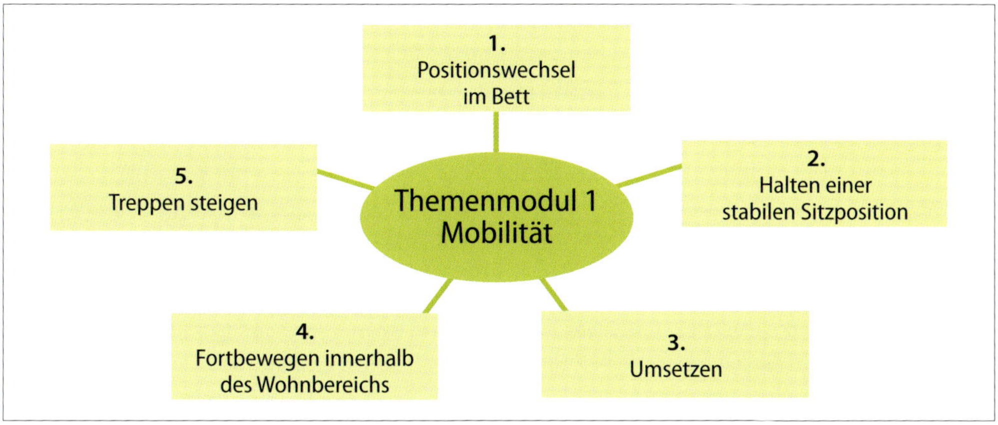

Grafik 4.6: Themenmodul 1 – Mobilität und Beweglichkeit

Frau Sieglinde Inge Soden

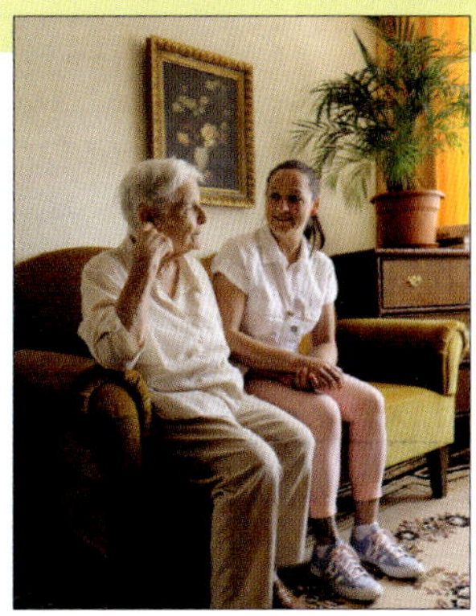

- Frau Sieglinde Inge Soden ist Jahrgang 1926 und lebt in ihrem kleinen Zechenhäuschen seit mehr als 60 Jahren in Bochum
- Sie hat eine leichte Form der Demenz (Grad 1)
- Seit vielen Jahren leidet Frau Soden an einer ausgeprägten Arthrose an allen großen Gelenken, sowie den Hand- und Fingergelenken, die ihre Feinmotorik erheblich beeinträchtigen
- Sie hat chronische Schmerzen und erhält eine medikamentöse Therapie, die sie nicht selbstständig umsetzen kann
- Zweimal in der Woche geht Frau Soden zur Krankengymnastik
- In den vergangenen Monaten kam es zu drei Sturzereignissen, vorwiegend in der Nacht, als sie die Toilette aufsuchen wollte
- Außerhalb ihres Hauses nutzt Frau Soden einen Rollator
- Aufgrund von Einschränkungen der Selbstständigkeit in allen Themenmodulen hat Frau Sieglinde Inge Soden einen Pflegegrad 3 ab 01.01.2017

Hinweis

Die ausführliche Falldarstellung von Frau Sieglinde Inge Soden finden Sie im Anhang

Feld C1 – Themenfeld 2 – Mobilität und Beweglichkeit – im ambulanten Bereich

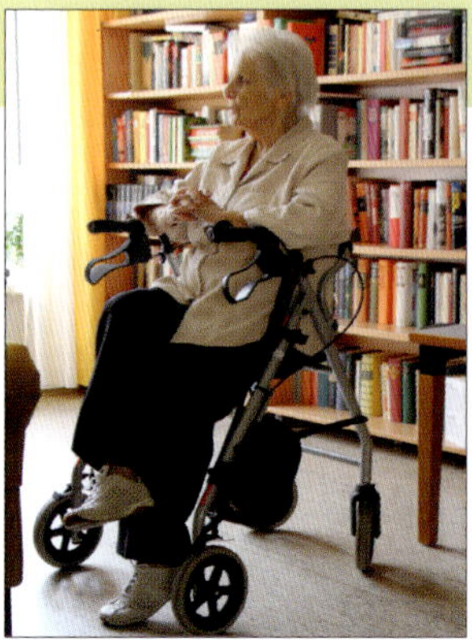

Sicht der pflegebedürftigen Person:

Trotz meiner Arthrose bin ich immer noch gut zu Fuß, ich gehe noch jeden Tag einkaufen und wenn ich unterwegs bin in der Siedlung, da nutze ich meinen Rollator. In meinem Häuschen komme ich so zurecht, dort kenne ich mich aus. In den letzten Monaten bin ich ein paar Mal gefallen, ich bin halt nicht mehr die Jüngste, da kann das schon mal vorkommen.

Pflegefachliche Einschätzung

Frau Soden bewegt sich in ihrer häuslichen Umgebung ohne Hilfsmitteleinsatz. Sie lebt seit mehr als 60 Jahren im selben kleinen zweistöckigen Zechenhaus, das so eingerichtet ist, dass sie sich an den Möbeln festhalten und sicher fortbewegen kann. Ihr Schlafzimmer und das Badezimmer befinden sich im ersten Stock, das mit einem offenen Treppenhaus nach unten verbunden ist. Das selbstständige Treppensteigen fällt ihr zunehmend schwerer. Für ihre täglichen Einkaufsgänge nutzt sie seit einigen Jahren einen Rollator. Besonders am Morgen leidet Frau Soden unter chronischen Schmerzen aufgrund der arthritischen Veränderungen und es fällt ihr schwer in Bewegung zu kommen.

Verständigung/Absprache:

- Beratung Wohnraumanpassung: Haltegriffe im Badezimmer, im Schlafzimmer und an der Treppe
- Beratung für ein Hausnotrufgerät
- Beratung Einsatz Antirutschsocken in der Nacht
- Beratung Schmerzmanagement – Ärztliche Versorgung und Schmerzbehandlung
- Beratung Mobilitätsförderung – Einsatz Krankengymnastik

Herr Prof. Samuel Ignaz Sauerbruch

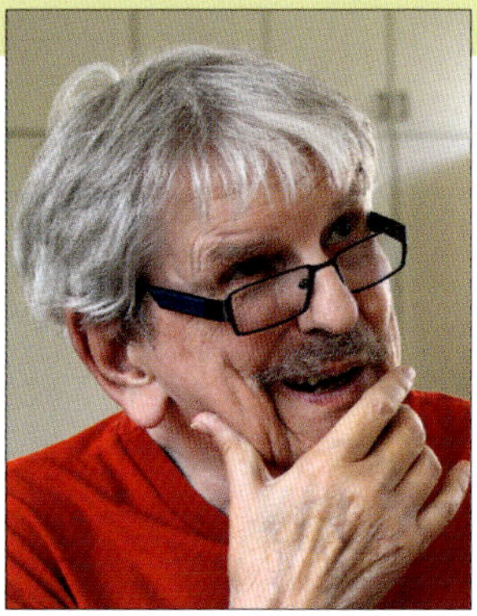

- Herr Prof. Samuel Ignaz Sauerbruch ist Jahrgang 1931 und lebt seit fünf Jahren in einem Seniorenheim am Bodensee
- Er war Professor für Betriebswirtschaft an der Universität in Konstanz
- Seit vielen Jahren leidet er unter Morbus Parkinson mit zunehmenden schwerer werdenden Bewegungseinschränkungen
- Im Jahr 2014 wurde bei Herrn Professor Sauerbruch eine Demenz vom Alzheimer Typ im Anfangsstadium diagnostiziert
- Sein Sprachvermögen und Sprachverständnis wird zunehmend eingeschränkter
- Er ist mittlerweile weder steh- noch gehfähig und ist beim Transfer auf Hilfsmittel und personelle Hilfe angewiesen
- Aufgrund seiner schweren Einschränkungen der Selbstständigkeit in allen Themenmodulen hat Herr Samuel Ignaz Soden einen Pflegegrad 5 ab 01.01.2017

Feld C1 – Themenfeld 2 –
Mobilität und Beweglichkeit – im stationären Bereich

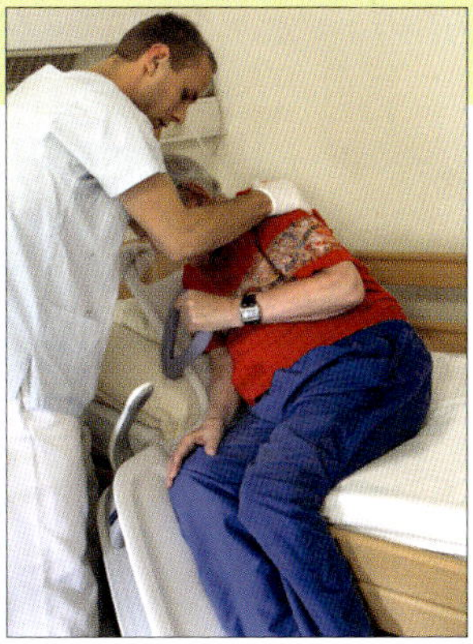

Sicht der pflegebedürftigen Person:
Ich würde so gerne wieder in meinem Garten arbeiten, aber das Bücken und Laufen geht ja nicht mehr. Mir fehlen dafür die Kraft und mein Körper gehorcht einfach nicht mehr. Man weiß erst was man verliert, wenn man es nicht mehr hat. Einfach aufstehen und gehen, wohin man will, das wäre schön. Meine Wilhelmine und ich, wir haben immer so gerne getanzt, nun geht das nicht mehr und das macht sie traurig.

Pflegefachliche Einschätzung:
Es liegen Bewegungseinschränkungen in Form von Tremor (Zittern der Hände, dadurch Störung der Feinmotorik), Rigor (zunehmende Muskelsteifigkeit) und Akinese (Bewegungsverarmung und gestörter Bewegungsantrieb) vor. Treppensteigen und selbstständiges Fortbewegen im Wohnbereich sind nicht möglich. Herr Sauerbruch ist stehunfähig und hat einen Rollstuhl, mit dem er sich nur mit personeller Hilfe fortbewegen kann. Seine Sitzposition kann er noch überwiegend halten. Benötigt Unterstützung zur Positionskorrektur. Das Umsetzen und Aufstehen ist nur mit personeller Hilfe und einer Aufstehhilfe möglich. Zum Hinlegen und Aufrichten im Bett wird ein Transferhilfsmittel eingesetzt. Eine Mithilfe ist nicht möglich. Beim Positionswechsel im Bett kann er nur wenig mithelfen und Aufforderungen folgen. Mikrobewegungen im Bett (auch in der Nacht) und im Rollstuhl sind jedoch ausreichend vorhanden. Er kann noch beide Oberschenkel anheben. An Bewegungsangeboten der Einrichtung nimmt er teil und benötigt dabei jedoch gezielte Anleitung und personelle Unterstützung. Herr Sauerbruch unternimmt keine Versuche, selbstständig aufzustehen und zu gehen.

Verständigungsprozess:

- Niederflurbett mit geteiltem Bettgitterseitenteil (oben) für den eigenständigen Positionswechsel in der Nacht.
- Transfer mit Aufstehhilfe und Transferhilfsmittel zum Aufrichten und Hinlegen im Bett
- Teilnahme an Bewegungsangeboten in der Einrichtung
- Positionswechselunterstützung in der Nacht
- Physiotherapie 1 x in der Woche, Ergotherapie 1x in der Woche

Hinweis

Die ausführliche Falldarstellung von Herrn Prof. Samuel Ignaz Sauerbruch finden Sie im Anhang

Differenziale Einschätzung (Assessmentinstrument) der Mobilität

Erfassungsbogen Mobilität (EBoMo) ©Zegelin Reuther

Der Expertenstandard „Erhaltung und Förderung der Mobilität" spricht sich, wie bei der Initialeinschätzung, auch bei einem erforderlichen Einsatz einer Differenzial Einschätzung der Mobilität nicht für ein bestimmtes Assessmentinstrument aus.

In ihrem Buch „Festgenagelt sein"[10] beschreibt Angelika Zegelin den Prozess des Bettlägerigseins (siehe hierzu Kapitel 1) und die Entwicklung eines Assessmentinstruments zur Einschätzung der Mobilität und des Hilfebedarfs einer pflegebedürftigen Person.

Sie entwickelt zusammen mit Reuther den Erfassungsbogen Mobilität (EBoMo) ©Zegelin/Reuther.

Der EBoMo besteht aus insgesamt 14 Items zur Einschätzung der mobilitätsbezogenen Ressourcen. Diese werden den folgenden fünf Mobilitätskategorien zugeordnet (Mobilitätskategorien sind ebenfalls enthalten im neuen Begutachtungsinstrument und im Expertenstandard):

- Positionswechsel im Bett
- Transfer
- Sitzen im Stuhl
- Stehen/Gehen/Treppensteigen
- Bewegung innerhalb/außerhalb der Einrichtung

In jedem der 14 Items wird das Ausmaß der mobilitätsbezogenen Ressourcen mithilfe eines Punktesystems beurteilt. Je nach Ausprägung werden zwischen 4 (selbstständig) und 1 (komplett unselbstständig) Punkten vergeben. Für die einzelnen Mobilitätskategorien werden jeweils Zwischensummen und am Ende wird eine Gesamtsumme errechnet, sodass bei künftigen Erhebungen ein Verlauf der Mobilitätsentwicklung dargestellt werden kann. Bei den Fragen A3.2, A4.2, A4.4 werden zusätzlich noch konkrete Zeit- bzw. Streckenangaben abgefragt.

10 Zegelin Angelika (2013). Festgenagelt sein – Der Prozess des Bettlägerigwerdens. 2. Auflage. Bern: Hans Huber Verlag

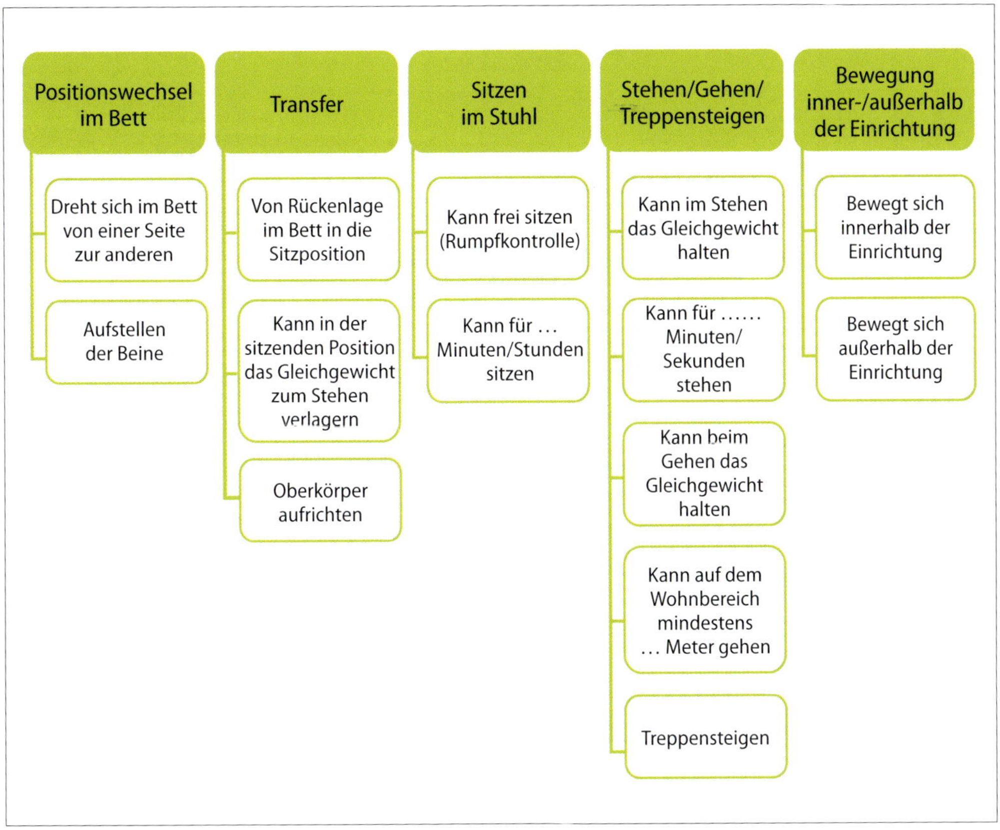

Grafik 4.7: Bildliche Darstellung des EBoMo © Zegelin/Reuther

EBoMo-Bogen nach © Zegelin/Reuther

Datum der Erfassung							
Name des Bewohners/Klienten			**Selbstständig**	**Mit Hilfsmittel**	**Personenhilfe**	**Komplett unselbstständig**	**Handlungsbedarf Bitte ankreuzen**
Handzeichen Mitarbeiter							
A1	**Positionswechsel im Bett**						
A1.1	Dreht sich im Bett von einer Seite zur anderen		4	3	2	1	
A1.2	Aufstellen der Beine		4	3	2	1	
Gesamt A1.1 – A1.2							
A2	**Transfer**						
A2.1	Von Rückenlage im Bett in die Sitzposition		4	3	2	1	
A2.2	Kann in der sitzenden Position das Gleichgewicht zum Stehen verlagern		4	3	2	1	
A2.3	Oberkörper aufrichten		4	3	2	1	
Gesamt A2.1 – A2.3							
A3	**Sitzen im Stuhl**						
A3.1	Kann frei sitzen (Rumpfkontrolle)		4	3	2	1	
A3.2	Kann für Minuten/Stunden sitzen		4	3	2	1	
Gesamt A3.1 – A3.2							
A4	**Stehen/Gehen/Treppensteigen**						
A4.1	Kann im Stehen das Gleichgewicht halten		4	3	2	1	
A4.2	Kann mindestens Sekunden/Minuten stehen		4	3	2	1	
A4.3	Kann beim Gehen das Gleichgewicht halten		4	3	2	1	
A4.4	Kann auf dem Wohnbereich mindestens Meter gehen		4	3	2	1	
A4.5	Treppensteigen		4	3	2	1	
Gesamt A4.1 – A4.5							
A5	**Bewegung innerhalb/außerhalb der Einrichtung**						
A5.1	Bewegt sich innerhalb der Einrichtung		4	3	2	1	
A5.2	Bewegt sich außerhalb der Einrichtung		4	3	2	1	
Gesamt A5.1 – A5.2							
Gesamtpunkte A1 – A5							

Abbildung 4.4: EBoMo-Bogen © Zegelin/Reuther

Modifizierter EBoMo-Bogen für Menschen mit Demenz (EBoMo) ©Zegelin Reuther/Hindrichs

In unserer beruflichen Praxis erleben wir immer wieder, dass demenzielle Erkrankungen oft zu Unrecht zu einer zunehmenden Immobilität führen. Dahinter steckt die Beobachtung, dass bei der Diagnose Demenz alle anderen Diagnosen nicht mehr ihre entsprechende Beachtung finden. Ja, dass Mobilität eher als störend empfunden wird, z. B. bei Wandertendenz, und deshalb Bewegung verhindert statt gefördert wird.

Angestoßen durch meine Facharbeit[11] im Rahmen meiner Weiterbildung zur Gerontopsychiatrischen Fachkraft habe ich im Seniorendomizil Belvita in Uhldingen ein Projekt zur „Normalitätsbewegung im Alltag für Menschen mit Demenz" ins Leben gerufen. Dessen Ziel war und ist die Integration der Bewegungsförderung in den Alltag der Bewohner, um sowohl den geistigen als auch den körperlichen Leistungsverlust so lange wie möglich hinauszuzögern. Denn körperliche Leistungen wie Gehen, von einem Stuhl aufstehen oder Treppensteigen sind Schlüssel zur Selbstständigkeit älterer Menschen.

Im Seniorendomizil Belvita werden schwerpunktmäßig Menschen mit Demenz betreut. Als wir uns im Rahmen des Projekts „Normalitätsbewegung im Alltag für Menschen mit Demenz" mit dem Thema Mobilität und Demenz intensiv auseinandergesetzt haben, machten wir uns zunächst auf die Suche nach einem Einschätzungsinstrument, das sowohl die körperlichen als auch die kognitiven Einschränkungen unserer Bewohner berücksichtigt. Passend zum Projektstart im März 2014 erschien der Entwurf zum Expertenstandard „Erhaltung und Förderung der Mobilität", sodass wir die dort empfohlenen Einschätzungsinstrumente sichten und hinsichtlich ihrer Praxistauglichkeit für unsere Bewohnerklientel erproben konnten. Unter Berücksichtigung der empfohlenen Kriterien geleiteten Einschätzung aus dem Expertenstandard, des EBoMo (Einschätzungsbogen Mobilität) und der Aspekte des Neuen Begutachtungsinstrumentes haben wir uns für den EBoMo als Differenzial Assessment entschieden. Bei den ersten Einschätzungen mit dem EBoMo bemerkten wir allerdings, dass uns einige Bereiche für eine differenzierte Einschätzung der Mobilität im Bezug mit unserer Bewohnerklientel fehlten. Wir entschlossen uns daher, den EBoMo für Menschen mit Demenz zu modifizieren. Dieser modifizierte EBoMo kann im Gegensatz zum Original-EBoMo noch nicht für sich in Anspruch nehmen, evidenzbasiert zu sein, wird aber mittlerweile nicht

11 Hindrichs, S. (2014), Normalitätsbewegung im Alltag bei Menschen mit Demenz, Facharbeit im Rahmen der Weiterbildung zur Gerontopsychiatrischen Fachkraft, Springer Verlag/Facharbeit Datenbank

nur in der Projekteinrichtung, sondern mittlerweile in weiteren Einrichtungen erfolgreich eingesetzt.

EBoMo von ©Zegelin/Reuther modifiziert durch Hindrichs

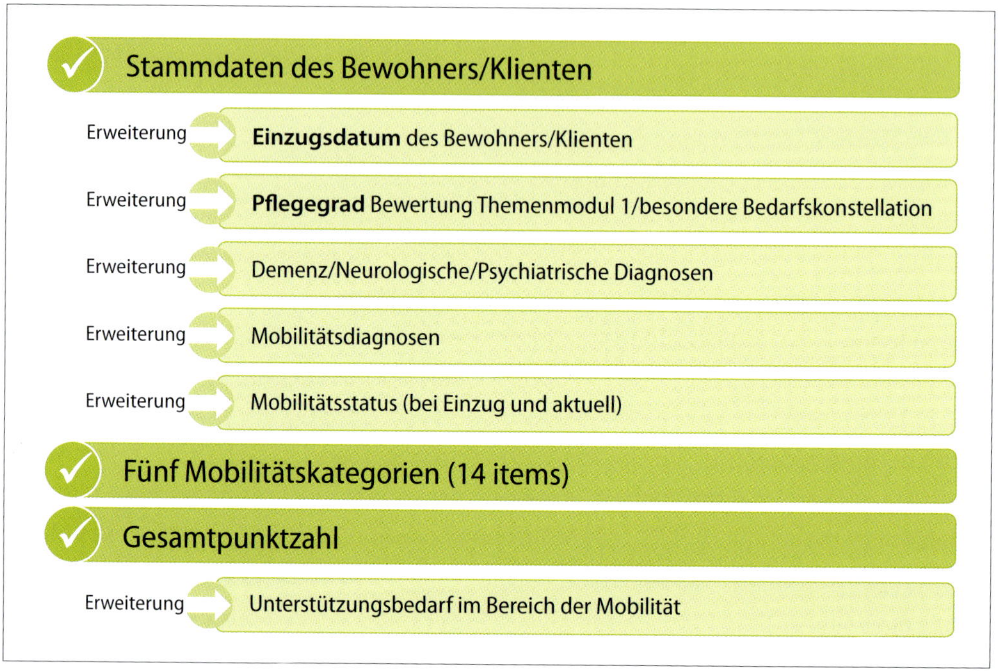

Grafik 4.8: Bildliche Darstellung des modifizierten EBoMo

EBoMo nach © Zegelin/Reuther, modifiziert durch Hindrichs, für Menschen mit Demenz

Datum der Erfassung		**Datum des Einzugs**						
Name des Bewohners/ Klienten		**Pflegegrad**		**Selbstständig**	**Mit Hilfsmittel**	**Personenhilfe**	**Komplett unselbstständig**	**Handlungsbedarf Bitte ankreuzen**
Geburtsdatum		**Punktzahl Themenmodul 1 Mobilität**						
		Besondere Bedarfskonstellation						
Handzeichen Mitarbeiter								
Demenzdiagnose Neurologische/psych. Diagnose								
Mobilitätsdiagnosen								
Mobilitätsstatus	**Bei Einzug**		**Aktueller Mobilitätsstatus**					
	Mobilitätsstatus		Mobilitätsstatus					

A1	**Positionswechsel im Bett**					
A1.1	Dreht sich im Bett von einer Seite zur anderen	4	3	2	1	
A1.2	Aufstellen der Beine	4	3	2	1	
Gesamt A1.1 – A1.2						
A2	**Transfer**					
A2.1	Von Rückenlage im Bett in die Sitzposition	4	3	2	1	
A2.2	Kann in der sitzenden Position das Gleichgewicht zum Stehen verlagern	4	3	2	1	
A2.3	Oberkörper aufrichten	4	3	2	1	
Gesamt A2.1 – A2.3						
A3	**Sitzen im Stuhl**					
A3.1	Kann frei sitzen (Rumpfkontrolle)	4	3	2	1	
A3.2	Kann für Minuten/ Stunden sitzen	4	3	2	1	
Gesamt A3.1 – A3.2						
A4	**Stehen/Gehen/Treppensteigen**					
A4.1	Kann im Stehen das Gleichgewicht halten	4	3	2	1	
A4.2	Kann mindestens Minuten stehen	4	3	2	1	
A4.3	Kann beim Gehen das Gleichgewicht halten	4	3	2	1	
A4.4	Kann auf dem Wohnbereich mindestens Meter gehen	4	3	2	1	
A4.5	Treppensteigen	4	3	2	1	
Gesamt A4.1 – A4.5						
A5	**Bewegung innerhalb/außerhalb der Einrichtung**					
A5.1	Bewegt sich innerhalb der Einrichtung	4	3	2	1	
A5.2	Bewegt sich außerhalb der Einrichtung	4	3	2	1	
Gesamt A5.1 – A5.2						
Gesamtpunkte A1 – A5		**56 Punkte**				
Unterstützungsbedarf im Bereich der Mobilität	A1: Positionswechsel: A2: Transfer: A3: Sitzen im Stuhl: A4: Stehen/Gehen/Treppensteigen: A5: Bewegung innerhalb/außerhalb der Einrichtung:					

Praxisbeispiele Modifizierter EBoMo

Beispiel für eine weitere Einschätzung – Differenzial Assessment – modifizierter EBoMo Version 1.2

FRAU SIEGLINDE INGE SODEN

<table>
<tr><td>Datum der Erfassung</td><td>9.9.2016</td><td colspan="3">Datum des Einzugs</td><td colspan="5">9.9.2016</td></tr>
<tr><td>Name des Bewohners/ Klienten</td><td>Sieglinde Inge Soden</td><td>Pflegegrad</td><td colspan="2">3</td><td rowspan="6">Selbstständig</td><td rowspan="6">Mit Hilfsmittel</td><td rowspan="6">Personenhilfe</td><td rowspan="6">Komplett unselbstständig</td><td rowspan="6">Handlungsbedarf Bitte ankreuzen</td></tr>
<tr><td rowspan="2">Geburtsdatum</td><td rowspan="2"></td><td>Punktzahl Themenmodul 1 Mobilität</td><td>0</td><td>1</td></tr>
<tr><td>Besondere Bedarfskonstellation</td><td colspan="2">Nein</td></tr>
<tr><td>Handzeichen Mitarbeiter</td><td colspan="4">S. Hindrichs</td></tr>
<tr><td>Demenzdiagnose Neurologische/psych. Diagnose</td><td colspan="4">Demenz Grad 1</td></tr>
<tr><td>Mobilitätsdiagnosen</td><td colspan="4">Schwere Arthrose in allen großen Gelenken
Besonders betroffen die Hand- und Fingergelenke mit erheblichen Einschränkungen der Feinmotorik</td></tr>
</table>

Grafik 4.9: Kopfbereich des modifizierten EboMo Version 1.2 für Frau Sieglinde Inge Soden – Einsatzbereich ambulant

Der Pflegegrad, die Mobilitätsdiagnosen sowie die Diagnosen im Bereich Demenz, neurologischer Bereich und psychiatrischer Bereich geben schon einen ersten Kenntnisstand/Hinweise zum Mobilitätsstatus der pflegebedürftigen Person.

Im folgenden Bereich des modifizierten EBoMo werden der Mobilitätsstatus bei Einzug und der aktuelle Mobilitätsstatus erfasst. Dabei werden bereits die Mobilitätskriterien mitberücksichtigt sowie der Mobilitätsstatus entsprechend der Klassifizierung der Mobilität in fünf Stufen (Mobilitätsgalerie).

Mobilitätsstatus	**Bei Einzug**	**Aktueller Mobilitätsstatus**
	Rollator: ▪ Kann alleine aufstehen und sich hinsetzen ▪ Steh- und Gehfähigkeit ▪ Geht außerhalb ihres Hauses mit dem Rollator ▪ Innerhalb des Hauses bewegt sie sich an den Möbeln entlang	
	Mobilitätsstatus B	

Grafik 4.10: Mobilitätsstatus des modifizierten EboMo Version 1.2 – bei Frau Sieglinde Inge Soden

Bei Frau Sieglinde Inge Soden liegt ein Mobilitätsstatus B entsprechend der Mobilitätsgalerie vor.

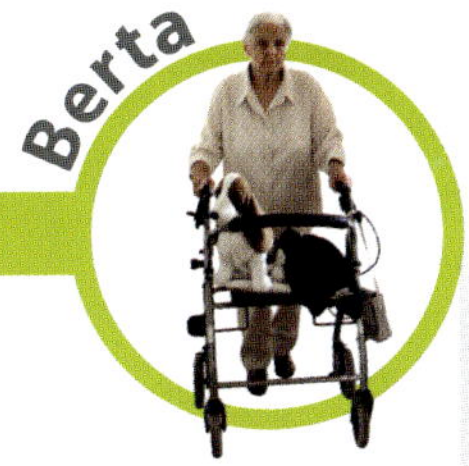

MOBILITÄTSSTATUS B – BERTA

- Ist in der Bewegung leicht eingeschränkt
- Durch eine Gangunsicherheit wird ein Hilfsmittel, z. B. Rollator oder Ähnliches, benötigt
- Entsprechend der Eigenmobilität und der Nutzung der Hilfsmittel muss der Bewegungsraum im Zimmer angepasst sein
- Kann sich selbst bis zu einem bestimmten Grad pflegen
- In anspruchsvolleren Situationen abhängig von einer Pflegeperson
- Kein Risiko von dynamischen Überlastungen
- Ein Risiko von statischen Überlastungen entsteht bei der Nichtanwendung der richtigen Mobilitätshilfsmittel
- Eine leichte Unterstützung im Tagesablauf ist nötig
- Die Stimulation der funktionellen Mobilität (Ressourcen) ist äußerst wichtig
- Bei kognitiven Veränderungen ist die Beobachtung und Teilübernahme unabdingbar

Positionswechsel im Bett

ÜBERWIEGEND SELBSTSTÄNDIG

Die Person kann beispielsweise nach Anreichen eines Hilfsmittels oder Reichen der Hand ihre Lage im Bett verändern

Halten einer stabilen Sitzposition

ÜBERWIEGEND SELBSTSTÄNDIG

Die Person kann sich nur kurz, z. B. für die Dauer einer Mahlzeit oder eines Waschvorgangs selbstständig in der Sitzposition halten, darüber hinaus benötigt sie aber personelle Unterstützung zur Positionskorrektur

Umsetzen

ÜBERWIEGEND SELBSTSTÄNDIG

Die Person kann aus eigener Kraft aufstehen oder sich umsetzen, wenn sie eine Hand oder einen Arm gereicht bekommt

Fortbewegen innerhalb des Wohnbereichs

ÜBERWIEGEND SELBSTSTÄNDIG

Die Person kann die Aktivität überwiegend selbstständig durchführen. Personelle Hilfe ist beispielsweise erforderlich im Sinne von Bereitstellen von Hilfsmitteln (Rollator, Gehstock, Rollstuhl), Beobachtung aus Sicherheitsgründen oder gelegentlichen Stürzen/Unterhaken

Treppensteigen

ÜBERWIEGEND SELBSTSTÄNDIG:

Die Person kann eine Treppe alleine steigen, benötigt aber Begleitung wegen eines Sturzrisikos

Grafik 4.11: Mobilitätsstatus B – Mobilitätsgalerie

	Mobilitätsstatus B					
A1	**Positionswechsel im Bett**					
A1.1	Dreht sich im Bett von einer Seite zur anderen	4	3	2	1	
A1.2	Aufstellen der Beine	4	3	2	1	
Gesamt A1.1 – A1.2						8
A2	**Transfer**					
A2.1	Von Rückenlage im Bett in die Sitzposition	4	3	2	1	x
A2.2	Kann in der sitzenden Position das Gleichgewicht zum Stehen verlagern	4	3	2	1	x
A2.3	Oberkörper aufrichten	4	3	2	1	
Gesamt A2.1 – A2.3						11
A3	**Sitzen im Stuhl**					
A3.1	Kann frei sitzen (Rumpfkontrolle)	4	3	2	1	
A3.2	Kann für unbegrenzt Minuten/ Stunden sitzen	4	3	2	1	
Gesamt A3.1 – A3.2						8
A4	**Stehen/Gehen/Treppensteigen**					
A4.1	Kann im Stehen das Gleichgewicht halten	4	3	2	1	x
A4.2	Kann mindestens unbegrenzt Minuten stehen	4	3	2	1	x
A4.3	Kann beim Gehen das Gleichgewicht halten	4	3	2	1	x
A4.4	Kann auf dem Wohnbereich mindestens unbegrenzt Meter gehen	4	3	2	1	x
A4.5	Treppensteigen	4	3	2	1	x
Gesamt A4.1 – A4.5						14
A5	**Bewegung innerhalb/außerhalb der Einrichtung**					
A5.1	Bewegt sich innerhalb der Einrichtung	4	3	2	1	x
A5.2	Bewegt sich außerhalb der Einrichtung	4	3	2	1	x
Gesamt A5.1 – A5.2						6
Gesamtpunkte A1 – A5	47 Punkte	**56 Punkte**				

Grafik 4.12: Fünf Mobilitätskategorien des EBoMo Bogens modifiziert nach Hindrichs Version 1.2 bei Frau Sieglinde Inge Soden

Einschätzung Mobilitätskategorien bei Frau Sieglinde Inge Soden	
Mobilitätskategorie – Positionswechsel im Bett	Frau Soden kann sich selbstständig im Bett von einer Seite auf die andere Seite drehen und sie ist in der Lage, ihre Beine im Bett aufzustellen
	Als **Handlungsbedarf** wurde hier der erste Bereich angekreuzt, um die Fähigkeit von Frau Soden, selbstständig unabhängig einen Positionswechsel im Bett durchzuführen, weiter zu erhalten
Mobilitätskategorie – Transfer	Frau Soden kann sich selbstständig im Bett aufrichten in eine Sitzposition, beim Aufrichten aus dem Sitzen ins Stehen und beim Aufrichten des Oberkörpers benötigt sie einen Rollator als Hilfsmittel
	Es besteht ein **Handlungsbedarf** beim Aufrichten, sowohl aus dem Bett als auch aus der sitzenden Position und beim Aufrichten des Oberkörpers – Fähigkeit erhalten mit Hilfsmittel Rollator und Schmerzmedikamentengabe insbesondere am morgen
Mobilitätskategorie – Sitzen im Stuhl	Frau Soden kann frei auf einem Stuhl/Sessel mit Rücken- und Armlehnen sitzen und dies für eine unbegrenzte Zeit
	Es besteht ein **Handlungsbedarf** beim Halten der Sitzposition ohne Hilfsmittel (freies Sitzen) – Übung freies Sitzen ohne Hilfsmittel
Mobilitätskategorie – Stehen/Gehen/ Treppensteigen	Frau Soden kann mithilfe eines Hilfsmittels (Rollator) im Stehen ihr Gleichgewicht halten und sie kann für einen unbegrenzten Zeitraum stehen. Es ist ihr möglich, mithilfe ihres Rollators das Gleichgewicht beim Gehen zu halten. Frau Soden kann sich mit ihrem Rollator außerhalb ihres Hauses unbegrenzt fortbewegen, innerhalb ihres Hauses bewegt sie sich entlang ihrer Möbel. Das Treppensteigen in aufrechter Position ist ihr nicht mehr möglich.
	Es besteht ein **Handlungsbedarf** beim Gehen und Fortbewegen mit dem Rollator – Fähigkeit erhalten. Übungen zum Treppensteigen mit personeller Hilfestellung
Mobilitätskategorie – Bewegung innerhalb/ außerhalb der Einrichtung	Frau Soden kann sich innerhalb und außerhalb ihres Hauses mit ihrem Rollator frei bewegen
	Es besteht ein **Handlungsbedarf** bei der Bewegung außerhalb ihres Hauses – Fähigkeit erhalten

Tabelle 4. 4: Einschätzung der Mobilitätskategorien bei Frau Sieglinde Inge Soden

Die Einschätzung der Mobilität in den fünf Mobilitätskategorien und der erkannte Handlungsbedarf in den einzelnen Bereichen zeigt auf, in welchen Mobilitätsbereichen der Betroffene einen Hilfebedarf bzw. einen Handlungsbedarf hat.

Der ermittelte Handlungsbedarf wird im dritten Teil des modifizierten EBoMo „Unterstützungsbedarf im Bereich der Mobilität" aufgenommen und es können entsprechende Unterstützungsansätze für die individuelle Maßnahmenplanung erfasst werden.

Unterstützungsbedarf im Bereich Mobilität	**A1: Positionswechsel** ▪ Übungen zum selbstständigen Drehen und Positionswechsel im Bett **A2: Transfer** ▪ Übungen zum Aufrichten und Hinsetzen mit Hilfsmittel (Rollator) ▪ Übungen zum Gleichgewichthalten im Stehen **A3: Sitzen im Stuhl** ▪ Übungen zum freien Sitzen auf dem Badehocker oder Rollator **A4: Stehen/Gehen/Treppensteigen** ▪ Gehübungen am Rollator im Außengelände ▪ Stehübungen und Gleichgewichtsübungen am Rollator ▪ Treppen hoch und runtersteigen mit personeller Hilfestellung **A5: Bewegung innerhalb/außerhalb des Hauses** ▪ Spaziergänge am Rollator außerhalb des Hauses ▪ Gehen innerhalb des Hauses an den Möbeln entlang Beratung/Arztgespräch: Schmerbehandlung

Grafik 4.13: Unterstützungsbedarf im Bereich der Mobilität des modifizierten EboMo Version 1.2 - Frau Sieglinge Inge Soden

HERR PROF. SAMUEL IGNAZ SAUERBRUCH

Datum der Erfassung	9.9.2016	**Datum des Einzugs**			9.9.2011				
Name des Bewohners/ Klienten	Samuel Ignaz Sauerbruch	**Pflegegrad**	5		**Selbstständig**	**Mit Hilfsmittel**	**Personenhilfe**	**Komplett unselbstständig**	**Handlungsbedarf Bitte ankreuzen**
Geburtsdatum		**Punktzahl Themenmodul 1 Mobilität**	13	10					
		Besondere Bedarfskonstellation	ja						
Handzeichen Mitarbeiter	s. Hindrichs								
Demenzdiagnose **Neurologische/psych. Diagnose**	Alzheimer Demenz Morbus Parkinson								
Mobilitätsdiagnosen	Steh - und Gehunfähigkeit Tremor (insbesondere in den Händen – Störungen der Feinmotorik) Rigor (zunehmende Muskelsteifigkeit der gesamten Muskulatur) Akinese (Bewegungsverarmung und gestörter Bewegungsantrieb Theraphieresistenter Morbus Parkinson mit dauerhafter Beein-trächtigung der Arme und Beine								

Grafik 4.14: Kopfbereich des modifizierten EboMo Version 1.2 für Herrn Prof. Samuel Ignaz Sauerbruch – Einsatzbereich ambulant

Mobilitätsstatus	**Bei Einzug**	**Aktueller Mobilitätsstatus**
	Rollator: ▪ Steh- und gehfähig ▪ Geht mit dem Rollator kurze Strecken ▪ Hilfestellung beim Aufrichten und Hinsetzen erforderlich ▪ Rollstuhl für längere Strecken	**Rollstuhl:** ▪ Nicht Steh- und gehfähig ▪ Transfer mit Aufstehhilfe ▪ Aufrichthilfe Seba ▪ Fortbewegung mit Rollstuhl
	Mobilitätsstatus C	**Mobilitätsstatus D**

Grafik 4.15: Mobilitätsstatus des modifizierten EboMo Version 1.2 – bei Herrn Prof. Samuel Ignaz Sauerbruch

Bei Herrn Prof. Samuel Ignaz Sauerbruch liegt ein Mobilitätsstatus D entsprechend der Mobilitätsgalerie vor.

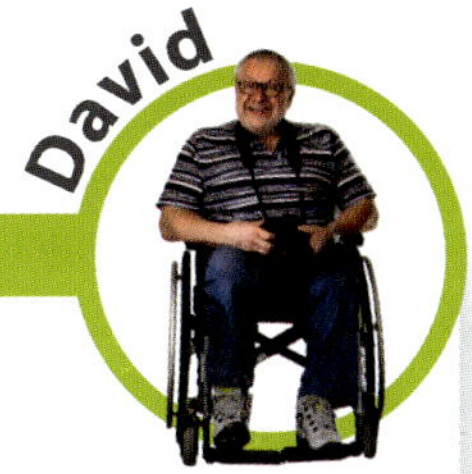

MOBILITÄTSSTATUS D – DAVID

- Sitzt in einem Pflegerollstuhl und wird täglich mobilisiert
- Keine Oberkörperstabilität, kann mit Unterstützung sitzen
- Kann nicht Stehen und das Körpergewicht nicht selbst tragen
- Bei der Mobilität und in der Tagesstruktur vollkommen abhängig von einer Pflegeperson
- Zur Benutzung der Hilfsmittel muss der Bewegungsraum im Zimmer angepasst sein
- Um die Mobilität gewährleisten zu können, wird ein Passivlifter (Tuchlifter) mit angepassten Liftertüchern benutzt
- Zur Bewegung und Lagerung im Bett werden Gleitmatten eingesetzt
- Ein hohes Risiko von dynamischer und statischer Überbelastung entsteht bei Nichtanwendung der richtigen Mobilitätshilfsmittel
- Die Stimulation der funktionellen Mobilität (Ressourcen) ist äußerst wichtig

Positionswechsel im Bett

ÜBERWIEGEND UNSELBSTSTÄNDIG

Die Person kann beim Positionswechsel nur wenig mithelfen kann, z. B. auf den Rücken rollen, am Bettgestell festhalten, Aufforderungen umsetzen wie z. B. „Bitte die Arme vor der Brust verschränken und den Kopf auf die Brust legen."

Halten einer stabilen Sitzposition

ÜBERWIEGEND SELBSTSTÄNDIG

Die Person kann sich nur kurz, z. B. für die Dauer einer Mahlzeit oder eines Waschvorgangs selbstständig in der Sitzposition halten, darüber hinaus benötigt sie aber personelle Unterstützung zur Positionskorrektur

ÜBERWIEGEND UNSELBSTSTÄNDIG

Die Person kann sich wegen eingeschränkter Rumpfkontrolle auch mit Seitenstütze nicht in aufrechter Position halten und benötigt auch während der Dauer einer Mahlzeit oder eines Waschvorgangs personelle Unterstützung zur Positionskorrektur

Umsetzen

ÜBERWIEGEND UNSELBSTSTÄNDIG

Die Pflegeperson muss beim Aufstehen/Umsetzen (erheblichen) Kraftaufwand aufbringen (hochziehen, halten, stützen, heben). Die beeinträchtigte Person hilft jedoch in geringem Maße mit, kann z. B. kurzzeitig stehen

Fortbewegen innerhalb des Wohnbereichs

UNSELBSTSTÄNDIG

Die Person muss getragen oder vollständig im Rollstuhl geschoben werden

Treppensteigen

UNSELBSTSTÄNDIG:

Person muss getragen oder mit Hilfsmitteln transportiert werden, keine Eigenbeteiligung

Grafik 4.16: Mobilitätsstatus D – Mobilitätsgalerie

	Mobilitätsstatus B						
A1	**Positionswechsel im Bett**						
A1.1	Dreht sich im Bett von einer Seite zur anderen		4	3	2	1	x
A1.2	Aufstellen der Beine		4	3	2	1	x
Gesamt A1.1 – A1.2							3
A2	**Transfer**						
A2.1	Von Rückenlage im Bett in die Sitzposition		4	3	2	1	x
A2.2	Kann in der sitzenden Position das Gleichgewicht zum Stehen verlagern		4	3	2	1	x
A2.3	Oberkörper aufrichten		4	3	2	1	
Gesamt A2.1 – A2.3							4
A3	**Sitzen im Stuhl**						
A3.1	Kann frei sitzen (Rumpfkontrolle)		4	3	2	1	
A3.2	Kann für ca. 4 Stunden sitzen		4	3	2	1	x
Gesamt A3.1 – A3.2							4
A4	**Stehen/Gehen/Treppensteigen**						
A4.1	Kann im Stehen das Gleichgewicht halten		4	3	2	1	
A4.2	Kann mindestens nicht stehen		4	3	2	1	x
A4.3	Kann beim Gehen das Gleichgewicht halten		4	3	2	1	
A4.4	Kann auf dem Wohnbereich mindestens keinen Meter gehen		4	3	2	1	
A4.5	Treppensteigen		4	3	2	1	
Gesamt A4.1 – A4.5							5
A5	**Bewegung innerhalb/außerhalb der Einrichtung**						
A5.1	Bewegt sich innerhalb der Einrichtung		4	3	2	1	x
A5.2	Bewegt sich außerhalb der Einrichtung		4	3	2	1	x
Gesamt A5.1 – A5.2							3
Gesamtpunkte A1 – A5	19 Punkte	**56 Punkte**					

Grafik 4.17: Fünf Mobilitätskategorien des EBoMo Bogens modifiziert nach Hindrichs Version 1.2 – bei Herrn Prof. Samuel Ignaz Sauerbruch

Einschätzung Mobilitätskategorien bei Herrn Prof. Samuel Ignaz Sauerbruch	
Mobilitätskategorie – Positionswechsel im Bett	Herr Sauerbruch kann sich nur mit personeller Hilfestellung im Bett von einer Seite auf die andere Seite drehen und er ist nicht in der Lage, seine Beine im Bett aufzustellen
	Der **Handlungsbedarf** wurde im ersten Bereich angekreuzt, um einen Positionswechsel im Bett mit personeller Hilfestellung weiterhin zu ermöglichen. Das Aufstellen der Beine wird bei allen grundpflegerischen Handlungen geübt
Mobilitätskategorie – Transfer	Herr Sauerbruch kann sich im Bett nicht aufrichten und seine Sitzposition halten. (Hilfsmittel Aufrichthilfe Seba) Für das Aufrichten aus dem Sitzen ins Stehen und beim Aufrichten des Oberkörpers benötigt er ein Hilfsmittel (Aufstehhilfe)
	Es besteht ein **Handlungsbedarf** beim Aufrichten aus dem Bett und das Halten einer sitzenden Position mit Hilfsmittel und personeller Hilfestellung.
Mobilitätskategorie – Sitzen im Stuhl	Herr Sauerbruch kann nicht frei auf einem Stuhl/Sessel mit Rücken- und Armlehnen sitzen. Sitzen länger als vier Stunden im Rollstuhl fällt ihm zunehmender schwerer.
	Es besteht ein **Handlungsbedarf** beim Halten der Sitzposition im Rollstuhl – Übungen im Rumpfbereich erforderlich
Mobilitätskategorie – Stehen/Gehen/ Treppensteigen	Herr Sauerbruch ist weder Steh- und Gehfähig. Innerhalb und außerhalb der Einrichtung kann Herr Sauerbruch mit personeller Hilfestellung im Rollstuhl fortbewegen. Das Treppensteigen ist ihm nicht mehr möglich.
	Es besteht ein **Handlungsbedarf** für Stehübungen beim Einsatz der Aufstehhilfe
Mobilitätskategorie – Bewegung innerhalb/ außerhalb der Einrichtung	Herr Sauerbruch kann sich innerhalb und außerhalb der Einrichtung mit personeller Hilfestellung im Rollstuhl fortbewegen
	Es besteht ein **Handlungsbedarf** beim Transfer mit dem Rollstuhl innerhalb und außerhalb der Einrichtung

Tabelle 4. 5: Einschätzung der Mobilitätskategorien bei Herrn Prof. Samuel Ignaz Sauerbruch

Unterstützungsbedarf im Bereich Mobilität	**A1: Positionswechsel** ▪ Übungen zum Drehen und Positionswechsel im Bett mit personeller Hilfestellung **A2: Transfer** ▪ Übungen zum Aufrichten und Hinsetzen mit Hilfsmittel (Aufrichthilfe Seba) ▪ Übungen zum Aufstehen mit der Aufstehhilfe **A3: Sitzen im Stuhl** ▪ Übungen zur Förderung der Rumpfstabilität – sitzen im Rollstuhl **A4: Stehen/Gehen/Treppensteigen** ▪ Steh- und Halteübungen in aufrechter Position mit der Aufstehhilfe **A5: Bewegung innerhalb/außerhalb des Hauses** ▪ Spaziergänge innerhalb und außerhalb der Einrichtung mit personeller Hilfestellung im Rollstuhl

Grafik 4.18: Unterstützungsbedarf im Bereich der Mobilität des modifizierten EboMo Version 1.2 – Herr Prof. Samuel Ignaz Sauerbruch

Erkenntnisse und Feststellung aus dem Projekt „Normalitätsbewegung im Alltag für Menschen mit Demenz

Zusammenhang zwischen Demenz, neurologischen und psychiatrische Erkrankungen und Mobilität

Im Rahmen des Projektes wurde deutlich, welchen signifikanten Einfluss Demenz, neurologische und psychiatrische Diagnosen auf die Mobilität haben. In diesem Zusammenhang war es wichtig, den Grad der Pflegebedürftigkeit differenzierter zu beurteilen.

Mobilitätsdiagnosen

Die Erweiterungen des EBoMo Bogens um Diagnosen (Demenz, neurologisch/psychiatrisch und Mobilität) hatten vor allem das Ziel, die Wahl der Interventionsmaßnahmen zu unterstützen und Hinweise für die Folgeeinschätzung zu liefern. Mit der Ergänzung um die Mobilitätsdiagnosen wurden für die Planung der individuellen therapeutischen Einzelmaßnahmen und der Identifizierung weiterer unterstützender Maßnahmen, wie z. B. einer angepassten Schmerztherapie weitere Grundlagen geschaffen.

Bei der Einschätzung von Mobilität im Alter muss besonders beachtet werden, dass zumeist Multimorbidität vorliegt. Die Mehrdimensionalität von Mobilitätseinschränkungen bei Demenz ergibt sich zum einen aus rein körperlichen Erkrankungen, wie z. B. Arthrose, Osteoporose etc., und zum anderen kann sie eine Ausformung der demenziellen Erkrankung sein.

Mobilitätsdiagnosen		
Lähmungen	Spastische Lähmung	Hemiparese
Gelenkkontrakturen	Muskelschwäche	Amputationen
Polyneuropathien	Diabetische Polyneuropathie	Diabetische Neuropathien
Osteoporose	Osteoporotisches LWS-Syndrom	Spondylose
LWK-Syndrom	Chronisches Lumbalsyndrom	Wirbelerkrankungen
Polyarthrose	Gonarthrose	Rheumatoide Erkrankungen
Arthritis	Chronische Polyarthritis	Gicht
Immobilitätssyndrom	Apallisches Syndrom	Koma
Störung der Gehfähigkeit	Gangveränderungen	
Gleichgewichtsstörungen	Sturzneigung	
Adipositas (BMI 33 aufwärts)		

Tabelle 4.7: Mobilitätsdiagnosen im Seniorendomizil Belvita (April 2014)

Innerhalb der Erfassung wurde nicht nur der EBoMo erfasst, sondern es wurde auch direkt der „Unterstützungsbedarf im Bereich der Mobilität" eingeschätzt, um diesen für die Maßnahmenplanung im Bereich der Mobilität nutzen zu können.

Der modifizierte EBoMo ist nicht nur ein differenziales Einschätzungsinstrument hinsichtlich des Hilfebedarfs des Betroffenen, sondern er gibt ganz konkrete Hinweise hinsichtlich des Handlungs- und Unterstützungsbedarfs für die pflegebedürftige Person. So ist der modifizierte EBoMo nicht nur ein Einschätzungsinstrument in der ersten Pflegeprozessphase, sondern stellt eine direkte inhaltliche Verbindung zur zweiten Prozessphase, der Maßnahmenplanung, her.

Im Rahmen des Projekts wurde der modifizierte EBoMo bei allen Bewohnern der Einrichtung eingesetzt, um eine möglichst große Datenmenge zu erhalten und um das Einschätzungsinstrument hinsichtlich Praktikabilität und Nutzen testen zu können. Für die Zukunft, im Einsatz als Differenzial Assessment, sollte er nur noch dort zum Einsatz kommen, wo eine mobilitätseinschränkende und/oder Demenz/Neurologische/Psychiatrische Diagnose vorliegt und ein Differenzial Assessment einen weiteren Erkenntnisgewinn verspricht

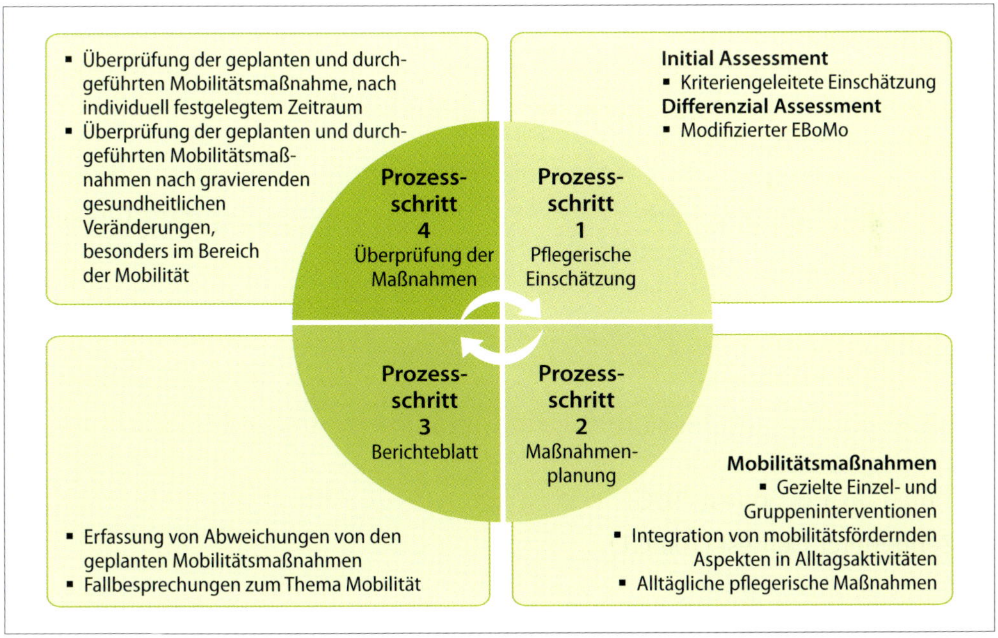

Grafik 4.19: Pflegeprozessdarstellung Mobilität

Weitere Differenzial Einschätzungen (Assessments) zur Mobilität

Der Einsatz von spezifischen Instrumenten zur Einschätzung von Balance, Standsicherheit, Gehgeschwindigkeit oder ähnlichen Aspekten kann sinnvoll sein, beispielsweise dann, wenn Veränderungen der betreffenden Fähigkeiten im Zeitverlauf detailliert beschrieben werden sollen. Der Expertenstandard „Erhaltung und Förderung der Mobilität" unterscheidet in seiner Kommentierung zwischen komplexen und spezifischen Assessmentinstrumenten.

Komplexe Assessmentinstrumente

- Übergreifende Assessmentinstrumente, die auch Merkmale zur Beurteilung der Mobilität umfassen:
- Barthel-Index
- Functional Independence Measure
- Geriatrisches Assessment
- Pflegeabhängigkeitsskala
- Resident Assessment Instrument
- Neues Begutachtungsinstrument
- EASYCare

Hinweis:

In der derzeit laufenden modellhaften Implementierung des Expertenstandards kommen der EBoMo, der Timed Up and Go Test (TUG) und die Esslinger Transferskala zum Einsatz.

Spezifische Instrumente

Spezielle Instrumente für die Einschätzung der Mobilität können grundsätzlich in der Pflege eingesetzt werden:

- Timed Up and Go Test (TUG)
- Zehn-Meter-Gehtest (10mGT)
- Back Performance Scale
- Dynamic Gait Index

- Esslinger Transferskala
- General Motor Function Assessment Scale (GMF)
- Lie-to-Sit-to-Stand-to-Walk Transfer (LSSWT)
- Motor Assessment Scale (MAS)
- Rivermead Mobility Index (RMI)
- Sechs-Minuten-Gehtest (6MWT)
- Short Physical Performance Battery (SPPB)
- Erfassungsbogen Mobilität (EBoMo)
- Performance Oriented Mobility Assessment (POMA)
- Kurzversion des „Late Life Function and Disability Instruments"(LLFDI)

Weitere Aspekte zur Standardebene 1

Der Expertenstandard macht keine konkreten zeitlichen Vorgaben für die Aktualisierung der Einschätzung. Er legt vielmehr fest, dass die Einschätzung in regelmäßigen, individuell festzulegenden Abständen und bei Veränderungen der mobilitätsrelevanten Einflussfaktoren wiederholt werden soll.

Die Entscheidung über den individuellen Zeitabstand ergibt sich aus dem aktuellen gesundheitlichen Status, der Versorgungssituation und ggf. den individuellen Pflegezielen. Bei pflegebedürftigen Personen, die kürzlich ein gravierendes Krankheitsereignis erlebt haben, z. B. einen Schlaganfall, ist es sinnvoll, den Mobilitätsstatus innerhalb kurzer Fristen z. B. von täglich bis zu einem drei- oder vierwöchigen Abstand, neu einzuschätzen.

Bei pflegebedürftigen Menschen in einer stabilen gesundheitlichen Situation kann ggf. ein Abstand von einigen Monaten ausreichen. Die Fristen können je nach Gegenstand der Einschätzung unterschiedlich ausfallen. Beispielsweise ist es denkbar, dass die Frist zur Einschätzung des Mobilitätsstatus bei einer pflegebedürftigen Person im Einzelfall kürzer ausfällt, als die Frist zur Einschätzung von Umgebungsfaktoren, weil sich die relevanten personellen und materiellen Umgebungsbedingungen nicht kurzfristig ändern. Im Versorgungsalltag sind vielfältige Konstellationen denkbar, wodurch die Festlegung einheitlicher Fristen fachlich nicht zu rechtfertigen ist.

Bei Veränderungen der gesundheitlichen Situation sollten alle bisherigen Einschätzungen auf ihre Gültigkeit hin überprüft werden. Kehrt beispielsweise eine vormals bereits pflegebedürftige Person nach einem zweiwöchigen OP-bedingten Krankenhausaufenthalt in ihr gewohntes Umfeld zurück, müssen sich die Pflegefachkräfte vergewissern, ob sich die Voraussetzungen für Maßnahmen zur Erhaltung und Förderung der Mobilität verändert haben. Gleiches gilt für schwerwiegende Sturzverletzungen und andere akute Ereignisse mit gravierenden Folgen.

Mögliche Festlegung im Qualitätsmanagement

Zu Beginn des pflegerischen Auftrags wird die Mobilität der pflegebedürftigen Person, sowie die Probleme und Ressourcen im Zusammenhang mit der Erhaltung und Förderung der Mobilität eingeschätzt.

Die Einschätzung wird regelmäßig, in individuell festzulegenden Abständen, wiederholt.

- *Neuaufnahme/Wiederaufnahme*
- *Veränderungen des gesundheitlichen Zustands*
- *In einem individuellen festzulegenden Zeitraum im Rahmen der Evaluierung der Maßnahmenplanung*

Darüber hinaus muss im Pflege- und Qualitätsmanagement festgelegt werden, wie in der Einrichtung mit Risiken und Phänomen verfahren wird. Zu jedem nationalen Expertenstandard muss ein entsprechender einrichtungsinterner Umsetzungsstandard entwickelt, beschrieben und implementiert sein. (siehe hierzu Kapitel 6)

Beachten Sie, dass in den Umsetzungsstandards zu den nationalen Expertenstandards sowohl das Vier-Phasen Pflegeprozessmodell, als auch die Strukturierte Informationensammlung (SIS) mit der Risikomatrix und deren Anwendung entsprechend integriert sind.

4.3 Prozessschritt 2 – Maßnahmenplanung

Die Autoren des Expertenstandards „Erhaltung und Förderung der Mobilität" weisen in der Standardebene 2 besonders darauf hin, dass die individuell und biografisch geprägten Bedürfnisse der pflegebedürftigen Person besonders zu beachten sind, auch wenn sie nicht immer mit dem professionellen Bedarf übereinstimmen. Hier kann ein Spannungsfeld zwischen Bedarf und Bedürfnis entstehen, das zum einen von der Pflegefachkraft die Kompetenz, einen Aushandlungsprozess zu gestalten, und zum anderen deshalb Kontinuität in der Betreuung (Bezugspflege) erfordert.

Für die Erhaltung und Förderung der Mobilität werden im Expertenstandard „Erhaltung und Förderung der Mobilität" drei verschiedene Maßnahmenarten vorgeschlagen:

- Gezielte Einzel- und Gruppeninterventionen
- Integration von mobilitätsfördernden Aspekten in Alltagsaktivitäten
- Alltägliche pflegerische Maßnahmen

Aufgabenstellung für Einrichtung und Pflegefachkraft:

- *Koordination der Zusammenarbeit mit anderen Berufsgruppen*
- *Kontinuierliche pflegerische Maßnahmen zur Bewegungsförderung*
- *Verteilung von Angeboten über den ganzen Tag*
- *Rechtzeitige Reaktion bei Verschlechterung der Mobilität*
- *Zusammenarbeit mit externen Anbietern zur Mobilitätsförderung*
- *Angebote zur Bewegungsförderung außerhalb der Wohnung oder Einrichtung*

Diese vielfältigen Mobilitätsangebote und Maßnahmen leisten einen nicht unerheblichen Beitrag zur Risikominimierung und Prophylaxe in vielfältigen Risikobereichen, wie z. B. der Dekubitus-, Sturz-, Schmerz-, Thrombose-, Pneumonie oder Obstipationsgefährdung.

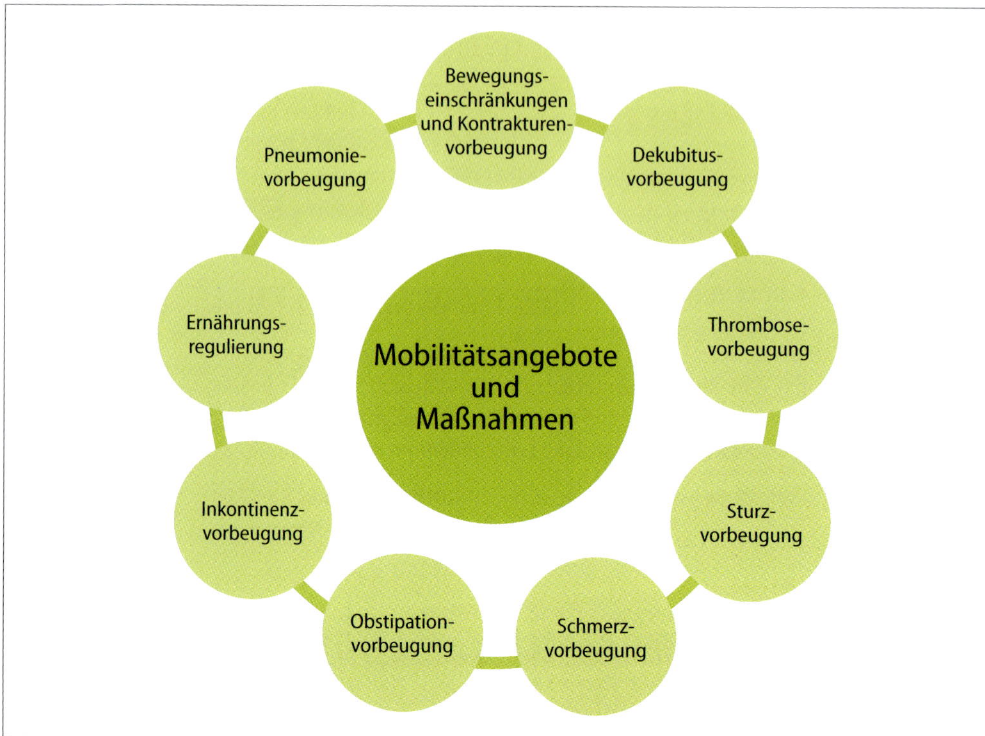
Mobilitätsangebote
und
Maßnahmen
Bewegungs-
einschränkungen
und Kontrakturen-
vorbeugung
Dekubitus-
vorbeugung
Thrombose-
vorbeugung
Sturz-
vorbeugung
Schmerz-
vorbeugung
Obstipation-
vorbeugung
Inkontinenz-
vorbeugung
Ernährungs-
regulierung
Pneumonie-
vorbeugung

Grafik 4.20: Mobilitätsangebote und Maßnahmen zur Risikominimierung und Vorbeugung

4.3.1 Grundsätzliches zur Maßnahmenplanung

Pflegerische Maßnahmen zur Erhaltung und Förderung der Mobilität geschehen zumeist gemeinsam oder in Ergänzung zu Maßnahmen anderer Berufsgruppen, z. B. Physiotherapeuten. Die Aufgabe der Pflegefachkraft ist es, alle Maßnahmen zu koordinieren und dafür zu sorgen, dass die Maßnahmen nicht konkurrierend, sondern ergänzend sind. In der Maßnahmenplanung werden die Maßnahmen zur Erhaltung und Förderung der Mobilität, sofern diese vonseiten der Pflegeeinrichtung erbracht werden, geplant und beschrieben, unter Erwähnung der Maßnahmen der anderen Berufsgruppen. Wie die Einrichtung ihre Maßnahmenplanung im Aufbau gestaltet, hängt davon ab, welche Dokumentationsstruktur sie verwendet. In der Dokumentationsstruktur des Sechs-Phasen-Pflegeprozessmodells bestehen die Pflege und Betreuungsmaßnahme in der Regel aus den Bereichen Ressourcen, Probleme/Pflegediagnosen, Ziele und Maßnahmen, insbesondere dann, wenn sich die Einrichtung an den AEDL orientiert.

Pflege- und Betreuungsplanung – Sechs-Phasen-Pflegeprozessmodell			
Ressourcen	Probleme/Pflegediagnose	Ziele	Maßnahmen

Tabelle 4.10: Aufbaustruktur einer Pflege- und Betreuungsplanung (Sechs-Phasen-Pflegeprozessmodell)

In der Dokumentationsstruktur des Strukturmodells zur Entbürokratisierung der Pflegedokumentation besteht die Maßnahmenplanung aus dem Kernstück „Maßnahmen". Wie der weitere Aufbau der Maßnahmenplanung gestaltet ist, hängt von der Einrichtung, ihren Anforderungen und dem Einsatzbereich (ambulant, teilstationär und stationär) ab.

Maßnahmenplanung – Vier-Phasen-Pflegeprozessmodell
Maßnahmen

Tabelle 4.11: Aufbaustruktur einer Maßnahmenplanung (Vier-Phasen-Pflegeprozessmodell)

Bei der Maßnahmenplanung gilt der Grundsatz, nicht schematisch alle denkbaren Bereiche der Mobilität aufzugreifen, sondern die Informationen gezielt im Hinblick auf die individuelle Situation der pflegebedürftigen Person abzustellen und eine möglicherweise eingeübte Praxis der Kompensation durch die pflegebedürftige Person zu berücksichtigen. Unabhängig von der Thematik ist von besonderer Wichtigkeit, dass die Maßnahmen handlungsanleitend sind und so gestaltet werden, dass sie von den Mitarbeitern gelesen und entsprechend umgesetzt werden.

In der Maßnahmenplanung ist zielführend, handlungsleitend und individuell formuliert, was durch die Mitarbeiter im Pflege- und Betreuungsprozess zu tun ist und wie dies, insbesondere im ambulanten Bereich, durch die Versorgung durch Angehörige ergänzt wird.

4.3.2 Prinzipien der Maßnahmenplanung nach dem Vier-Phasen-Pflegeprozessmodell

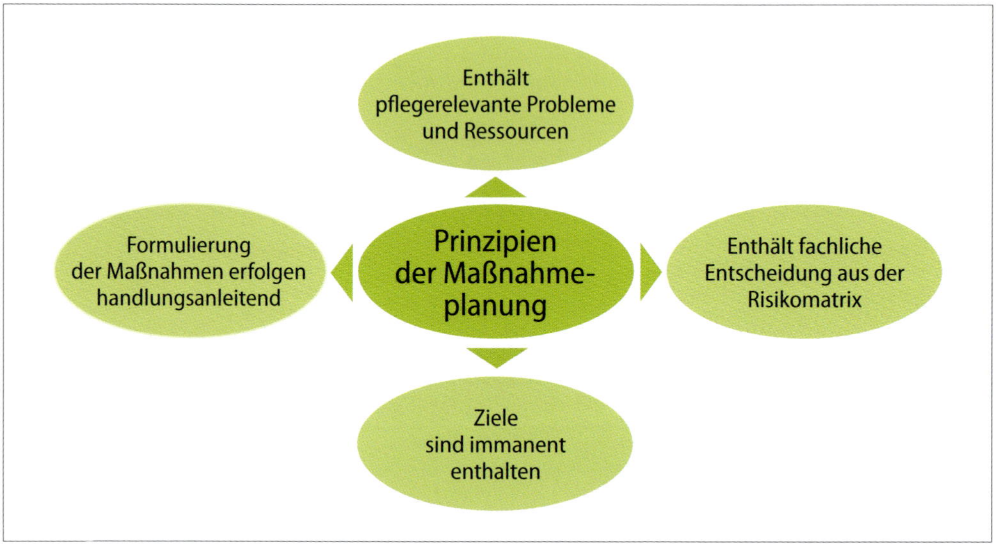

Grafik 4.21: Prinzipien der Maßnahmenplanung

- Routinemäßige und wiederkehrende Abläufe in der alltäglichen Grundversorgung (grundpflegerischen Versorgung SGB XI) sowie der sozialen Betreuung werden übersichtlich und zur schnellen Orientierung nachvollziehbar einmal dargestellt
- Handlungsleitend ist, ob aus fachlicher Sicht oder auf Wunsch der pflegebedürftigen Person bestimmte Maßnahmen (Leistungen) zu einem festgelegten Zeitpunkt erbracht werden sollen
- Unterstützende oder pflegerische Maßnahmen, die mehrmals am Tag in derselben Form erbracht werden, z. B. Transfer mit Einsatz eines bestimmten Transferhilfsmittels, werden nur einmal beschrieben und im weiteren Verlauf dann mit einem Kürzel in die Tagesstruktur integriert aufgeführt
- Die eindeutige Beschreibung der Maßnahme ist von großer Bedeutung. Die Maßnahmen werden handlungsanleitend beschrieben. Das heißt, durch die Struktur der Maßnahmenplanung wird das Wer, Was, Wie, Wo und Wann nachvollziehbar dargestellt

- Die Ziele sind immanenter Bestandteil der Maßnahmenplanung. Durch die eigene Darstellung der Wahrnehmung der pflegebedürftigen Person kommt dies im Sinne der individuellen Zielsetzung maßgeblich zum Ausdruck
- In den konkreten Maßnahmen sind die Ergebnisse dieses Prozesses enthalten, ohne dass die Zwischenschritte verschriftet werden

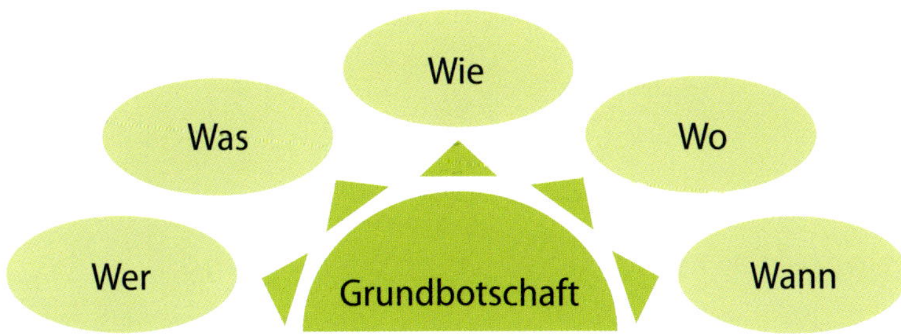

Grafik 4.23: Handlungsanleitende Maßnahmenplanung

Durch die ausführende Pflegefachkraft erfolgt ein gedanklich fachlicher Prozess, der die Erkenntnisse aus der Strukturierten Informationssammlung einbezieht:

- Welche Ziele hat der Pflegebedürftige?
- Welche Ressourcen bestehen?
- Welche Problemkonstellationen sind vorhanden?
- Welche Zielsetzungen sind realistisch?

Das Ergebnis dieses Prozesses spiegelt sich in der Ausgestaltung der Maßnahmenplanung wider, ohne dass die bisher üblichen Zwischenschritte im Einzelnen dokumentiert werden müssen. Die konkrete Maßnahmenplanung aus den Erkenntnissen der Strukturierten Informationssammlung (SIS) und eventuell daran anknüpfende Evaluationsdaten sind entscheidend für das angestrebte Ergebnis auf der Grundlage des Verständigungsprozesses zwischen der pflegedürftigen Person und der Pflegefachkraft.

Einzelleistungsnachweise entfallen für wiederkehrende grundpflegerische Maßnahmen (SGB XI) im stationären Bereich, wenn die Maßnahmenplanungen, sowie das interne Pflege- und Qualitätsmanagement entsprechende Aussagen treffen, anhand derer belegbar ist, wie diese „Immer-so" erbracht werden.

In der ambulanten Pflege bleiben die Leistungsnachweise zum Abrechnungszweck erhalten. Die Einzelleistungsdokumentation im Bereich der Behandlungspflege (SGB V – ärztliche Delegation) bleibt sowohl im ambulanten als auch im stationären Langzeitpflegebereich bestehen.

Unabhängig von der Thematik einer schlanken Pflegedokumentation gilt, dass die erbrachten Leistungen in der ambulanten Pflege zu Abrechnungszwecken entsprechend abgezeichnet werden müssen.

Strukturierungselemente für die Maßnahmenplanung

Bevor die Maßnahmenplanung entsprechend des Strukturmodells zur Anwendung kommen kann, muss intern ein eigenes Vorgehen/Konzept entwickelt und festgelegt oder sich an bisher vorliegenden Maßnahmenplänen orientiert werden. Entlang der einrichtungsbezogenen Rahmenbedingungen und eventueller spezifischer Zielgruppen werden entsprechende Akzente als Ausdruck des eigenen Pflegeverständnisses gesetzt.

Da die Maßnahmenplanung nicht als einheitliches Dokument im Strukturmodell wie z. B. die SIS vorgegeben ist, sind hier das Pflege- und Qualitätsmanagement gefordert.

Eine neue Form der Maßnahmenplanung trägt wesentlich zur Übersichtlichkeit und damit zur Akzeptanz im beruflichen Alltag der Pflegenden bei. Darüber hinaus dient sie der schnellen Orientierung zur Situation der pflegebedürftigen Person, insbesondere im Falle des Einsatzes von Aushilfskräften oder Personal von externen Personalagenturen.

Welche Inhalte Ihr Formular des Maßnahmenplans enthalten sollte und wie ein Beispiel eines Maßnahmenplans aussehen kann, können Sie der folgenden Abbildung entnehmen.

Erforderlich	Optional
Name der pflegebedürftigen Person	Grundbotschaft der pflegebedürftigen Person
Geburtsdatum der pflegebedürftigen Person	Spalte für Hilfsmittel
Datum der Erstellung	Spalte für Verfahrensanleitung (Standard/Leitlinie)
Handzeichen der Pflegefachkraft	Spalte für Nummer des Themenfeldes
Spalte Zeitangabe (Zeitraum/Zeitpunkt)	Spalte Leistungskomplex (ambulant)
Spalte Maßnahmen	Spalte für Evaluationstext
Spalte Evaluationsdaten	Weitere einrichtungsinterne Identifizierungsmerkmale
Hinweis zur Behandlungspflege (integriert in die Tagesstruktur oder separat)	
Blattnummerierung fortlaufend	

Tabelle 4.13: Inhalte einer Maßnahmenplanung

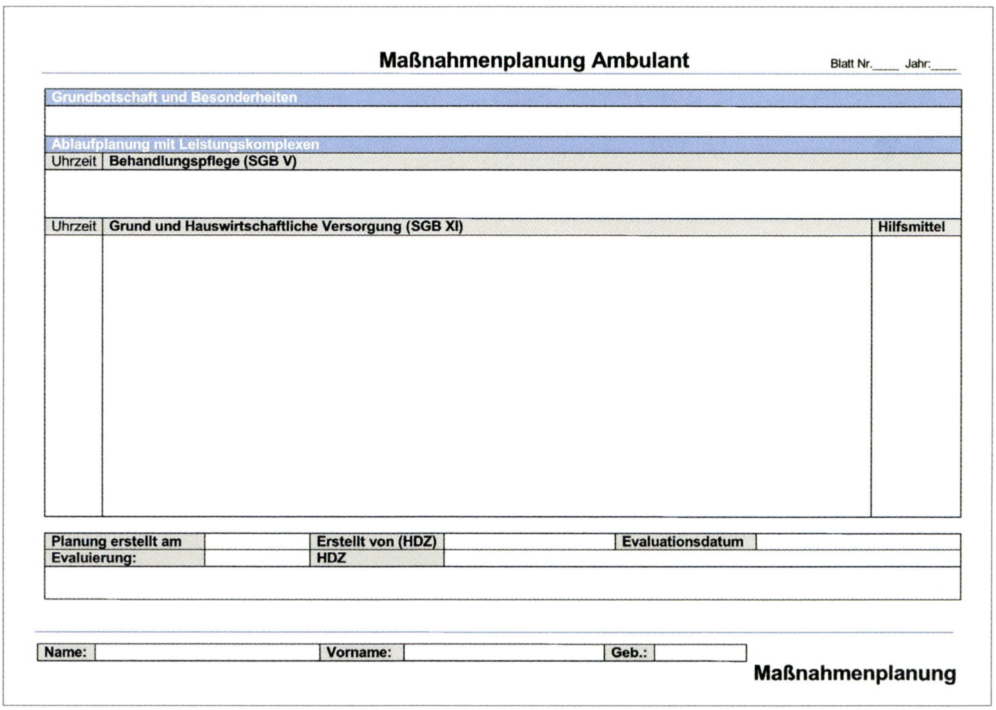
Maßnahmenplanung Ambulant Blatt Nr.____ Jahr:____

Grundbotschaft und Besonderheiten

Ablaufplanung mit Leistungskomplexen

Uhrzeit	Behandlungspflege (SGB V)	
Uhrzeit	Grund und Hauswirtschaftliche Versorgung (SGB XI)	Hilfsmittel

Planung erstellt am		Erstellt von (HDZ)		Evaluationsdatum	
Evaluierung:		HDZ			

Name:		Vorname:		Geb.:	

Maßnahmenplanung

Grafik 4.23: Beispiel Maßnahmenplanung ambulant – Ablaufplan mit Leistungskomplexe

Maßnahmenplanung stationär Blatt Nr.____ Jahr:____

Grundbotschaft und Besonderheiten		
Tagesstrukturplanung		
Uhrzeit	**Maßnahmenplan rational**	**Hilfsmittel**

Planung erstellt am		**Erstellt von (HDZ)**		**Evaluationsdatum**	
Evaluierung:					

Name:		**Vorname:**		**Geb.:**	

Maßnahmenplanung

Grafik 4.23: Beispiel Maßnahmenplanung stationär – Tagesstruktur rational

4.3.3 Integrierung der Mobilitätseinschätzung in die Maßnahmenplanung – ein Praxisbeispiel

Auf Basis der erfassten Informationen, der beschriebenen Wünsche der pflegebedürftigen Person zum Themenbereich „Mobilität", der pflegefachlichen Einschätzung und des daraus resultierenden Verständigungsprozesses wird im zweiten Prozessschritt des Vier-Phasen-Pflegeprozessmodells ein individueller Maßnahmenplan erstellt. Es bietet sich an, entsprechend den fünf Mobilitätskategorien Maßnahmen zur Erhaltung und zur Förderung der Mobilität zuzuordnen und diese im einrichtungsinternen Qualitätsmanagement zu hinterlegen.

Praxisbeispiele Maßnahmenplanung

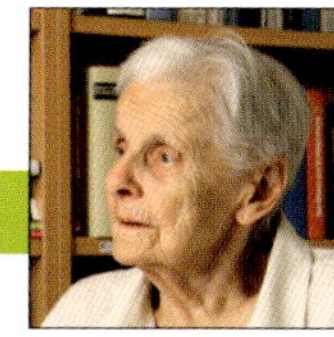

FRAU SIEGLINDE INGE SODEN

Handlungsanleitende Maßnahmenplanung mit Leistungskomplexen ambulant					
Name	Sieglinde Inge Soden	**Geburtsdatum**	8.3.1926	**Handzeichen**	S. Hindrichs
Nr.	1	**Erstellt am**	10.09.2016	**Evaluierung (gepl.)**	30.11.2016
Grundbotschaft: Individuelle Wünsche und Bedürfnisse – Besonderheiten					
Frau Soden ist es sehr wichtig, dass sie selbstbestimmt zu Hause wohnen bleiben kann. Bewegungseinschränkung durch schwere Gelenkarthrose.					
Behandlungspflege (SGB V)					
1x wöchentlich Medikamenten richten (Medikamentenbox) Montag am Abend 1x tgl. Medikamentengabe (morgens vor dem Aufstehen) 2x tgl. Medizinische Einreibung (morgens und abends)					
Grund- und hauswirtschaftliche Versorgung (SGB XI)					

Geplante Zeit ca.	**Maßnahmenbeschreibung**	**Hilfsmittel**
09:00	Medikamentengabe im Bett – vor dem Aufstehen	Mobilitätsmaßnahme
	LK12 - Zubereitung einer einfachen Mahlzeit Morgens eine Kanne Kaffee (Kohleherd) kochen, Flasche Wasser öffnen, Obst schneiden, Frühstück richten und alles auf dem Küchentisch bereitstellen. Frau Soden nimmt die Mahlzeiten nach der Körperpflege selbstständig ein.	
	LK01 - Große Toilette – oben im Badezimmer Personelle Unterstützung beim Auskleiden. Mobilitätsmaßnahme: Waschutensilien bereitlegen, Zahnpasta auf die Zahnbürste auftragen Personelle Unterstützung bei der Körperpflege im Intimbereich, Rücken und Beine Mobilitätsmaßnahme: Medizinische Einreibung an den großen Gelenken Personelle Unterstützung beim Ankleiden, Unterkörper und Knöpfe Notrufknopf anlegen Mobilitätsmaßnahme: Personelle Unterstützung beim Treppen gehen ins Erdgeschoss	Badehocker Haltegriffe im Bad Notrufknopf Haltegriffe an der Treppe
13:00	LK13 - Mittagessen wird geliefert. (Essen auf Rädern)	
19:00	LK12 - Zubereitung einer einfachen Mahlzeit Abends eine Kanne Tee (Kohleherd) kochen, Flasche Wasser öffnen, Abendbrot richten und alles auf dem Küchentisch bereitstellen. Frau Soden nimmt die Mahlzeit im Laufe des Abends selbstständig ein.	
	Medikamentengabe Medizinische Einreibung an den großen Gelenken	Mobilitätsmaßnahme
	LK02 – Kleine Toilette – und Gäste Toilette Personelle Unterstützung beim Umkleiden (Nachtkleidung und Bademantel) Personelle Unterstützung bei der Körperpflege im Intimbereich	Mobilitätsmaßnahme
22:00	Tochter von Frau Soden kommt gegen 22:00 Uhr und hilft ihrer Mutter in den ersten Stock und beim Hinlegen	Mobilitätsmaßnahme
15:00	Niederschwelliges Betreuungsangebot 3-mal wöchentlich Spaziergang und Einkaufen mit Frau Soden zusammen (Mo+Di+Fr) 2-mal wöchentlich Begleitung zur Krankengymnastik (Di+Do)	Rollator Mobilitätsmaßnahme
15:00	**Hauswirtschaftlicher Einsatz** LK16 - Waschen, Bügeln, Putzen (Hauswirtschaftliche Versorgung) – (Dienstag; Donnerstag) 2x wöchentlich Reinigen der Wohnung – Putzmittel stehen im Schrank in der Küche. Schmutzige Wäsche in der Wäschetonne im Bad waschen	

Tabelle 4.14: Handlungsanleitende Maßnahmenplanung mit Leistungskomplexen ambulant Frau Sieglinde Inge Soden

Maßnahmenplanung zum Themenbereich Mobilität ambulant					
Name	Sieglinde Inge Soden	**Geburtsdatum**	8.3.1926	**Handzeichen**	S. Hindrichs
Nr.	1	**Erstellt am**	10.09.2016	**Evaluierung (gepl.)**	30.11.2016

Grundbotschaft: Individuelle Wünsche und Bedürfnisse – Besonderheiten

Frau Soden ist es sehr wichtig, dass sie selbstbestimmt zu Hause wohnen bleiben kann.
Bewegungseinschränkung durch schwere Gelenkarthrose.

Behandlungspflege (SGB V)

1x wöchentlich Medikamente richten (Medikamentenbox) Montag am Abend
1x tgl. Medikamentengabe (morgens vor dem Aufstehen)
2x tgl. Medizinische Einreibung (morgens und abends)

Mobilität und Beweglichkeit

Schmerztherapie
- Medikamentengabe 5-mal am Tag – Bereitstellen der Medikamente für morgens vor dem Aufstehen und abends vor dem Schlafgehen am Bett durch den Pflegedienst
- Medizinische Einreibungen mit verordneter Schmerzsalbe an den betroffenen Gelenken (beide Kniegelenke, Hüftgelenke, Schultergelenke, Ellenbogengelenke und Handgelenke und Rücken) morgens und abends

Grundpflegerische Maßnahme morgens
- Personelle Unterstützung beim Auskleiden
- Waschutensilien bereitlegen, Zahnpasta auf die Zahnbürste auftragen
- Personelle Unterstützung bei der Körperpflege im Intimbereich, Rücken und Beine
- Personelle Unterstützung beim Ankleiden, Unterkörper und Knöpfe
- Notrufknopf anlegen
- Personelle Unterstützung beim Treppen gehen ins Erdgeschoss

Grundpflegerische Maßnahme abends
- Personelle Unterstützung beim Umkleiden (Nachtkleidung und Bademantel)
- Personelle Unterstützung bei der Körperpflege im Intimbereich

Unterstützung Angehörige
Tochter von Frau Soden kommt gegen 22:00 Uhr und hilft ihrer Mutter in den ersten Stock und beim Hinlegen

Niederschwelliges Betreuungsangebot
3-mal wöchentlich Spaziergang und Einkaufen mit Frau Soden zusammen (Mo+Di+Fr)

Krankengymnastik 2-mal in der Woche
Frau Soden wird Dienstag und Donnerstag zur Krankengymnastikpraxis durch den Betreuungsdienst begleitet

Beratung zu Maßnahmen und Übungen zur Erhaltung der Mobilität
Übungen zum Positionswechsel im Bett und Aufrichten und Hinlegen im Bett
- Morgens vor dem Aufstehen und abends beim Hinlegen ins Bett
- Übungen zum Positionswechsel im Bett, Drehen von einer Seite auf die andere Seite im Bett
- Übungen zum Aufrichten im Bett und Übungen zum Hinlegen – Nutzung des Haltegriffes am Bett

Übungen zum stabilen Sitzen
- Übungen zum Aufstehen und Hinsetzen auf einen Stuhl/Sessel/Bett
- Stabilisierungsübung im Bereich des freien Sitzens auf dem Badehocker und Rollator

Übungen zum Stehen und Gehen im Haus im Alltag
- Stehübungen innerhalb des Hauses an Möbeln – Nutzung von Haltemöglichkeiten
- Gehen innerhalb des Haus an den Möbeln entlang – Nutzung von Haltemöglichkeiten
- Gleichgewichtsübungen an Einrichtungsgegenständen im Haus

Übungen zum Treppen gehen
- Treppen hoch- und runtersteigen mit personeller Hilfestellung und Einsatz der Haltgriffe

Bewegung außerhalb des Hauses
- Spaziergänge am Rollator außerhalb des Hauses

Tabelle 4.15: Maßnahmenplanung zum Themenbereich Mobilität ambulant Frau Sieglinde Inge Soden

HERR SAMUEL IGNAZ SAUERBRUCH

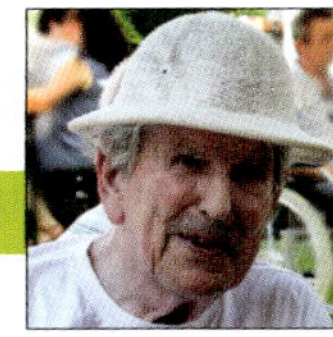

Tagesstrukturierende Maßnahmenplanung					
Name	Prof. Samuel Ignaz Sauerbruch	**Geburtsdatum**	23.01.1921	**Handzeichen**	M. Ahmann
Nr.	1	**Erstellt am**	10.09.2016	**Evaluierung (gepl.)**	01.01.2017
Grundbotschaft: Individuelle Wünsche und Bedürfnisse – Besonderheiten					
Herr Professor Sauerbruch ist ein sehr freundlicher, offener und interessierter Mensch. Er lebt überwiegend in seiner eigenen Welt mit seiner verstorbenen Frau und dem Leben in seinem Haus mit seinem großen Garten. Phasenweise nimmt er seine somatischen Einschränkungen wahr. Ein strukturierter Tagesablauf ist für Herr Sauerbruch wichtig und gibt ihm Sicherheit. – ACHTUNG Aspirationsgefahr!					

Tagesstrukturierende Maßnahmenplanung – Frühdienst			
Geplante Zeit ca.	**Maßnahmenbeschreibung**	**Hilfsmittel**	**VA Pflege**
8:00 -9:00 Uhr Mobilitätsmaßnahme Mobilitätsmaßnahme	Professor Sauerbruch steht in der Regel gegen 8:00 Uhr auf. Körperpflege des Unterkörpers, Versorgung mit Inkontinenzmaterial (Grüne Einlage und Netzhose) und Ankleiden des Unterkörpers erfolgt im Bett (durch Pflegekraft) Herr Sauerbruch wird mit der Transferhilfe (SEBA) im Bett aufgerichtet und mit der Aufstehhilfe in den Rollstuhl transferiert. Körperpflege des Oberkörpers und des Kopfes findet im Badezimmer statt. Tagesformabhängig kann Herr Sauerbruch unter Anleitung einige Handlungen selbst durchführen, die restlichen Handlungen werden durch die Pflegekraft übernommen. Herr Sauerbruch wird nass rasiert durch die Pflegekraft. Auswahl der Tageskleidung nach Wünschen von Herrn Sauerbruch, Übernahme des Anziehens unter Einbeziehung der Restmobilität von Herrn Sauerbruch.	Transferhilfsmittel (SEBA) Aufstehhilfe Rollstuhl Inkontinenzeinlage/ Netzhose	2.1.1. 2.1.2. 4.1.1. 4.2.1.
8:30 Uhr Zeitintervall (1)	30 Minuten vor der Mahlzeit Parkinsonmedikament Madopar Herrn Sauerbruch in den Mund eingeben und ihn beim Schluckvorgang manuell von außen unterstützen – Trinken anreichen, Zeit lassen beim Schlucken.	Beobachtung Schluckvorgang ACHTUNG Aspirationsgefahr	3.1.1. 7.9. Mobilitätsmaßnahme
09:00 – 10:00 Uhr Mobilitätsmaßnahme	Professor Sauerbruch mit dem Rollstuhl in den Speisebereich des Wohnbereichs bringen. Er hat einen festen Sitzplatz und nimmt sein Frühstück in Gesellschaft seiner Tischnachbarn ein. Bereitstellung des Frühstückes (nach Auswahl und mundgerechter Zubereitung) und seines Tees (Schwarzer Tee mit Milch) Beim Essen und Trinken ist die Anwesenheit des Personals zwingend erforderlich – Aspirationsgefahr (unmittelbare Eingriffsbereitschaft). Er benötigt viel Zeit beim Essen und Trinken – Bewegung zum Mund und Schluckvorgang. Phasenweise muss er manuell von außen beim Schlucken unterstützt werden.	Rollstuhl Beobachtung Schluckvorgang ACHTUNG Aspirationsgefahr	2.1.1. 4.4.1. 7.1.
	Medikamente einzeln in den Mund von Herrn Sauerbruch geben und beim Schluckvorgang manuell von außen unterstützen -Trinken anreichen, Zeit lassen beim Schlucken.	Beobachtung Schluckvorgang ACHTUNG Aspirationsgefahr	3.1.1. 7.9. Mobilitätsmaßnahme

10:00 – 12:30 Uhr	Professor Sauerbruch wird am Tag in der Gruppe Birnau (Demenzgruppe II) betreut. Diese hat eine feste Tagesstruktur unter Berücksichtigung des Demenzstadiums.	Rollstuhl	5.2.	Mobilitätsmaßnahme
	Am Vormittag wird Herr Sauerbruch mit dem Rollstuhl zur Toilette gebracht. Einsatz Aufstehhilfe zum Transfer bei der Intimpflege und Inkontienzmaterialwechsel.	Rollstuhl Aufstehhilfe Inkontinenzeinlage/ Netzhose	2.1.1. 4.2.1.	Mobilitätsmaßnahme
Externe Termine	Logopädie – Fester Termin Mittwochs um 12:00 Uhr in der Einrichtung Krankengymnastik/Physiotherapie – Feste Termine Montags und Freitag um 10:30 Uhr in der Einrichtung	Logopädie Krankengymnastik		Mobilitätsmaßnahme
11:30 Uhr Zeitintervall (2)	Verabreichung des Parkinsonmedikamentes	Beobachtung Schluckvorgang	3.1.1. 7.9.	Mobilitätsmaßnahme
12:30 – 13:00 Uhr	Mittagessen im Speisebereich des Wohnbereiches – fester Sitzplatz unter Anwesenheit des Personals – unmittelbare Eingriffsbereitschaft (Aspirationsgefahr)	Rollstuhl Beobachtung Schluckvorgang	2.1.1. 4.4.2. 7.11	
	Medikamente einzeln in den Mund von Herrn Sauerbruch geben und beim Schluckvorgang manuell von außen unterstützen – Trinken anreichen, Zeit lassen beim Schlucken.	Beobachtung Schluckvorgang	3.1.1. 7.9.	Mobilitätsmaßnahme
13:00 – 14:30 Uhr	Toilettengang und Inkontinenzmaterialversorgung	Rollstuhl Aufstehhilfe Inkontinenzeinlage/ Netzhose	2.1.1. 4.3.2.	Mobilitätsmaßnahme
	Zur Mittagsruhe legt sich Herr Sauerbruch auf sein Bett und wird mit einer leichten Decke zugedeckt. Transfer mit Aufstehhilfe und Transferhilfe (SEBA) zum Hinlegen ins Bett. Auskleiden Unterkörper Positionierungsunterstützung im Bett mit Lagerungskissen Oberes Bettgitterseitenteil auf der rechten Seite hochziehen, Bett runterfahren	Aufstehhilfe Transferhilfsmittel (SEBA) Niederflurbett mit geteiltem Bettgitter Lagerungskissen	2.1.1. 2.1.2. 7.1. 7.2.	Mobilitätsmaßnahme
Tagesstrukturierende Maßnahmenplanung – Spätdienst				
14:30 Uhr Zeitintervall (3)	Verabreichung des Parkinsonmedikamentes (30 Minuten vor der Mahlzeit)	Beobachtung Schluckvorgang	3.1.1. 7.9.	Mobilitätsmaßnahme
14:30 – 15:00 Uhr	Herr Sauerbruch wird mit der Transferhilfe (SEBA) im Bett aufgerichtet und mit der Aufstehhilfe in den Rollstuhl transferiert. Ankleiden Unterkörper Toilettengang und Inkontinenzmaterialversorgung	Transferhilfsmittel (SEBA) Aufstehhilfe Rollstuhl Inkontinenzeinlage/ Netzhose	2.1.1. 2.1.2. 4.2.1. 4.3.2.	Mobilitätsmaßnahme
14:30 – 18:00 Uhr	Tee und Kuchen im Speisebereich des Wohnbereiches – fester Sitzplatz Schluckvorgang beachten! Anwesenheit des Personals zur unmittelbaren Eingriffsbereitschaft (Aspirationsgefahr)	Rollstuhl Beobachtung Schluckvorgang	2.1.1. 7.9.	
	Betreuung in der Gruppe Birnau (Demenzgruppe II)	Rollstuhl	5.2	Mobilitätsmaßnahme
	Toilettengang und Inkontinenzmaterialversorgung	Rollstuhl Aufstehhilfe Inkontinenzeinlage/ Netzhose	2.1.1. 4.3.2.	Mobilitätsmaßnahme
17:30 Uhr Zeitintervall (4)	Verabreichung des Parkinsonmedikamentes	Beobachtung Schluckvorgang	3.1.1. 7.9.	Mobilitätsmaßnahme

18:30 – 19:30 Uhr	Abendessen im Speisebereich des Wohnbereiches – fester Sitzplatz Schluckvorgang beachten! Anwesenheit des Personals zur unmittelbare Eingriffsbereitschaft (Aspirationsgefahr)	Rollstuhl Beobachtung Schluckvorgang	2.1.1. 7.9.
	Mobilitätsmaßnahme: Medikamente einzeln in den Mund von Herrn Sauerbruch geben und beim Schluckvorgang manuell von außen unterstützen – Trinken anreichen, Zeit lassen beim Schlucken.	Beobachtung Schluckvorgang	3.1.1. 7.9.
19:30 – 23:00 Uhr Mobilitätsmaßnahme	Körperpflege am Abend mit Aufstehhilfe im Badezimmer Inkontinenzmaterialwechsel Ankleiden von Nachtwäsche und Bademantel Transfer in den Lesesessel im Zimmer, Positionsunterstützung im Sessel Fernseher einschalten, Fernbedienung bereitlegen, Glas Wein und etwas zum Naschen bereitstellen (Nicht in Reichweite von Herrn Sauerbruch) Im Laufe des Abends unter Aufsicht des Personals anbieten.	Rollstuhl Aufstehhilfe Inkontinenzeinlage/ Netzhose Beobachtung Schluckvorgang Achtung Aspirationsgefahr	2.1.1. 4.1.2. 4.2.1. 7.9.
Freitags	Mobilitätsmaßnahme: Duschen am Freitagabend Transfer mit der Aufstehhilfe in Dusche auf den Duschstuhl Duschvorgang und Haarwäsche wird durch die Pflegeperson durchgeführt Inkontinenzmaterialwechsel Ankleiden von Nachtwäsche und Bademantel	Rollstuhl Aufstehhilfe Duschstuhl Inkontinenzeinlage/ Netzhose	2.1.1. 4.1.3. 4.2.1.
20:30 Uhr Zeitintervall (5)	Verabreichung des Parkinsonmedikamentes	Beobachtung Schluckvorgang	3.1.1. 7.9.
23:00 Uhr Mobilitätsmaßnahme	Toilettengang und Inkontinenzmaterialversorgung Zahnpflege Transfer mit Aufstehhilfe und Transferhilfe (SEBA) zum Hinlegen ins Bett. Positionierungsunterstützung im Bett mit Lagerungskissen Oberes Bettgitterseitenteil auf der rechten Seite hochziehen, Bett runterfahren Nachttischlampe am Bett anschalten, gewünschtes Buch reichen	Aufstehhilfe Transferhilfe (SEBA) Inkontinenzeinlage/ Netzhose Niederflurbett mit geteiltem Bettgitter Lagerungskissen	2.1.1. 4.3.2. 7.1. 7.2.
23:30 Uhr Zeitintervall (6)	Mobilitätsmaßnahme: Verabreichung des Parkinsonmedikamentes	Beobachtung Schluckvorgang	3.1.1. 7.9.
Tagesstrukturierende Maßnahmenplanung – Nachtdienst			
Grundbotschaft: Individuelle Wünsche und Bedürfnisse – Besonderheiten			
Herr Sauerbruch geht spät zu Bett und liest lange. In Phasen der Unruhe hilft ihm klassische Musik.			
0:00 – 06:00 Uhr Mobilitätsmaßnahme	Nächtliche Versorgung/Hilfestellung: Kontrollbesuch in der Nacht, wenn Herr Sauerbruch wach ist: Inkontinenzmaterialwechsel im Bett Positionierungsunterstützung im Bett Bei Unruhe in der Nacht, leise klassische Musik abspielen (CD-Gerät am Bett).	Inkontinenzeinlage/ Netzhose Niederflurbett mit geteiltem Bettgitter Lagerungskissen	4.3.2. 7.1. 7.2.
Datum Evaluierung		**Grund der Evaluierung**	
Evaluierungstext			

Tabelle 5.16: Maßnahmenplanung stationär Herr Samuel Ignaz Sauerbruch

Maßnahmenplanung zum Themenbereich Mobilität stationär					
Name	Prof. Samuel Ignaz Sauerbruch	**Geburtsdatum**	23.01.1921	**Handzeichen**	M. Ahmann
Nr.	1	**Erstellt am**	10.09.2016	**Evaluierung (gepl.)**	01.01.2017

Grundbotschaft: Individuelle Wünsche und Bedürfnisse – Besonderheiten

Herr Professor Sauerbruch ist ein sehr freundlicher, offener und interessierter Mensch. Er lebt überwiegend in seiner eigenen Welt mit seiner verstorbenen Frau und dem Leben in seinem Haus mit seinem großen Garten. Phasenweise nimmt er seine somatischen Einschränkungen wahr.
Ein strukturierter Tagesablauf ist für Herr Sauerbruch wichtig und gibt ihm Sicherheit. – ACHTUNG Aspirationsgefahr!

Mobilität und Beweglichkeit

Medikamentenbehandlung
- Medikamentengabe 6-mal am Tag – Gabe des Parkinsonmedikamentes zu festen Zeiten(8:30, 11:30, 14:30, 17:30, 20:30,23:30 Uhr)

Grundpflegerische Maßnahme morgens
- Herr Sauerbruch wird mit der Transferhilfe (SEBA) im Bett aufgerichtet und mit der Aufstehhilfe in den Rollstuhl transferiert.
- Körperpflege des Oberkörpers und des Kopfes findet im Badezimmer statt. Tagesformabhängig kann Herr Sauerbruch unter Anleitung einige Handlungen selbst durchführen, die restlichen Handlungen werden durch die Pflegekraft übernommen.
- Auswahl der Tageskleidung nach Wünschen von Herrn Sauerbruch, Übernahme des Anziehens unter Einbeziehung der Restmobilität von Herrn Sauerbruch. <

Vormittag
- Professor Sauerbruch mit dem Rollstuhl in den Speisebereich des Wohnbereichs bringen.
- Er hat einen festen Sitzplatz und nimmt sein Frühstück in Gesellschaft seiner Tischnachbarn ein.
- Professor Sauerbruch wird am Tag in der Gruppe Birnau (Demenzgruppe II) betreut. Diese hat eine feste Tagesstruktur unter Berücksichtigung des Demenzstadiums.
- Am Vormittag wird Herr Sauerbruch mit dem Rollstuhl zur Toilette gebracht.
- Einsatz Aufstehhilfe zum Transfer bei der Intimpflege und Inkontienzmaterialwechsel.
- Zur Mittagsruhe legt sich Herr Sauerbruch auf sein Bett und wird mit einer leichten Decke zugedeckt.
- Transfer mit Aufstehhilfe und Transferhilfe (SEBA) zum Hinlegen ins Bett.
- Positionierungsunterstützung im Bett mit Lagerungskissen

Nachmittag
- Herr Sauerbruch wird mit der Transferhilfe (SEBA) im Bett aufgerichtet und mit der Aufstehhilfe in den Rollstuhl transferiert.
- Toilettengang und Inkontinenzmaterialversorgung (Aufstehhilfe)
- Betreuung in der Gruppe Birnau (Demenzgruppe II)
- Toilettengang und Inkontinenzmaterialversorgung (Aufstehhilfe)

Grundpflegerische Maßnahme abends
- Körperpflege am Abend mit Aufstehhilfe im Badezimmer
- Toilettengang und Inkontinenzmaterialversorgung (Aufstehhilfe)
- Transfer mit Aufstehhilfe und Transferhilfe (SEBA) zum Hinlegen ins Bett.

Duschen am Freitagabend
- Transfer mit der Aufstehhilfe in Dusche auf den Duschstuhl Duschvorgang und Haarwäsche wird durch die Pflegeperson durchgeführt
- Inkontinenzmaterialwechsel
- Ankleiden von Nachtwäsche und Bademantel

Nachts
- Positionierungsunterstützung im Bett

Krankengymnastik 2-mal in der Woche
- Krankengymnastik/ Physiotherapie – feste Termine Montags und Freitag um 10:30 Uhr in der Einrichtung

Beratung und Anleitung zu Maßnahmen und Übungen zur Erhaltung der Mobilität Übungen zum Positionswechsel im Bett und Aufrichten und Hinlegen im Bett ▪ Übungen zum Positionswechsel im Bett, Drehen von einer Seite auf die andere Seite im Bett mit personeller Hilfestellung ▪ Übungen zum Aufrichten im Bett und Übungen zum Hinlegen – Einsatz der Aufrichthilfe SEBA ▪ Übungen zum Stehen ▪ Übungen zum Stehen mit der Aufstehhilfe ▪ Steh- und Haltungsübungen in aufrechter Position mit der Aufstehhilfe Sitzen im Rollstuhl ▪ Übungen zur Förderung der Rumpfstabilität Bewegung außerhalb des Hauses ▪ Spaziergänge innerhalb und außerhalb der Einrichtung mit personeller Hilfestellung im Rollstuhl

Tabelle 5.17: Maßnahmenplanung nach Themenfelder stationär Herr Samuel Ignaz Sauerbruch

4.3.4 Unterstützungsangebote entsprechend den fünf Mobilitätskategorien

Unterstützungsangebote zu den fünf Mobilitätskategorien	
A1: Positionswechsel	Übungen zum Positionswechsel im Bett – Drehen im Bett
	Beine aufstellen im Bett und wieder strecken
	Bewegungsübungen in liegender Position im Bett
A2: Transfer	Übungen zum Aufrichten im Bett und Übungen zum Hinlegen
	Aufstehen und hinlegen ins Bett
	Aufstehen und hinsetzen ins Bett mithilfe eines Rollators
	Aufstehen und hinsetzen ins Bett aus dem Rollstuhl (Transfer)
	Übungen für einen sicheren Transfer mit personeller Hilfe
	Übungen für einen sicheren Transfer mit einer Drehscheibe
	Übungen für einen sicheren Transfer mit einem Rutschbrett
	Übungen für einen sicheren Transfer mit einer Gleitmatte
	Übungen für einen sicheren Transfer mit einem Haltegurt
	Übungen für einen sicheren Transfer mit einer Aufstehhilfe
	Übungen für einen sicheren Transfer mit einem Lifter
A3: Sitzen im Stuhl	Aufstehen und hinsetzen auf einen Stuhl
	Aufstehen und hinsetzen auf einen Stuhl mithilfe eines Rollators
	Aufstehen und hinsetzen auf einen Stuhl mit personeller Hilfe
	Umsetzen vom Rollstuhl auf einen Stuhl
	Hinsetzen und Verlassen des Rollstuhls mit einer Aufstehhilfe
	Hinsetzen und Verlassen des Rollstuhls mit Einsatz eines Lifters
	Stabilisierungsübung im Bereich des freien Sitzens
	Rumpfstabilisierungsübungen zum Sitzen im Rollstuhl
	Sitzgymnastik

A4: Stehen/Gehen/Treppensteigen	Stehübungen ohne Hilfsmittel
	Stehübungen mit Gehstock
	Stehübungen am Rollator
	Stehübungen mit personeller Hilfe
	Stehübungen mit der Aufstehhilfe
	Gleichgewichtsübungen ohne Hilfsmittel
	Gleichgewichtsübungen mit Gehstock
	Gleichgewichtsübungen mit Rollator
	Gleichgewichtsübungen mit personeller Hilfe
	Gehübungen ohne Hilfsmittel
	Gehübungen mit Gehstock
	Gehübungen mit dem Rollator
	Gehübungen mit dem Easy Walker
	Gehübungen mit personeller Hilfe
	Fortbewegungsübungen mit dem Rollstuhl ohne Fußstützen
	Übungen zum Treppensteigen
A5: Bewegung innerhalb/außerhalb der Einrichtung	Spaziergänge außerhalb der Einrichtung ohne Hilfsmittel
	Spaziergänge außerhalb der Einrichtung mit dem Gehstock
	Spaziergänge außerhalb der Einrichtung mit dem Rollator
	Spaziergänge außerhalb der Einrichtung mit dem Easy Walker
	Spaziergänge außerhalb der Einrichtung mit dem Rollstuhl

Tabelle 5.18: Unterstützungsangebote zu den fünf Mobilitätskategorien

4.4 Prozessschritt – Berichteblatt

Das Berichteblatt wird von allen an der Pflege- und Betreuung beteiligten Berufsgruppen genutzt, um tagesaktuelle Veränderungen oder Abweichungen von der Maßnahmenplanung zu erfassen.

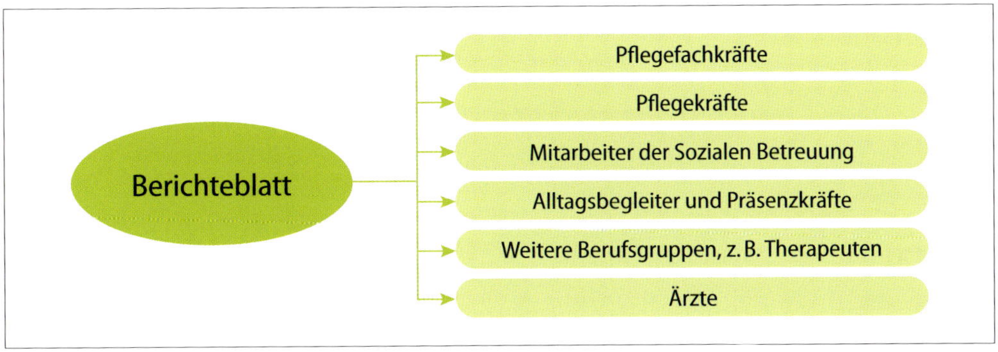

Grafik 4.24: Berufsgruppen, die das Berichteblatt nutzen

Das Berichteblatt wird somit zum Informationsmittelpunkt der Pflege und Betreuungsdokumentation, in dem alle aktuellen Ereignisse bezüglich der pflegebedürftigen Personen der unterschiedlichen an der Pflege beteiligten Berufsgruppen zusammentreffen.

Das Berichteblatt erhält im Strukturmodell zur Entbürokratisierung der Pflegedokumentation wieder seine ursprünglich vorgesehene Funktion, indem hier nur Abweichungen von den geplanten Maßnahmen und Besonderheiten, wie z. B. Krisensituation nach einem Sturz, erfasst werden.

Vorgegebene Eintragungsmechanismen, wie z. B. einen Eintrag pro Schicht zu jedem Pflegebedürftigen, sind nicht erforderlich, sondern erschweren im Gegenteil die Übersicht und die Arbeit mit diesem Prozessschrittelement, in dem der Fokus auf Abweichungen und Besonderheiten liegt.

Besonderheiten oder Ereignisse für die Zusatzdokumente, die im Rahmen des Qualitätsmanagements entwickelt worden sind, wie z. B. Sturzprotokolle oder Fallbesprechungsformulare, werden im Berichteblatt erfasst und man erhält so eine übersichtliche klar strukturierte Ablaufdarstellung des Pflege- und Betreuungsverlaufes.

Das Berichteblatt ist das zentrales Steuerungs– und Kommunikationsinstrument in einer schlanken Pflegdokumentation. Eine schnelle Übersichtlichkeit und Nachvollziehbarkeit bei Veränderungen im Pflegeprozess werden somit sichergestellt und bilden die Grundlage für die Evaluation.

4.4.1 Die Funktion des Berichteblattes

In der grundpflegerischen Versorgung mit ihren beschriebenen, routinemäßigen und wiederkehrenden Abläufen der Pflege und Betreuung konzentrieren sich die Aufzeichnungen im Berichteblatt ausschließlich auf das Dokumentieren von Abweichungen aus der geplanten Maßnahme sowie aktueller Ereignisse.

Maßnahmen der psychosozialen Betreuung und therapeutische Maßnahmen gehören ebenfalls dazu, trotz Erbringung durch andere Berufsgruppen. Voraussetzung für den Verzicht auf die Dokumentation von immer wiederkehrenden Routinemaßnahmen ist jedoch, dass die zu erbringenden Leistungen auf einer individuellen Maßnahmenplanung beruhen. Die Pflegefachkraft hat den Pflegeprozess zu überwachen, zu steuern und sich von der Durchführung der Maßnahmen zu überzeugen.

Im Berichteblatt können zusätzlich (gemäß Funktion sowie Verantwortungsbereich) alle an der Pflege und Betreuung beteiligten Personen, z. B. Mitarbeiter aus dem Bereich der Betreuung, andere therapeutische Gesundheitsfachberufe, Servicekräfte usw. Eintragungen vornehmen. Hierzu bedarf es klarer Vorgaben des Pflege- und Qualitätsmanagements unter Berücksichtigung des Datenschutzes.

Alle an der Pflege und Betreuung der pflegebedürftigen Person Beteiligten können ihre Informationen in das Berichteblatt eintragen. So kann sichergestellt werden, dass alle den gleichen aktuellen Wissensstand zum Pflegebedürftigen haben und aus den Informationen notwendige Handlungsschritte abgeleitet werden können.

Auf Grundlage von Informationseintragungen, von Abweichungen der geplanten Maßnahmen oder Ereignisse, kann das weitere Vorgehen im Rahmen des kleinen Evaluationskreislaufs nachvollziehbar abgebildet werden.

- Eine pflegefachliche Diskussion und ein Austausch von Erkenntnissen zur pflegebedürftigen Person sind dann in Dienstübergaben oder Fallbesprechungen möglich.
- Fehlentwicklungen und Risiken werden so schneller erkannt und mit einer Anpassung des Maßnahmeplans kann diesen gegengesteuert werden.
- Das Berichteblatt kann gleichfalls genutzt werden, um kurzfristige Beobachtungen oder Erhebungen, beispielsweise eines Gewichtsverlaufs, die Erfassung der Trinkmenge oder die Reaktion auf eine neue Maßnahme zu dokumentieren.
- Beobachtungen und Informationen der Pflegekräfte, Betreuungskräfte und Servicekräfte sind für die individuelle Pflege absolut unerlässlich, denn gerade dieser Personenkreis hat während des Tagesablaufes einen engen Kontakt zu den Pflegebedürftigen, er begleitet und unterstützt sie.
- Eintragungen von externen Therapeuten und Hinweise zu therapeutischen Maßnahmen unterstützen die Versorgung der Pflegebedürftigen. Die Hinweise der Therapeuten sind wichtiger Bestandteil der Versorgung und fließen somit in den Tagesablauf mit ein.

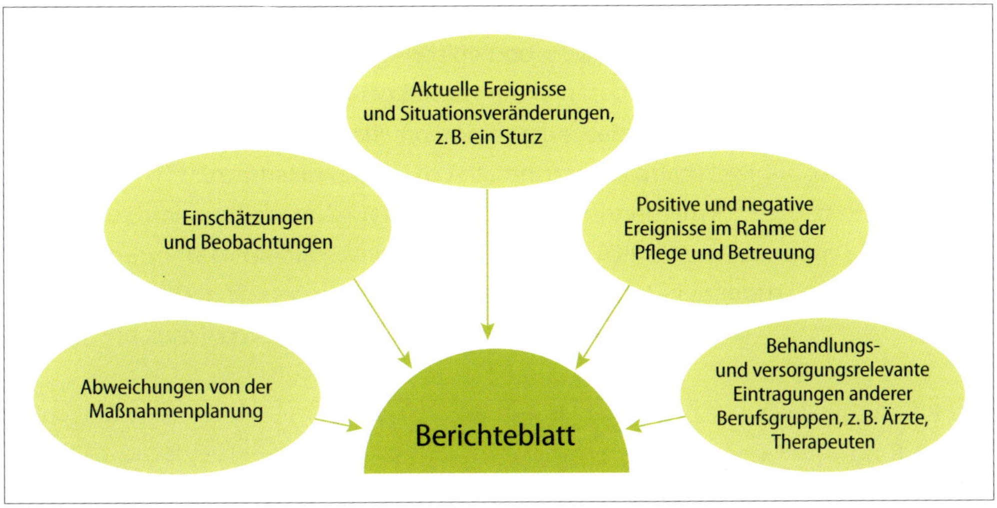

Grafik 4.25: Eintragungen im Berichteblatt

4.4.2 Eintragungen im Berichteblatt

Eintragungen im Berichteblatt müssen unter pflegefachlicher Sicht bewertet und evaluiert werden und bei Bedarf müssen entsprechende Maßnahmen z. B. Kontaktaufnahme mit dem behandelnden Arzt eingeleitet werden. Ob eine Fallbesprechung oder eine Pflegevisite durchgeführt werden sollte, obliegt ebenfalls, je nach Einrichtungsfestlegungen der Entscheidungsbefugnis von PFK, WBL, PDL.

Die Ergebnisse sind entsprechend im Berichteblatt zu protokollieren und bei Bedarf muss die Maßnahmenplanung angepasst werden.

Die Dokumentationsstruktur der Einrichtung gibt vor, welche Dokumente (Programmbereiche) für den Pflegeprozess einsetzt und genutzt werden. Den Mitarbeiter muss diese Dokumentationsstruktur bekannt sein, um evtl. erforderliche Zusatzdokumente, z. B. Medikamentenblatt, Wunddokumentation, bei Bedarf entsprechend einzusetzen.

Eintragungen im Berichteblatt lösen somit immer eine pflegefachliche Handlung aus. Dienstübergaben erhalten eine andere Dynamik mit einer schlankeren Pflegedokumentation im Vier-Phasen Pflegeprozessmodell, so werden die Eintragungen besprochen und fachlich bewertet, ob sie einer weiteren Beobachtung bedürfen oder wo es einen akuten Handlungsbedarf gibt. Ein Beispiel hierzu wäre die Kontaktaufnahme mit dem Hausarzt, um eine Schmerzproblematik zu besprechen und evtl. eine andere Medikation von Schmerzmittel durch den Hausarzt anzusetzen.

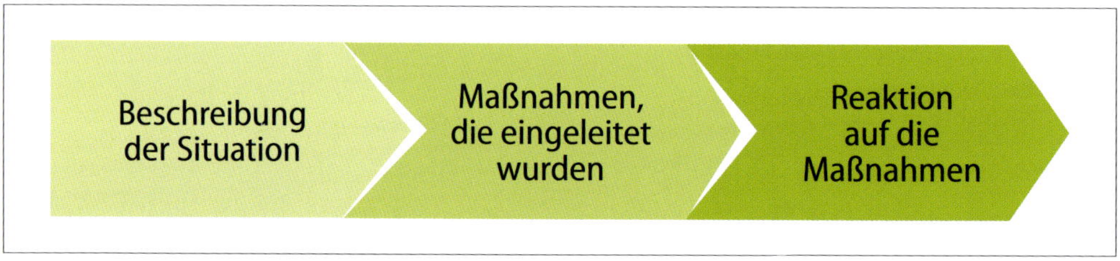
Beschreibung der Situation
Maßnahmen, die eingeleitet wurden
Reaktion auf die Maßnahmen

Grafik 4.26: Handlungskette nach einem Ereignis

Es ist erforderlich, dass alle an der Pflege und Betreuung Beteiligten mit in die Beobachtung der Pflegebedürftigen einbezogen werden. So kann sichergestellt werden, dass die veränderten Maßnahmen und die Reaktion der Pflegebedürftigen darauf entsprechend bewertet werden können.

4.4.3 Praxisbeispiele Berichteblatt

Frau Sieglinde Inge Soden

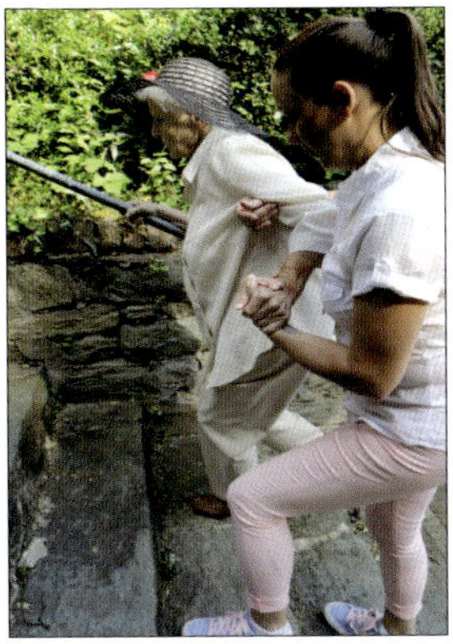 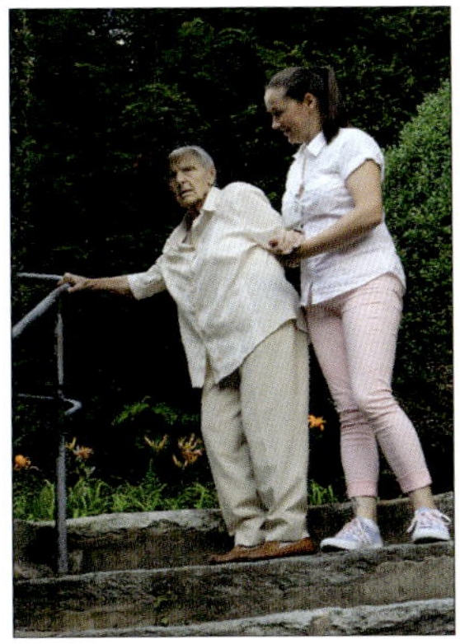 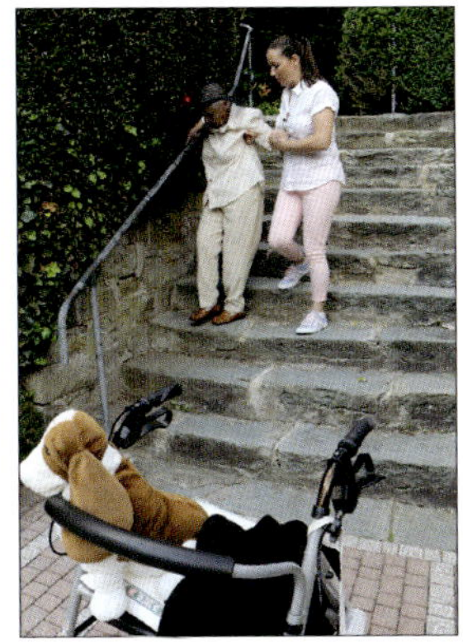

Datum	Abweichungen/Beobachtungen pflege-und betreuungsrelevante Ereignisse	Hdz.
20.09.2016	Heute während des Spazierganges im Park zusammen mit Frau Soden Treppen steigen geübt. Dabei wurde Frau Soden am rechten Arm unterstützt und mit der linken Hand hat sie sich am Gelände festgehalten. 10 Treppenstufen hoch- und runtergegangen. Sie war sehr stolz und erzählte mir, dass sie schon seit Jahren diese Treppe nicht mehr hochgegangen wäre.	S.Hin
22.09.2016	Frau Soden war heute bei ihrem Hausarzt. Dieser ist sehr zufrieden mit der medizinischen Versorgung von Frau Soden, die ihm erzählte, dass sich ihre Schmerzen deutlich verringert haben und dass sie jetzt Hilfestellung zu Hause erhält und daher dort auch weiter wohnen bleiben kann. Ihre Schmerzsituation (Anlaufschmerz morgens) schätzt sie selbst als akzeptabel und stabil ein. Es beeinträchtigt sie nicht an der Teilnahme am sozialen Alltagsleben.	U.Rom
23.09.2016	Die Haltegriffe wurden im Schlafzimmer, im Badezimmer oben, im WC unten und an der Treppe angebracht. Mit Frau Soden die Nutzung der Haltegriffe an den unterschiedlichen Orten geübt und erklärt.	S.Hin
28.09.2016	Frau Soden klagte bei der Abendversorgung über Schmerzen in ihren Beinen und wollte früh zu Bett gehen. Sie wurde beim Treppen gehen nach oben begleitet, die abendliche Versorgung wurde im oberen Badezimmer durchgeführt und Frau Soden ins Bett begleitet. Tochter Frau Hoffmann telefonisch informiert, dass ihre Mutter sich bereits hingelegt hat und sie heute Abend nicht mehr vorbeikommen muss.	M.Ahm

Tabelle 5.19: Beispiele aus dem Berichteblatt zur Mobilität bei Frau Sieglinde Inge Soden

Herr Samuel Ignaz Sauerbruch

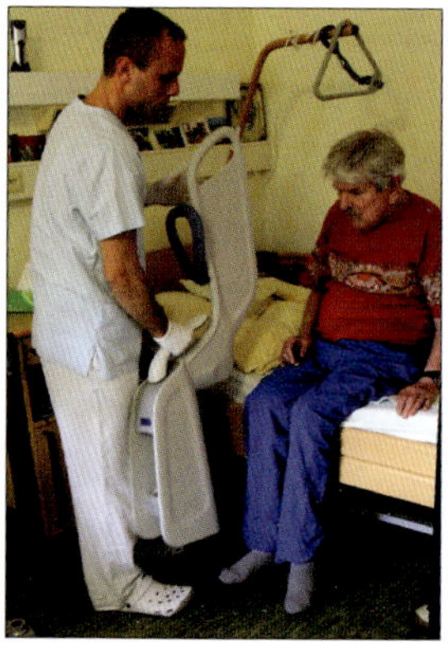

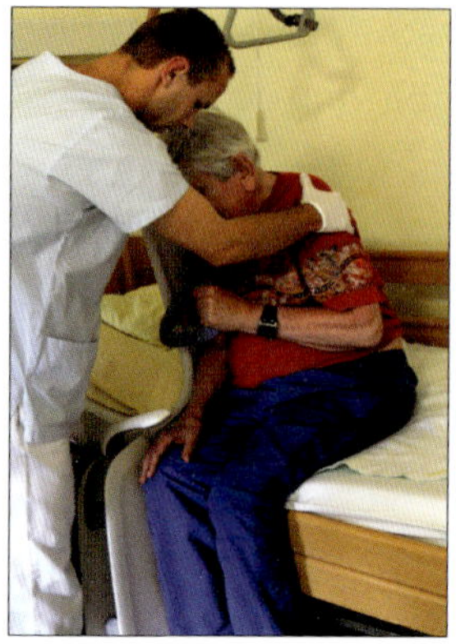

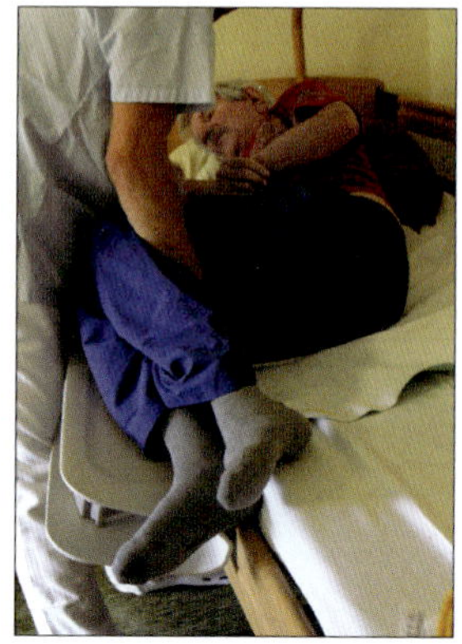

Datum	Abweichungen/Beobachtungen pflege-und betreuungsrelevante Ereignisse	Hdz.
20.05.2016 9:00 Uhr	Einsatz neues Mobilitätshilfsmittel: Bei Herrn Sauerbruch wurde heute erstmalig die Aufrichthilfe SEBA eingesetzt. Zusammen mit dem Team und Herrn Sauerbruch wurde die konkrete Anwendung des Hilfsmittels zum Aufrichten und Hinlegen im Bett durchgeführt/eingeübt. Nach anfänglicher Skepsis sowohl bei Herrn Sauerbruch als auch im Pflegeteam konnten nach Einweisung durch die Firma die Vorteile für beide Seiten beim Transfer verdeutlicht werden. Hilfsmittel wird für die nächsten fünf Tage beim Aufrichten und Hinlegen im Bett eingesetzt. Entsprechende Eintragungen und Bewertungen, bitte bei jedem Transfer im Berichteblatt für die nächsten fünf Tage.	S.Hin
13:00 Uhr	Herr Sauerbruch mittels Aufstehthilfe ins Bett transferiert nach dem Mittagessen. Einsatz SEBA (Aufrichthilfe) zum Hinlegen von Herrn Sauerbruch. Herr Sauerbruch musste bei der Handhabung verbal angeleitet werden, dass er sich mit der Hand an der SEBA festhalten soll und nicht wie sonst an der Pflegekraft. Kineastischer sicherer Transfer erfolgte.	U.Rom
14:30 Uhr	Aufrichten im Bett unter Einsatz der SEBA, Herrn Sauerbruch unterstützt, wie er sich festhalten soll. Beim Aufrichten zeigte er sich ängstlich und ließ den Griff los und umklammerte die Pflegekraft.	M.Ahm
19:30 Uhr	Hinlegen ins Bett erfolgt mittels SEBA unter Anleitung durch die Pflegekraft. Der Einsatz der SEBA wird beim Hinlegen zurzeit schon wesentlich besser toleriert von Herrn Sauerbruch als das Aufrichten.	M.Ahm
	....	

Datum	Abweichungen/Beobachtungen pflege-und betreuungsrelevante Ereignisse	Hdz.
25.05.2016 10:00 Uhr	Beurteilung Einsatz Mobilitätshilfsmittel SEBA Herr Sauerbruch wurde in den letzten 5 Tagen immer unter Einsatz der SEBA im Bett aufgerichtet bzw. hingelegt. Nach anfänglichen Schwierigkeiten in der Anwendung, sowohl bei Herrn Sauerbruch als auch beim Pflegepersonal, erfolgt der Einsatz des Hilfsmittels nun problemlos und erleichtert den Transfer. Einsatz SEBA zum Hinlegen und Aufrichten im Bett wird in die Maßnahmenplanung aufgenommen	S.Hin

Tabelle 5.19: Beispiele aus dem Berichteblatt zur Mobilität bei Herr Prof. Samuel Ignaz Sauerbruch

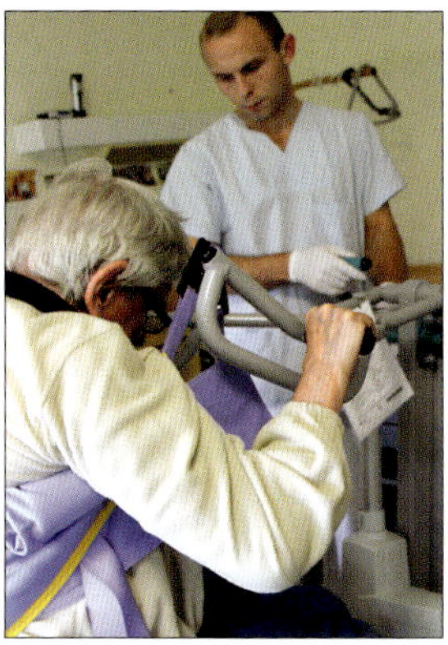

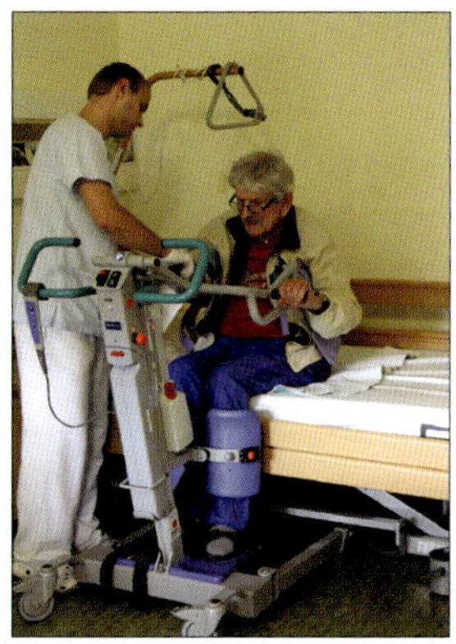

4.4 Prozessschritt – Evaluation

Das Wort Evaluation wird abgeleitet vom lateinischen Begriff„Valeo, Valere" und bedeutet eine Ware oder einen Prozess in ihrem/seinen Wert zu bewerten[12]. Der Prozess der Evaluation soll sowohl für den Pflegebedürftigen als auch für die Pflegefachkraft einen motivierenden Charakter haben, um zu überprüfen, ob die geplanten und durchgeführten Mobilitätsmaßnahmen die gewünschte und vereinbarte Wirkung haben. Dabei ist es besonders wichtig, dass der gesamte Mobilitätsprozess betrachtet und bewertet wird und der Fokus nicht nur ausschließlich auf dem Ergebnis liegt. Die Evaluation dient der Überprüfung der Wirksamkeit der mobilitätsfördernden Maßnahmen und ist ein pflegefachliches Überprüfungsinstrument, um die Maßnahmen an die Bedürfnisse

12 A. Löser: Auswertung des Pflegeprozesses, 2010, Seite 9

und Ressourcen der pflegebedürftigen Person anzupassen. Somit ist der Prozess der Evaluation eine Qualitätssicherungsmaßnahme im Rahmen der Pflegeoptimierung.

Die Evaluation dient zur Einschätzung der Wirkung individueller Angebote und Maßnahmen sowie zur Reaktion auf aktuelle Veränderungen im Pflege- und Betreuungsprozess.

4.4.1 Gründe für Evaluierungsprozess

Im Verlauf des Pflege- und Betreuungszeitraum kommt es durch unterschiedliche Einflussfaktoren und im zeitlichen Verlauf zu Veränderungen des Mobilitätsstatus. Kommt es zu einer Mobilitätsstatusveränderung, ist eine Anpassung der Mobilitätsmaßnahmenplanung erforderlich. Im Rahmen der Qualitätssicherung dient die festgelegte Überprüfung der Mobilitätsmaßnahmen nach einem definierten Zeitraum als Qualitätsinstrument zur Überprüfung der Mobilitätsmaßnahmen hinsichtlich ihrer Wirksamkeit und dem Verständigungsprozess mit dem pflegebedürftigen Menschen und der Pflegefachkraft. Bei gravierenden gesundheitlichen Veränderungen und insbesondere bei akuten Veränderungen des Mobilitätsstatus muss eine Evaluierung der Mobilitätsmaßnahmen unmittelbar zeitnah erfolgen.

Evaluation findet täglich statt, ohne dass wir uns im pflegerischen Alltag dessen bewusst sind. Bei jeder Pflegehandlung wird automatisch durch die Pflegefachkraft die Eignung der angewendeten Mobilitätsmaßnahme überprüft. Wird bei einer pflegebedürftigen Person z. B. geplant, dass die Körperpflege am Morgen im Stehen am Waschbecken erfolgen soll, so wird bei einer akuten Mobilitätstatusveränderung z. B. durch einen akuten Infekt, die Pflegefachkraft professionell agieren und alternativ dem Betroffenen die Körperpflege im Sitzen anbieten und durchführen.

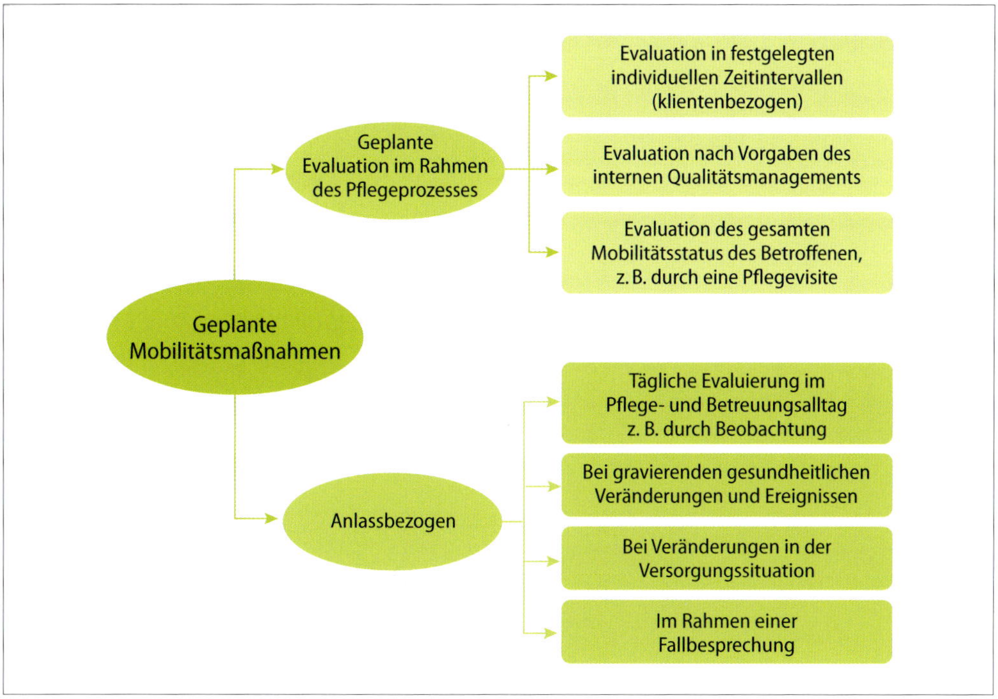

Grafik 4.27: Anlässe für Evaluation

Im Pflegealltag kommt es immer wieder zu solchen Anpassungsprozessen. Diese Abweichung von den geplanten Mobilitätsmaßnahmen sowie die daraus resultierenden Anpassungen werden im Berichteblatt erfasst. Somit sind Veränderungsprozesse im Bereich der Mobilität über das Berichteblatt schnell, übersichtlich erkennbar und es kann eine anlassbezogene Evaluation der Mobilitätsmaßnahmen sowie eine evtl. erforderliche Anpassung der Mobilitätsmaßnahmen erfolgen.

4.4.2 Evaluierungskriterien für die Mobilitätsmaßnahmenplanung

Zur Beurteilung der Mobilitätsmaßnahme sollte der aktuelle Mobilitätsstatus der pflegebedürftigen Person, über die gleiche Einschätzungsmethode eingeschätzt werden wie bei der Ersteinschätzung.

Diese umfasst folgende Bereiche:

- Selbständiger Lagewechsel in liegender Position
- Selbständiges Halten einer aufrechten Sitzposition
- Selbständiger Transfer (aufstehen, sich hinsetzen, sich umsetzen)
- Selbständige Fortbewegung über kurze Strecken (Wohnräume)
- Selbständiges Treppensteigen

Die Wirksamkeit und Angemessenheit der Mobilitätsmaßnahmen wird nicht nur über die Erfassung von Veränderungen der Mobilität erfasst, sondern es sollten darüber hinaus folgende drei Fragestellungen mit einbezogen werden.

Weisen die geplanten Mobilitätsmaßnahmen ein adäquates Belastungsniveau auf?	▪ Fragestellung: Dauer, Häufigkeit und Intensität der Mobilitätsmaßnahmen müssen den Ressourcen des pflegebedürftigen Person entsprechen und sie körperlich, kognitiv und emotional weder über- noch unterfordern
Entsprechen die Mobilitätsmaßnahmen den Bedürfnissen der pflegebedürftigen Person?	▪ Bedürfnisorientierung in Hinblick auf Erhaltung und Förderung der Mobilität ▪ Maßnahmen umfassen in aller Regel körperliche Übungen oder Aktivitäten der pflegebedürftigen Person. Ohne deren Motivation werden sie nicht, nicht korrekt oder nicht vollständig durchgeführt. ▪ Eigenmotivation ist äußerst wichtig, weil die meisten Methoden zur Verbesserung der Mobilität über eine längere Zeit (Wochen oder Monate) zur Anwendung kommen müssen, um Wirkung zu entfalten.
Überprüfung, ob andere Faktoren Einfluss auf die Mobilität genommen haben – unabhängig von den geplanten Mobilitätsmaßnahmen?	▪ Nach einer erheblichen Verschlechterung z. B. der kognitiven ▪ Fähigkeiten, kann sich auch die Mobilität verschlechtern, ohne dass Rückschlüsse auf die Wirksamkeit von Maßnahmen gezogen werden können.

Grafik 4.28: Überprüfung der Wirksamkeit und Angemessenheit der Mobilitätsmaßnahmen

Der Expertenstandard empfiehlt im Rahmen der Evaluation eine Aktualisierung der Einschätzung vorzunehmen. Bei Veränderungen und aktuellen Ereignissen muss die Evaluation der Mobilitätsmaßnahmen in kürzeren Zeitabständen durchgeführt werden als die ursprünglich geplanten Zeitabstände, in denen eine Aktualisierung der Einschätzung erfolgen sollte.

Die Ergebnisse zeigen, ob die individuellen Mobilitätsmaßnahmenplanungen angepasst werden sollten hinsichtlich Häufigkeit, Dauer und Intensität der Mobilitätsmaßnahmen, ob Maßnahmen ergänzt werden bzw. beendet werden sollten oder Planung neuer Maßnahmen (z. B. einzelner Übungssequenzen) erforderlich ist.

Die Ergebnisse der Evaluation müssen in übersichtlicher, nachvollziehbarer Form schriftlich zusammengefasst werden.

Diese Zusammenfassung sollte, abhängig vom pflegerischen Auftrag, Aussagen zu folgenden Punkten umfassen:

- Aktueller Status der Mobilität
- Veränderungen der Mobilität seit der ersten Einschätzung und dem letzten Evaluierungszeitpunkt
- Plangemäße Durchführung der Maßnahmen
- Motivation der pflegebedürftigen Person
- Anpassungsbedarf in der Maßnahmenplanung
- Besonderheiten z. B. veränderte gesundheitliche Situation.

Werden Mobilitätsbeeinträchtigungen von Ärzten oder anderen Therapeuten behandelt, werden diese über festgestellte Veränderungen der Mobilität und die Anpassung der Mobilitätsmaßnahmen in geeigneter Form informiert.

Anpassungen der Mobilitätsmaßnahmenplanung, die aufgrund der Evaluation erfolgen, werden mit den Gründen, warum eine Anpassung erforderlich ist, kenntlich gemacht.

Das Evaluationsergebnis muss in schriftlicher Form eindeutig zugeordnet und nachvollziehbar erkennbar sein.

4.4.3 Instrumente einer Evaluation

Beobachtung

Unter Beobachtung wird eine zielgerichtete und ständige Beobachtung des körperlichen und seelischen Befindens der pflegebedürftigen Person verstanden. Änderungen im Verhalten, Verschlechterung des Gesundheitszustandes, Veränderung des Hilfebedarfs und Komplikationen können durch eine Beobachtung frühzeitig erkannt werden. Dazu ist eine professionelle Beobachtungskompetenz der Pflegefachkraft von Bedeutung. Krankenbeobachtung findet immer zu statt, während der Körperpflege, bei Gesprächen, beim Essen, bei jedem Kontakt mit der pflegebedürftigen Person im pflegerischen Alltag. Im Bereich der Mobilität geht es vor allem darum, Verbesserung oder Verschlechterung der Bewegungsfähigkeit des Pflegebedürftigen zu erkennen. Dazu gehört z. B. das frühzeitiges Erkennen und Wahrnehmen von Schmerzen und den sich daraus evtl. resultierenden Bewegungseinschränkungen. Bei Gabe von Analgetika ist die Wirkung zu beobachten und zu dokumentieren. Auch das Erkennen einer Unter- und Überforderung bei der Durchführung von Mobilitätsmaßnahmen ist wichtig.

Die Einschätzung und Beurteilung, ob die Mobilitätsmaßnahmenplanung angemessen sind und den Bedürfnissen der pflegebedürftigen Person entsprechen, ist ebenfalls eine Form der pflegefachlichen Beobachtung. Somit ist im alltäglichen Versorgungsablauf durch eine gezielte Beobachtung unmittelbar zu erkennen, ob der Mobilitätsmaßnahmenplan angepasst werden muss oder ob beispielsweise einzelne Interventionen in der Dauer und/oder im Umfang angemessen sind für die pflegebedürftige Person.

Veränderungen und Abweichungen werden im Berichteblatt erfasst.

Fallbesprechung

Die Fallbesprechung oder das Fallgespräch ist ein Instrument der internen Qualitätssicherung. In der Regel wird anlassbezogen aufgrund eines aktuellen Ereignisses bzw. auf Basis der Verlaufsdokumentation im Berichteblatt die aktuelle Versorgungssituation des Pflegebedürftigen nach einer festgelegten Struktur im Betreuungs- und Pflegeteam beschrieben, erörtert und ein gemeinsamer Kontext zur Problemlösung gefunden.

Wird in der Einrichtung nach einem personenzentrierten Ansatz gearbeitet, z. B. wie im Strukturmodell zur Entbürokratisierung der Pflegedokumentation vorgesehen, ist die Einbeziehung des Betroffenen ggf. auch seiner Angehörigen in das Fallmanagement im Sinne eines Aushandlungsprozesses angezeigt.

Darüber hinaus dienen Fallbesprechungen dem fachlichen Austausch und der Verbesserung des einrichtungsinternen Kommunikationsflusses.

Anlässe für eine Fallbesprechung können sein:

- Verschlechterung von Gesundheitszustandes, z. B. nach einem Sturzereignis, Veränderung des Mobilitätsstatus
- Ablehnung von geplanten Mobilitätsmaßnahmen
- Wünsche, Ziele oder Beschwerden von der pflegebedürftigen Person und/oder dessen Angehörigen bezogen auf seine Mobilitätssituation
- Verhaltensveränderungen der pflegebedürftigen Person, z. B. ablehnendes und/oder herausforderndes Verhalten in Mobilisationssituationen
- Neue Erkrankungen die auf den Mobilitätsstatus und auf das Mobilitätsverhalten eine Auswirkung haben, z. B. auf ärztliche Anordnung zur Immobilisierung aus therapeutischen Gründen

Fallbesprechungen müssen moderiert werden und benötigen eine gute Vorbereitung.

Möglicher Ablauf einer Fallbesprechung zum Themenbereich Mobilität

1. *Vorstellung des Anlasses/Problemstellung bzw. des Pflegebedürftigen zum Thema Mobilität*
2. *Fachlicher Austausch und Verständnisfragen zum Thema Mobilität*
3. *Alle Teilnehmer der Fallbesprechung schildern ihre Beobachtung und bringen Informationen zum Thema ein*
4. *Sichtweise der pflegebedürftigen Person einnehmen und besprechen (In die Situation begeben)*
5. *Lösungsmöglichkeiten finden und erörtern*
6. *Verständigungsprozess zwischen allen Beteiligten und dem Betroffenen*
7. *Dokumentation der Fallbesprechung (Berichteblatt) und ggf. Übernahme und Änderungen der Maßnahmen*

Pflegevisite

Die Pflegevisite ist ebenfalls ein mögliches Instrument der internen Qualitätssicherung in der Pflege. Jede Einrichtung in der Langzeitpflege ist durch den Abschluss des Versorgungsvertrages (§72 SGB XI) zur Einführung und Weiterentwicklung eines internen Qualitätsmanagements verpflichtet. Eine Pflegevisite ist eine mögliche Form dieser internen Qualitätssicherungsüberprüfung.

Pflegequalität	Pflegefachkraft	Bezogen auf die pflegebedürftige Person
Instrument der Qualitätssicherung	Ermittlung des pflegerischen Arbeitsaufwands	Bedürfnisorientierung und Partizipation des Pflegebedürftigen
Überprüfung der Pflegequalität	Bietet die Möglichkeit zum Austausch	Erhebung der Ressourcen und der Pflegebedürftigkeit
Überprüfung der Dokumentation	Verbesserung des Informationsflusses	Erhöhung der Zufriedenheit des Pflegebedürftigen
Ermittlung der Wirksamkeit von geplanten Maßnahmen	Ermittlung von fachlicher Kompetenz	Ermittlung biografischer Bezugspunkte
Optimierung der Maßnahmenplanung	Bestätigung und Festigung der eigenen Arbeit	
Rechtzeitiges Erkennen von Problemen oder Verschlechterung des gesundheitlichen Zustands des Pflegebedürftigen	Abwehr von haftungsrechtlichen Ansprüchen durch frühzeitiges Erkennen von Problemen	

Tabelle 5.20: Ziele für die Durchführung einer Pflegevisite

Es gibt verschiedenen Methoden der Pflegevisite. Empfehlenswert ist, dass Mitarbeiter einer Einrichtung im Rahmen eines Qualitätszirkels die Module und Inhalte der Pflegevisite selber erarbeiten und festlegen. Das Entwickeln eines eigenen Pflegevisitenformulars anhand der einrichtungsinternen Qualitätsvorgaben ist zum einen eine Überprüfung hinsichtlich der Aktualität des eigenen Qualitätsmanagementsystems und zum andern damit ein Instrument um Qualitätsmanagement und Praxiswissen und die Umsetzung zusammenzuführen und abzustimmen.

Der Umgang mit dem Instrument Pflegevisite, z. B. wann sie durchgeführt wird, in welchen Umfang und bei welchen Ereignissen, obliegt der Entscheidung der Einrichtung, sollte aber im Qualitätsmanagementsystem hinterlegt sein.

Modulare Pflegevisite Themenbereich: Expertenstandard „Erhaltung und Förderung der Mobilität"				
		Ja	Nein	E
1.1	Wurde bei Erstaufnahme/Einzug die Mobilitätssituation und der Mobilitätsstatus eingeschätzt?			
1.2	Wurde bei erkanntem Handlungsbedarf bei Aufnahme eine entsprechende Maßnahmenplanung zur Erhaltung und Förderung der Mobilität erstellt?			
1.3	Erfolgte eine Beratung, sofern erforderlich, bzgl. des Mobilitätsstatus, möglichen Maßnahmen zur Erhaltung und Verbesserung der Mobilität, sowie des möglichen Einsatzes von Mobilitätshilfsmitteln?			
1.4	Liegt sofern erforderlich, eine gültige Maßnahmenplanung vor, die der aktuellen Mobilitätssituation und Mobilitätsstatus entspricht?			
1.5	Sind der Einsatz und die Nutzung von Mobilitätshilfsmitteln sowie gezielte Einzel- als auch Gruppeninterventionen zur Erhaltung und Förderung in der Maßnahmenplanung aufgenommen?			
1.6	Wurden die Wünsche und Bedürfnisse aus der Informationssammlung und der Verständigungsprozess mit der pflegebedürftigen Person in die Maßnahmenplanung aufgenommen und berücksichtigt?			
1.7	Wurden bei der Evaluierung der Mobilitätsmaßnahmen die Mobilitätssituation und der Mobilitätsstatus erneut eingeschätzt?			
1.8	Sind Abweichungen und Veränderung im Bereich des Mobilitätsstatus und der Mobilitätssituation, im Berichteblatt nachvollziehbar erfasst und wurden entsprechende Interventionsmaßnahmen daraus abgeleitet?			
Bemerkungen zum Themenbereich Mobilität				

Tabelle 5.21: Modulare Pflegevisite – Themenbereich: „Expertenstandard Erhaltung und Förderung der Mobilität"

In unserem Beispiel haben wir anhand des Strukturaufbaus des Expertenstandards „Erhaltung und Förderung der Mobilität" eine modulare Pflegevisite, angelehnt an die Strukturebenen des Expertenstandards und der Dokumentationsstruktur (Strukturmodell zur Entbürokratisierung der Pflegedokumentation) entwickelt und gestaltet.

Mit der strukturierten Erfassung durch die Pflegevisite endet aber nicht der Prozess der Evaluierung. Hier ist nun von entscheidender Bedeutung, dass die Ergebnisse und Erkenntnisse aus den einzelnen Modulen der Pflegevisite ausgewertet und in den Pflegeprozess der pflegebedürftigen Person zurückgeführt werden.

4.4.4 Praxisbeispiele Evaluation

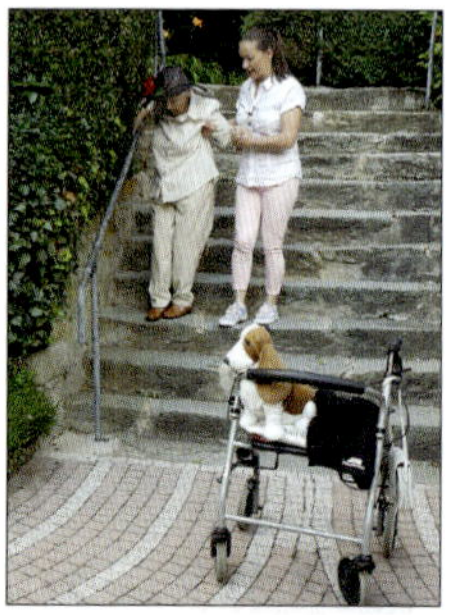

Frau Sieglinde Inge Soden

Auszug aus der Maßnahmenplanung
von Frau Siegline Inge Soden vom 10.09.2016

Maßnahmenplanung		
15:00	**Niederschwelliges Betreuungsangebot** 3-mal wöchentlich Spaziergang und Einkaufen mit Frau Soden zusammen (Mo+Di+Fr) 2-mal wöchentlich Begleitung zur Krankengymnastik (Di+Do)	Rollator

Berichtseintragung vom 20.09.2016

Berichteblatt		
Datum	**Abweichungen/ Beobachtungen pflege-und betreuungsrelevante Ereignisse**	**Hdz.**
20.09.2016	Heute während des Spazierganges im Park zusammen mit Frau Soden Treppen steigen geübt. Dabei wurde Frau Soden am rechten Arm unterstützt und mit der linken Hand hat sie sich am Gelände festgehalten. 10 Treppenstufen hoch- und runtergegangen. Sie war sehr stolz und erzählte mir, dass sie schon seit Jahren diese Treppe nicht mehr hochgegangen wäre.	S.Hin

Kleiner Evaluationskreis – Anpassung der Maßnahmenplanung

Maßnahmenplanung		
15:00	**Niederschwelliges Betreuungsangebot** 3-mal wöchentlich Spaziergang durch den Park, dabei die Treppen beim Betreten des Parks nutzen sowie beim Verlassen des Parks. Personelle Hilfestellung beim Gehen der Treppen. Im Anschluss mit Frau Soden einkaufen gehen (Mo+Di+Fr) 2-mal wöchentlich Begleitung zur Krankengymnastik (Di+Do)	Rollator

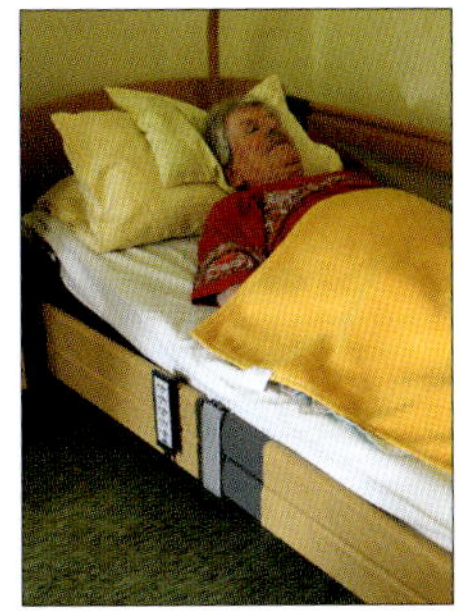

Herr Samuel Ignaz Sauerbruch

Auszug aus der Maßnahmenplanung von Herr Prof. Samuel Ignaz Sauerbruch 01.01.2016

Maßnahmenplanung			
13:30 Uhr	Zur Mittagsruhe legt sich Herr Sauerbruch auf sein Bett und wird mit einer leichten Decke zugedeckt. Transfer mit Aufstehhilfe und mit personeller Hilfestellung Hinlegen ins Bett Auskleiden Unterkörper Positionierungsunterstützung im Bett mit Lagerungskissen Oberes Bettgitterseitenteil auf der rechten Seite hochziehen, Bett runterfahren	Aufstehhilfe Niederflurbett mit geteiltem Bettgitter Lagerungskissen	2.1.1. 2.1.2. 7.1. 7.2.

Berichtseintragung vom 20.05.2016

Berichteblatt **Datum**	**Abweichungen/ Beobachtungen pflege-und betreuungsrelevante Ereignisse**	**Hdz.**
20.05.2016 9:00 Uhr	**Einsatz neues Mobilitätshilfsmittel:** Bei Herrn Sauerbruch wurde heute erstmalig die Aufrichthilfe SEBA eingesetzt. Zusammen mit dem Team und Herrn Sauerbruch wurde die konkrete Anwendung des Hilfsmittels zum Aufrichten und Hinlegen im Bett durchgeführt/eingeübt. Nach anfänglicher Skepsis sowohl bei Herrn Sauerbruch als auch im Pflegeteam, konnten nach Einweisung durch die Firma die Vorteile für beide Seiten beim Transfer verdeutlicht werden. Hilfsmittel wird für die nächsten fünf Tage beim Aufrichten und Hinlegen im Bett eingesetzt. Entsprechende Eintragungen und Bewertungen bitte bei jedem Transfer im Berichteblatt für die nächsten fünf Tage.	S.Hin
13:00 Uhr	Herr Sauerbruch mittels Aufstehthilfe ins Bett transfiert nach dem Mittagessen. Einsatz SEBA (Aufrichthilfe) zum Hinlegen von Herrn Sauerbruch. Herr Sauerbruch musste bei der Handhabung verbal angeleitet werden, dass er sich mit der Hand an der SEBA festhalten soll und nicht wie sonst an der Pflegekraft. Kineastischer sicherer Transfer erfolgte.	U.Rom

Berichteblatt		
Datum	**Abweichungen/ Beobachtungen pflege-und betreuungsrelevante Ereignisse**	**Hdz.**
14:30 Uhr	Aufrichten im Bett unter Einsatz der SEBA, Herrn Sauerbruch unterstützt wie er sich festhalten soll. Beim Aufrichten zeigte er sich ängstlich und ließ den Griff los und umklammerte die Pflegekraft.	M.Ahm
19:30 Uhr	Hinlegen ins Bett erfolgt mittels SEBA unter Anleitung durch die Pflegekraft. Der Einsatz der SEBA wird beim Hinlegen zurzeit schon wesentlich besser toleriert von Herrn Sauerbruch als das aufrichten.	M.Ahm
	....	
25.05.2016 10:00 Uhr	Beurteilung Einsatz Mobilitätshilfsmittel SEBA Herr Sauerbruch wurde in den letzten 5 Tagen immer unter Einsatz der SEBA im Bett aufgerichtet bzw. hingelegt. Nach anfänglichen Schwierigkeiten in der Anwendung, sowohl bei Herrn Sauerbruch als auch beim Pflegepersonal, erfolgt der Einsatz des Hilfsmittels nun problemlos und erleichtert den Transfer. Einsatz SEBA zum Hinlegen und Aufrichten im Bett wird in die Maßnahmenplanung aufgenommen	S.Hin

Kleiner Evaluationskreis – Anpassung der Maßnahmenplanung

Maßnahmenplanung			
13:30 Uhr	Zur Mittagsruhe legt sich Herr Sauerbruch auf sein Bett und wird mit einer leichten Decke zugedeckt. Transfer mit Aufstehhilfe und Transferhilfe (SEBA) zum Hinlegen ins Bett. Auskleiden Unterkörper Positionierungsunterstützung im Bett mit Lagerungskissen Oberes Bettgitterseitenteil auf der rechten Seite hochziehen, Bett runterfahren	Aufstehhilfe Transferhilfsmittel (SEBA) Niederflurbett mit geteiltem Bettgitter Lagerungskissen	2.1.1. 2.1.2. 7.1. 7.2.

Kapitel 5: Förderung und Erhaltung Mobilität in der praktischen Umsetzung

5.1 Zielgruppenspezifische Angebote

In der vierten Standardebene des Expertenstandards „Erhaltung und Förderung der Mobilität" DNQP 2014 wird das Thema Mobilität hinsichtlich der Prävention sowie der Erhaltung und der gezielten Förderung von Mobilität thematisch bearbeitet. „Pflegeeinrichtungen müssen durch das Vorhalten einer geeigneten personellen und materiellen Infrastruktur die Durchführung von mobilitätserhaltenden und -fördernden Maßnahmen ermöglichen." (Standardebene 4 – Strukturkriterium S4a)

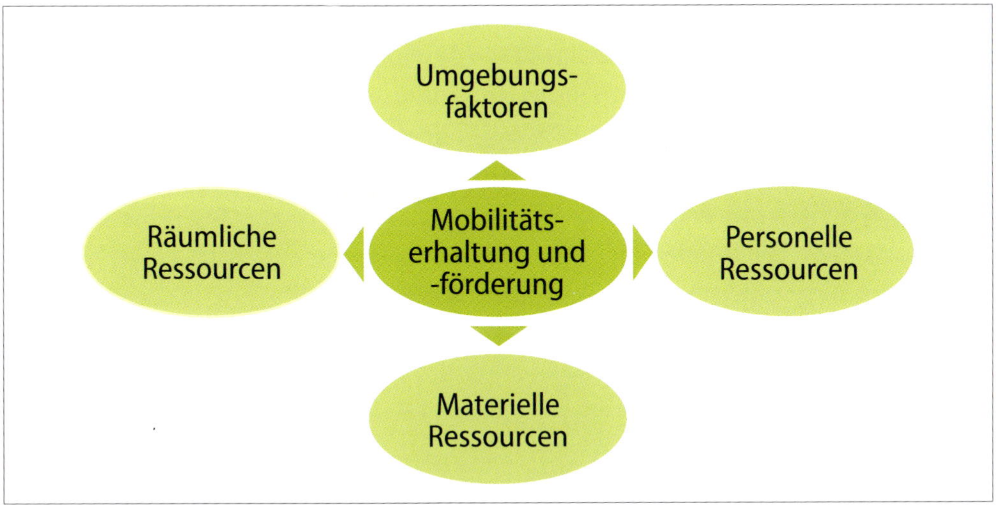

Grafik 5.1: Anforderung an die Einrichtung zur Mobilitätserhaltung und Förderung

Eine mobilitätsfördernde Umgebung, ausreichend qualifiziertes Personal zur Umsetzung der Maßnahmen, sowie geeignete räumliche Ressourcen und Materialien, müssen in Einrichtungen der Langzeitpflege klientenbezogen vorhanden sein. Die Angebote zur Erhaltung und Förderung der Mobilität müssen kontinuierlich angeboten und durchgeführt und den Pflegebedürftigen die Teilnahme ermöglicht werden, um Nachhaltigkeit zu erreichen.

Es besteht ein erheblicher Unterschied zwischen dem ambulanten und dem teil- bzw. vollstationären Langzeitpflegebereich. In der ambulanten Pflege sind keine direkten Maßnahmen zur Mobilitätsförderung im Leistungskatalog enthalten, so dass die Pflegenden nur direkt auf die Mobilität im Rahmen der Alltagshandlungen und durch die Weitergabe von Informationen und Beratungsleistungen Einfluss nehmen können.

Bereits bestehende und umgesetzte Handlungskonzepte innerhalb der Einrichtung sollten überprüft werden, auch in Hinblick darauf, dass nicht alle Pflegebedürftigen mit einem einheitlichen Angebot erreicht werden können. Kognitiv eingeschränkte, aber körperlich aktive Personen benötigen ein anderes Angebot als körperlich eingeschränkte Menschen.

5.1.1 Prävention, Erhaltung und Förderung der Mobilität

Der Beweglichkeit kommt gerade bei hochaltrigen Menschen eine herausgehobene Bedeutung zu, da sie die selbstständige Bewältigung vieler Alltagsanforderungen, z. B. Anziehen, Körperpflege, Putzen oder Haushaltsführung ermöglicht. Gehtraining, asiatische Bewegungsübungen wie Tai Chi oder auch Bewegung mit Musik in Form von Rhythmik oder Tanz können dazu anregen, den Alltag „bewegter" zu gestalten.

Sport in der Gruppe wirkt sich auf die soziale Interaktion durch das gemeinsame Üben und Treffen mit anderen Menschen positiv auf das Befinden aus. Folge regelmäßiger Aktivität kann ein stärkeres und positiveres Körpergefühl sein. Die Beibehaltung der Mobilität und der Unabhängigkeit im Alltag stärkt das Gefühl der Selbstständigkeit und der Würde im Alter.

Bewegung vermag demnach degenerativen Erkrankungen des Bewegungs- und Stützapparates vorzubeugen. Körperliche Aktivität erhöht den Mineralgehalt der Knochen und senkt so das Risiko von Osteoporose sowie das damit einhergehende Frakturrisiko.

Die in der aktuellen Literatur diskutierten Bewegungsangebote für ältere Menschen können im Wesentlichen in drei Kategorien eingeteilt werden:

1. Körpertätigkeiten, die den Aufbau von Kraft und/oder Ausdauer fördern. Hier lassen sich körperliche Aktivitäten wie zügiges Gehen, Wandern, Schwimmen und Radfahren zuordnen

2. Koordinationsbewegungen, die Bewegungsmuster einüben und die Automatisierung der Bewegungssteuerung begünstigen. Dieser Bereich umfasst u. a. fernöstliche Bewegungsformen oder Körpertherapieformen
3. Körperbewegungen, die durch Musik und Rhythmus angeregt werden und eine hohe Aufmerksamkeit für die Koordinierung erfordern

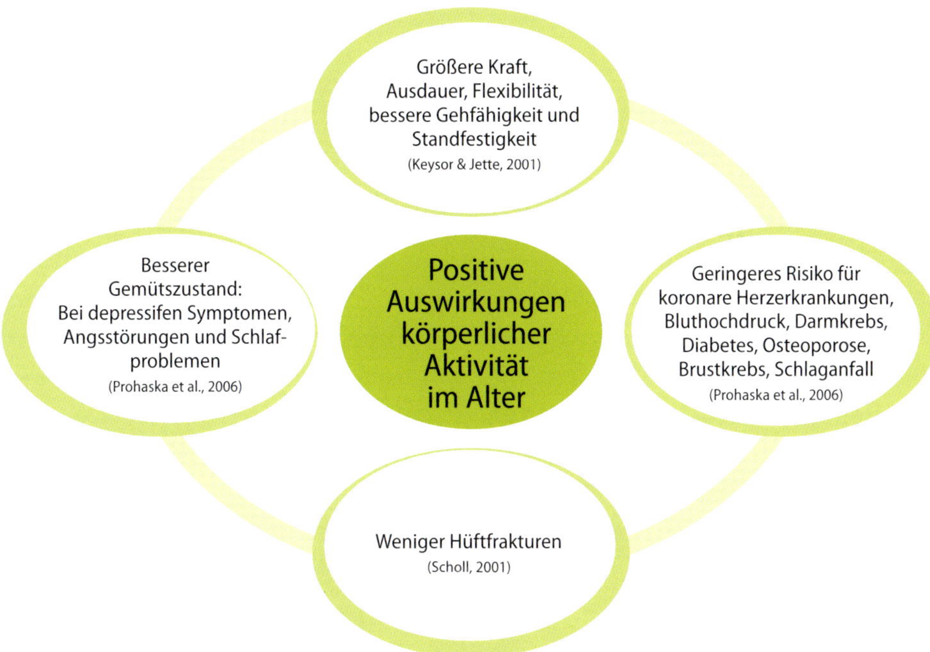
Größere Kraft, Ausdauer, Flexibilität, bessere Gehfähigkeit und Standfestigkeit
(Keysor & Jette, 2001)
Besserer Gemütszustand: Bei depressifen Symptomen, Angsstörungen und Schlafproblemen
(Prohaska et al., 2006)
Positive Auswirkungen körperlicher Aktivität im Alter
Geringeres Risiko für koronare Herzerkrankungen, Bluthochdruck, Darmkrebs, Diabetes, Osteoporose, Brustkrebs, Schlaganfall
(Prohaska et al., 2006)
Weniger Hüftfrakturen
(Scholl, 2001)

Grafik 5.2: Positive Auswirkung körperlicher Aktivität im Alter

Kraft- und Balancetraining ist für ältere Menschen von größter Wichtigkeit, weil gerade die nachlassende Kraft und ein schlechtes Gleichgewicht die Mobilität älterer Menschen einschränken können. Ein Training dieser motorischen Fähigkeiten ist in jedem Alter möglich und wirkungsvoll. Sobald erste Einschränkungen in der Mobilität bemerkt werden, ist ein Beginn eines kontinuierlichen Trainings ratsam. Genauso wichtig ist es, vorbeugend zu üben, damit die Mobilität und damit auch die Selbstständigkeit möglichst lange erhalten bleiben.

5.1.2 Training von Kraft und Balance in Gemeinschaft

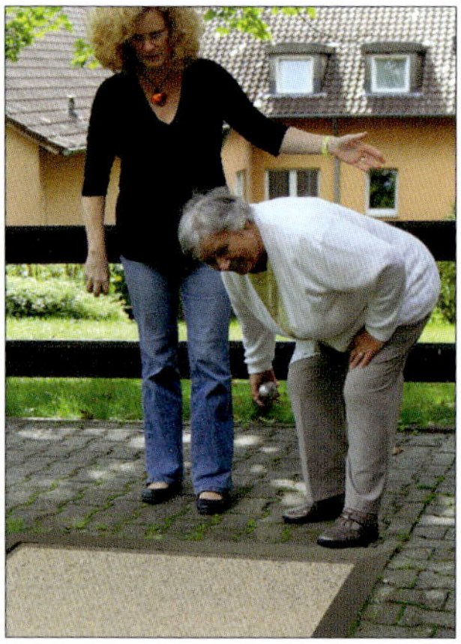

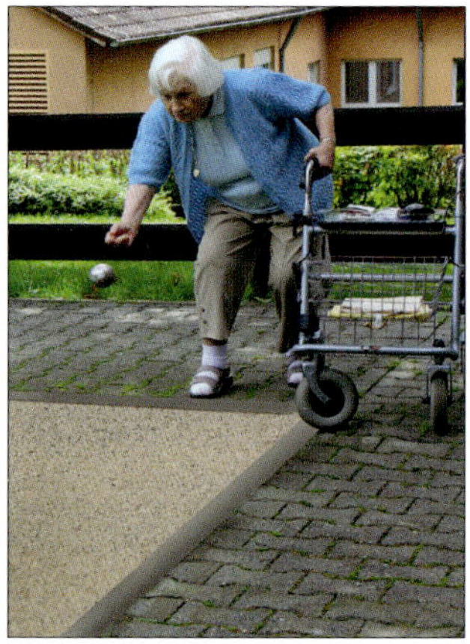

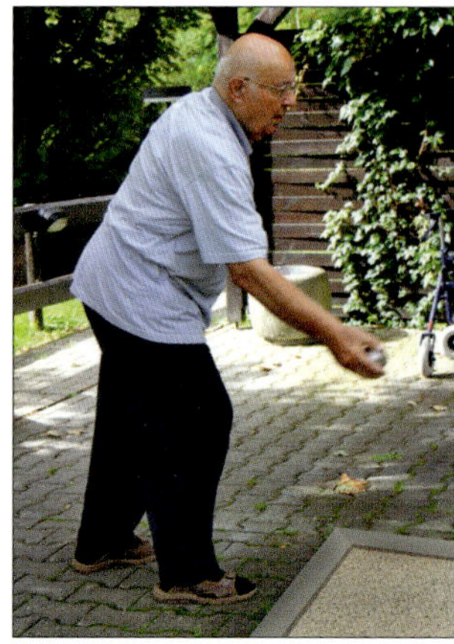

Aktivitäten in der Gemeinschaft fördern nicht nur die körperliche, sondern auch die geistige Bewegungsfähigkeit. Zusammen mit Gleichgesinnten, wie hier z. B. mit einem vertrauten Gemeinschaftsspiel, dem Boccia, kommt man nicht nur in Bewegung, es wird kommuniziert und mitunter wird der Ehrgeiz geweckt.

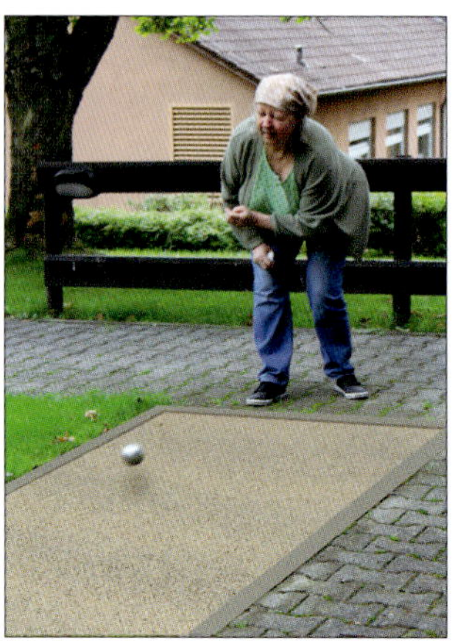

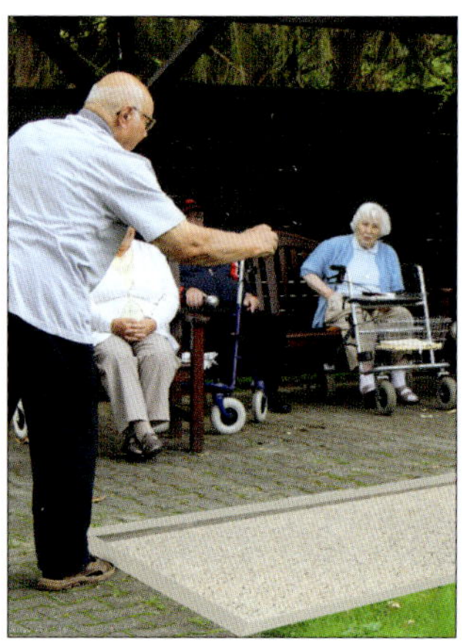

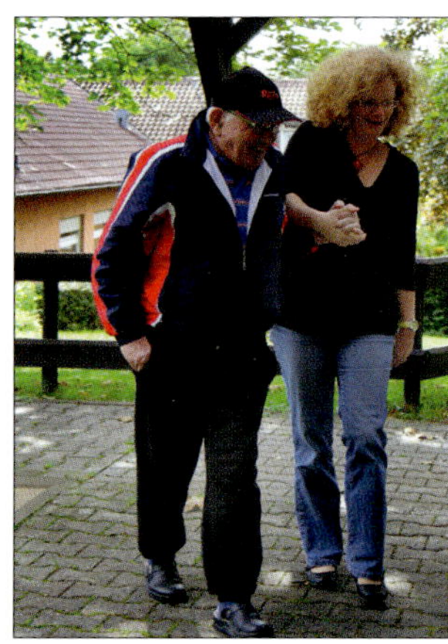

Bewegungsangebote gibt es für alle Mobilitätsstadien, für Personen, die in ihrer Beweglichkeit nicht eingeschränkt sind, bis hin zu Personen, die in ihrer Bewegungsfähigkeit so eingeschränkt sind, dass sie auf personelle und zumeist technische Hilfestellung angewiesen sind. (siehe hierzu Kapitel 1 – Mobilitätsstadien)

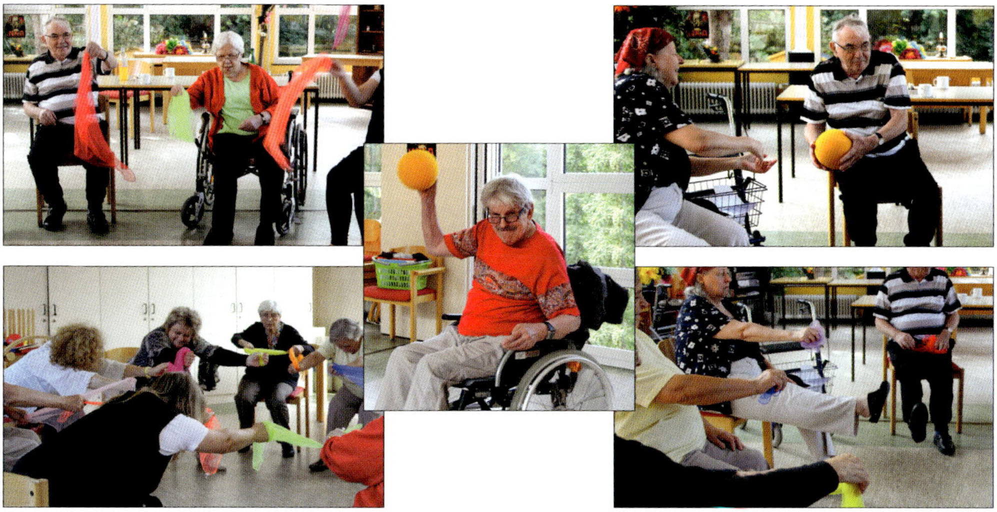

5.1.3 Training von Kraft bei eingeschränktem Mobilitätsstatus

Bewegungsübungen sind auch bei eingeschränktem Mobilitätsstatus z. B. im Bett möglich. Sie sind wesentliche Voraussetzung, um die vorhandene Mobilität zu erhalten und sie ggf. zu fördern, um wieder aktiver zu werden.

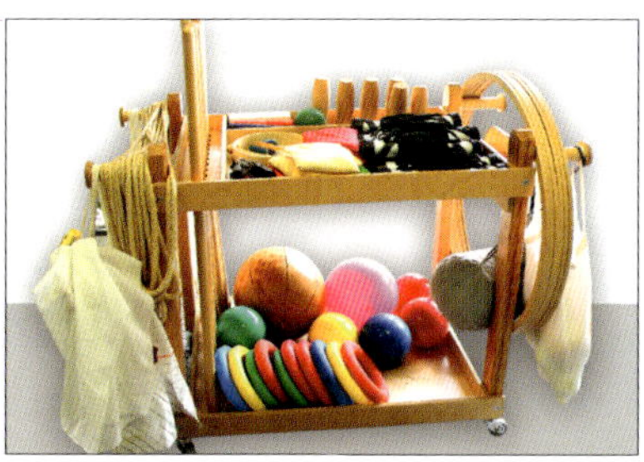

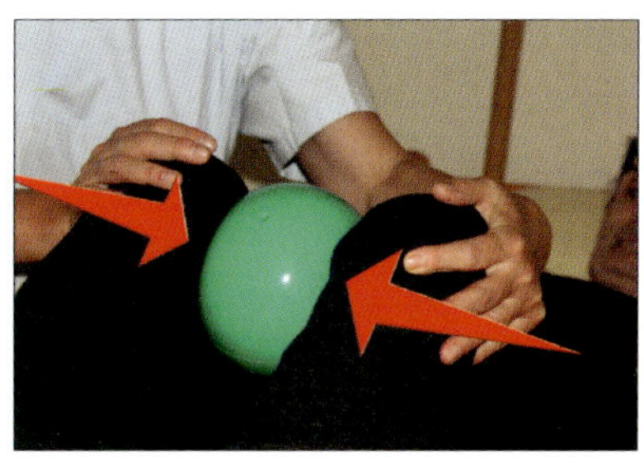

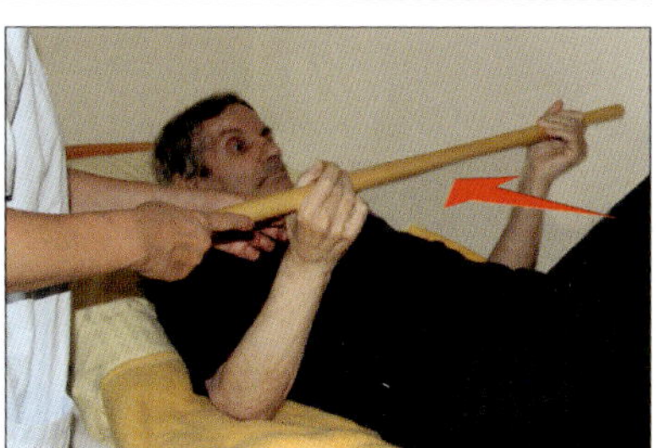

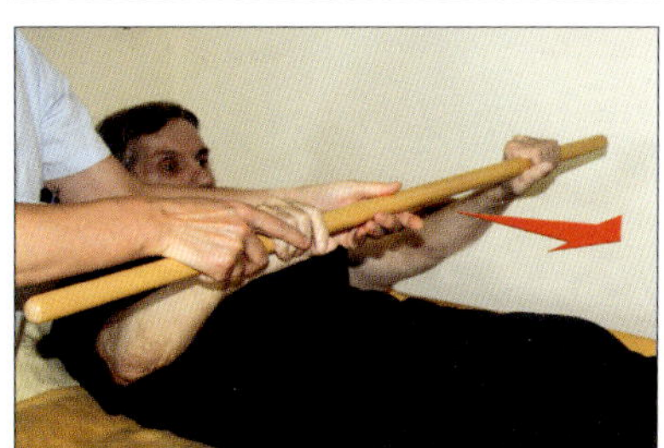

Im Expertenstandard „Erhaltung und Förderung der Mobilität" wird in der vierten Standardebene explizit auf die unterschiedlichen zielgruppenspezifischen Bewegungsangebote eingegangen, die für alle Versorgungsbereiche – ambulant, teilstationär und stationäre – entwickelt und angeboten werden sollten.

Aber auch das richtige Fallen bzw. das Erlernen von entsprechenden Techniken sowie das Aufstehen, wenn es zu einem Sturz gekommen ist, kann trainiert werden und kann so Sicherheit vermitteln, wenn es dann doch einmal zu einem Sturz kommt.

Wichtig:

Vor Beginn eines Übungsprogramms sollte immer der Hausarzt konsultiert werden, um den aktuellen Gesundheitszustand abzuklären und mit dem Hausarzt abzusprechen, welche Bewegungsangebote geeignet sind.

5.1.4 Training des Aufstehens vom Boden

Mit zunehmenden Alter wird der Kontakt mit dem Boden, wie z. B. das Sitzen auf dem Boden oder auch das Liegen, immer weniger. Kommen noch gesundheitliche, zumeist körperliche, Einschränkungen hinzu, wird der Boden zu einem Ort, der nicht mehr in den Bewegungsalltag mit integriert wird. Bei eintretender Pflegebedürftigkeit und z. B. dem Einzug in eine stationäre Pflege und Betreuungseinrichtung wird Bewegung auf dem Boden zumeist zu einem Tabuthema. Doch gerade mit zunehmenden körperlichen Einschränkungen ist es besonders wichtig, dass das Hinsetzen und Aufstehen vom Boden geübt werden, um im Ernstfall z. B. bei einem Sturz auf Techniken zurückgreifen zu können, um wieder alleine oder mit Unterstützung aufstehen zu können.

Das bildlich dargestellte Beispiel zeigt wie mittels einer eingeübten Technik das Aufstehen vom Boden auch ohne Unterstützung einer weiteren Person möglich ist. Durch die kontinuierliche Übung dieser Technik kann der Betroffene im Ernstfall auf sein erlerntes Wissen zurückgreifen, insofern er sich keine Verletzung zugezogen hat, die dies verhindern. Durch regelmäßige Bewegungsübungen auch auf dem Boden wird nicht nur die Mobilität erhalten, sondern der Betroffene gewinnt Sicherheit im

Umgang mit seinem Körper und seinen Einschränkungen und die Angst vor dem Boden und vor Stürzen verringern sich.

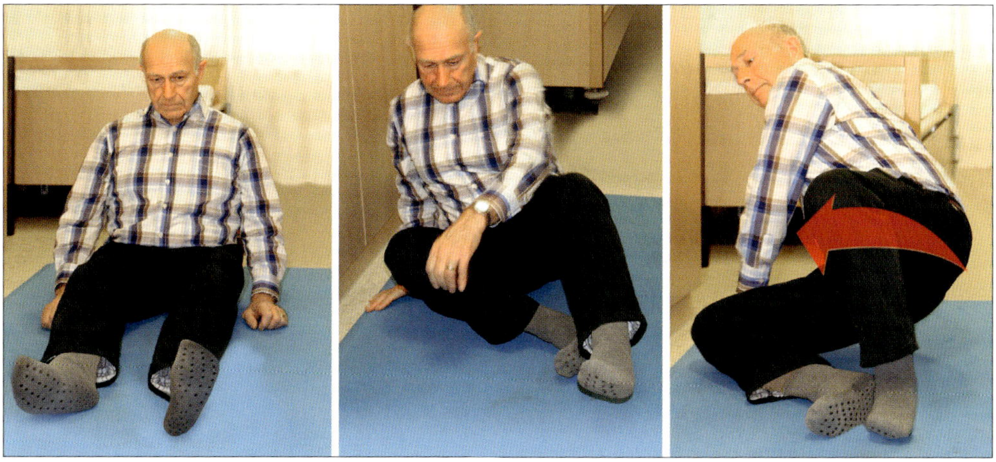

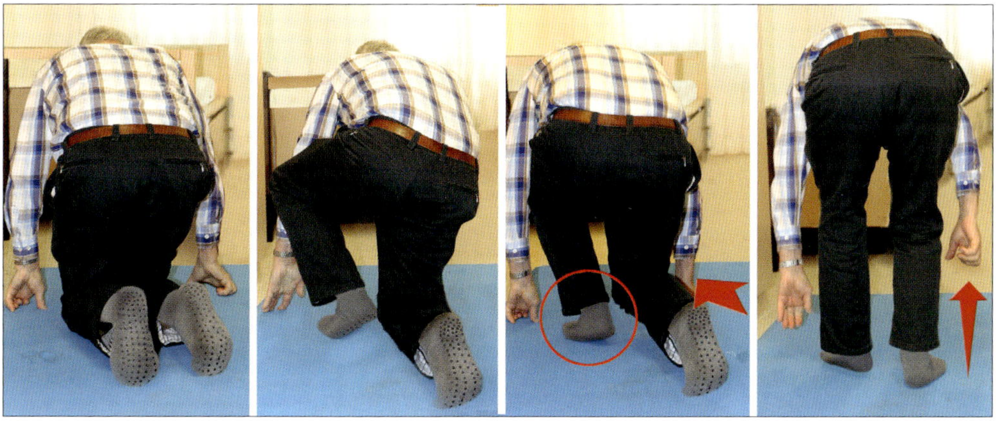

In Einrichtungen der Langzeitpflege finden zum einen Sportarten, die den Bewegungsablauf unterstützen und fördern wie Yoga, Thi Chi, Chigong und zum anderen bewegungsfördernde Konzepte wie Kinästhetik, Feldenkrais-Technik oder das Bobath-Konzept immer mehr Einzug.

Training des Aufstehens vom Boden mit Unterstützung

Nicht nur in der Häuslichkeit ist es wichtig, dass wenn es zu einem Sturz gekommen ist, der Betroffene aktiv mitwirken kann, um wieder auf die Beine zu kommen. Daher ist die aktive Auseinandersetzung vor dem Fall der Fälle von entschiedener Bedeutung, um dem Gefühl von Hilflosigkeit und der Situation ausgeliefert zu sein präventiv vorzubeugen. Stehen in einer Pflege- und Betreuungseinrichtung meist professionelle Pflegekräfte und verschiedene Hilfsmittel zur Verfügung, sieht es in der Häuslichkeit zumeist anders aus. Dies bedeutet aber nicht, dass in einer Pflege- und Betreuungseinrichtung das Aufstehen mit personeller Unterstützung oder mit Hilfsmitteln nicht vor einem potenziellen Sturz trainiert werden sollte. Denn die Bewegungsfähigkeit und Möglichkeit, auch die Angst vor möglichen Stürzen, ändert sich nicht durch die Wohnumgebung und ist in allen Wohnbereichen (ambulant, teilstationär und stationär) vorhanden. Hat der Betroffene den Umgang mit der Situation (z. B. Sitzen auf dem Boden) in einem Gesundheitszustand erlernt, der es ihm ermöglicht, in sich und in die personelle und/oder technische Unterstützung Vertrauen zu entwickeln, werden in einer Krisensituation diese Unterstützungen als hilfreich, vertraut und sicher empfunden und verringern so Stresssituation und das Gefühl der Hilf- und Hoffnungslosigkeit.

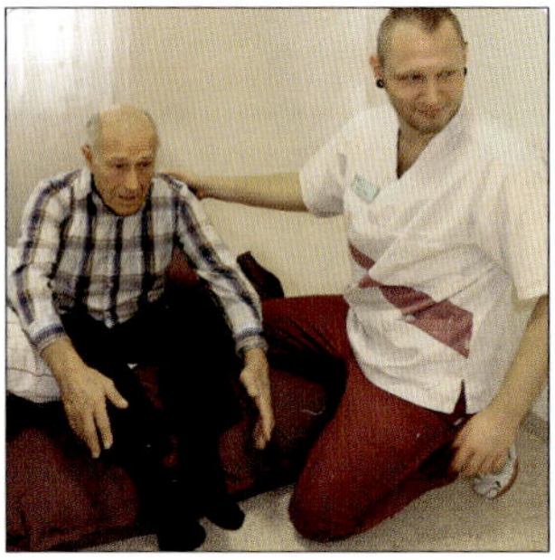
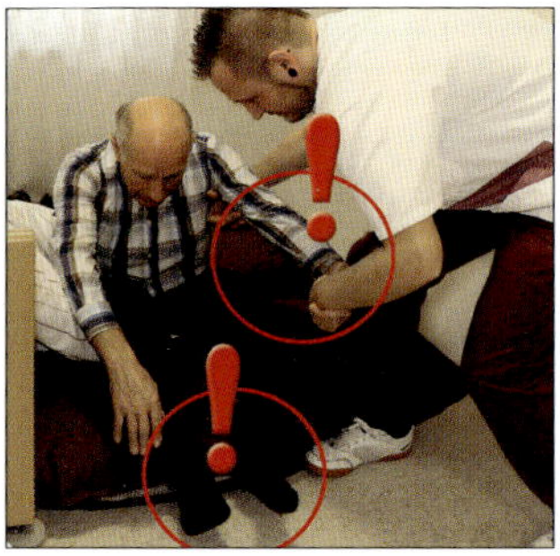
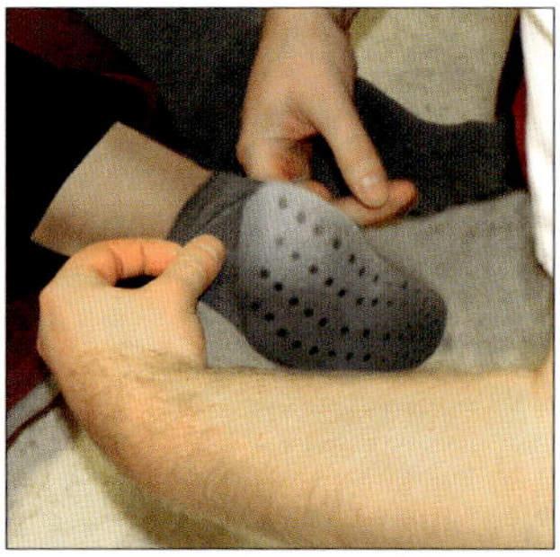
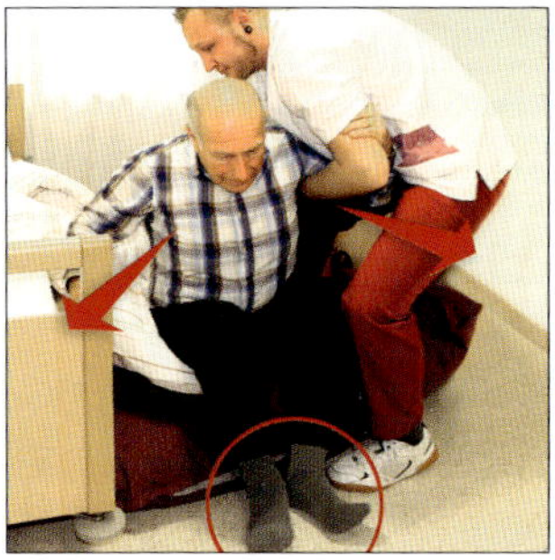
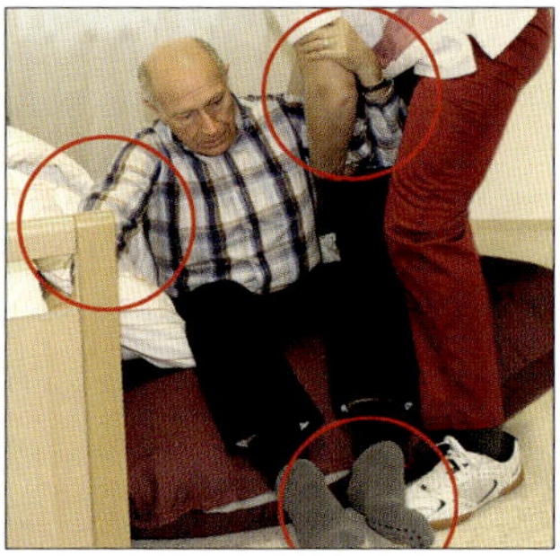
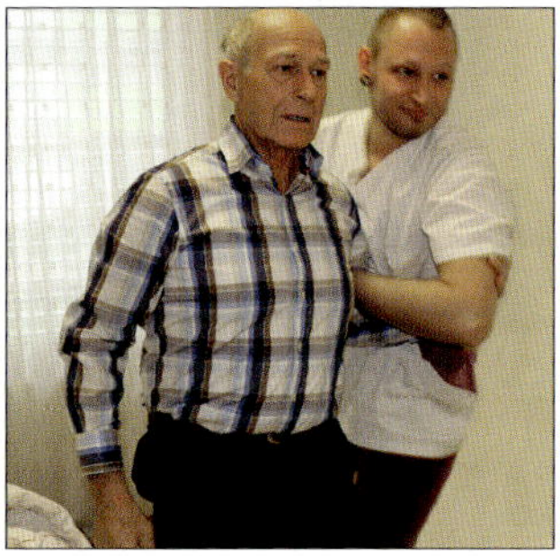

Training des Aufstehens vom Boden mit Hilfsmittel und personeller Unterstützung

Reicht die Kraft oder der körperliche Zustand der pflegebedürftigen Person nicht aus, um alleine mit personeller Unterstützung wieder aufzustehen, bieten unterschiedliche Hilfsmittel eine sinnvolle zusätzliche Unterstützung. Dies können spezielle Hilfsmittel, wie z. B. eine Aufstehhilfe oder ein Lifter sein, aber auch Gegenstände wie Möbel in der Häuslichkeit, die durch eine gewisse Technik als Hilfsmittel genutzt werden können. Daher ist es besonders wichtig, den Einsatz einer solchen Aufstehhilfehilfe unbedingt schon vor einem Sturz zu erproben und einzuüben. Denn auch beim Einsatz von Hilfsmitteln ist es wichtig, dass der Betroffene im Rahmen seiner Möglichkeiten mitwirkt und Vertrauen in das Hilfsmittel und in dessen Einsatz entwickelt hat.

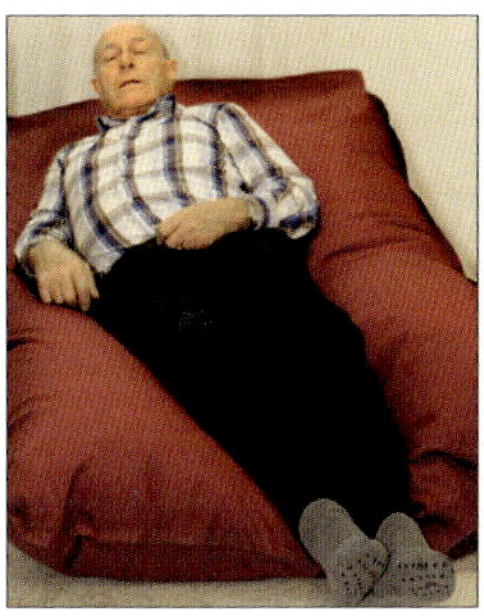
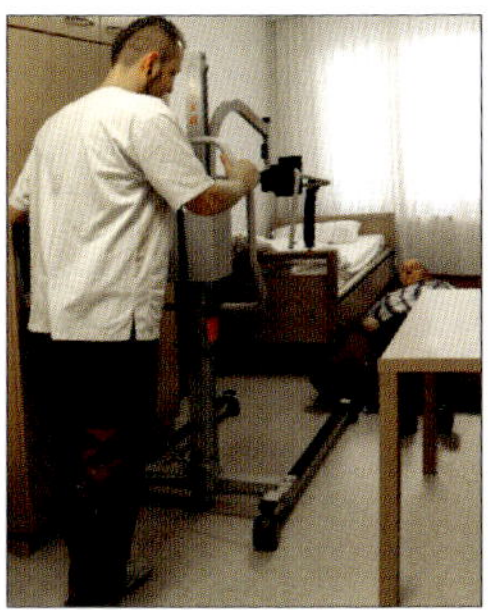
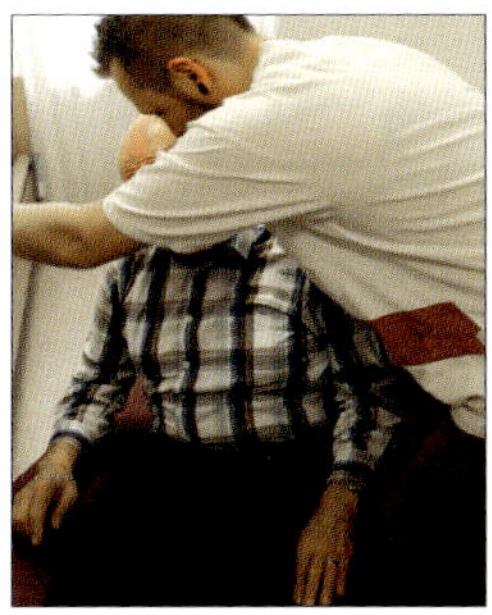
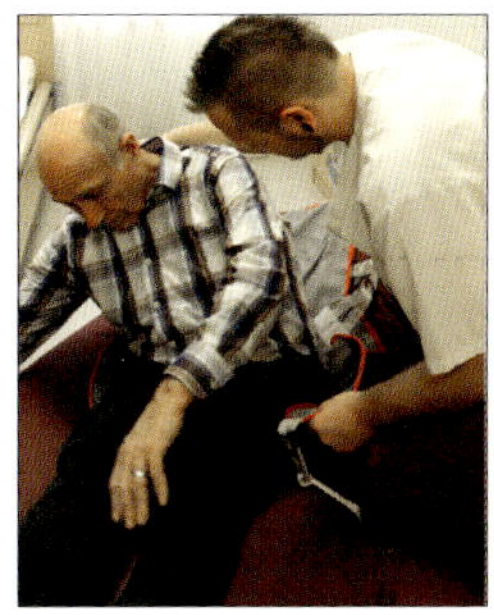
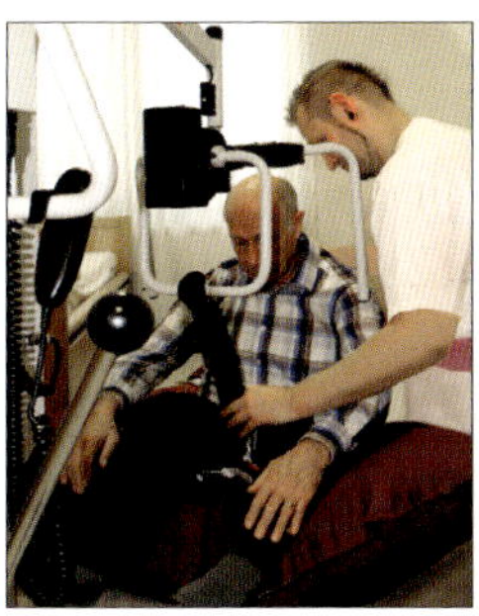
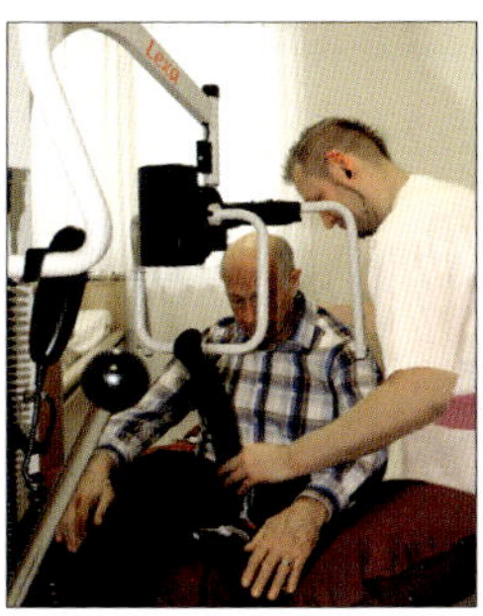
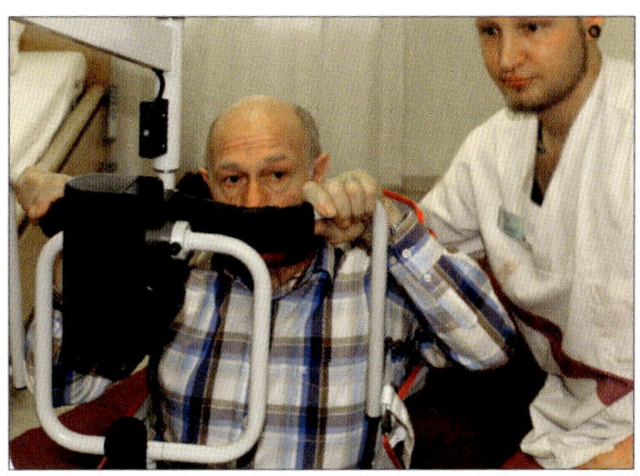

Training des Aufstehens mit Unterstützung durch zwei Personen

Ist der Einsatz eines Hilfsmittels nicht möglich, ist die Unterstützung durch zwei Personen eine weitere Alternative. Auch hier gilt, wie bei allen anderen Unterstützungsformen, dass dies erprobt und geübt werden sollte, noch bevor es zu einem Sturz gekommen ist. Insbesondere in der häuslichen Umgebung ist ein solches Training von entschiedenerer Bedeutung, da hier in der Regel ein evtl. vorhandener Partner, Angehöriger oder Nachbarn in das Training mit einbezogen werden muss.

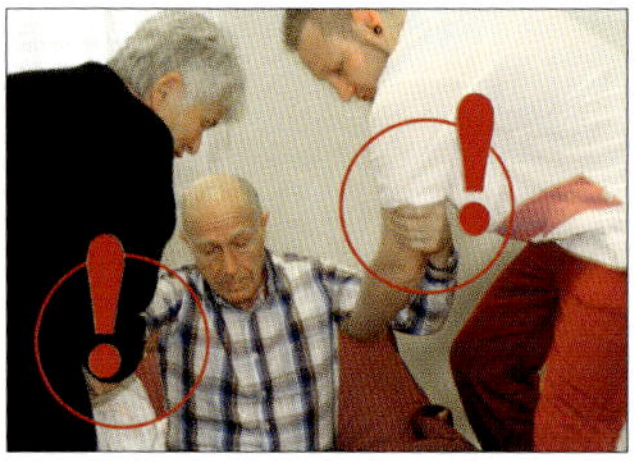

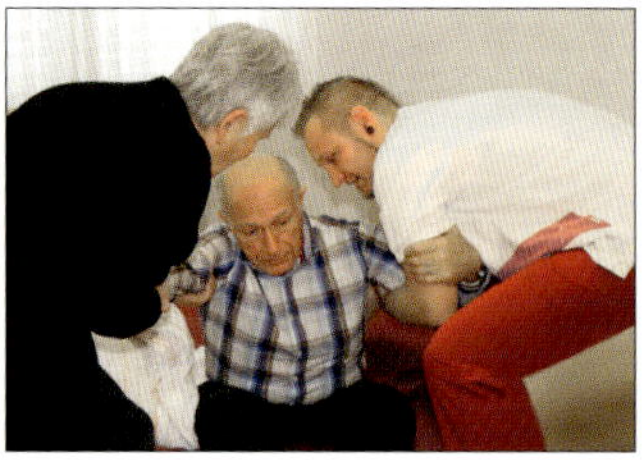

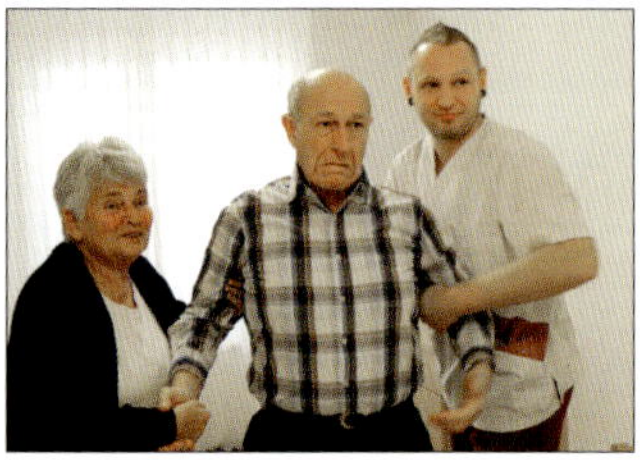

Nicht immer ist es möglich, dass insbesondere zumeist gleichaltrige Partner beim Aufstehen Hilfestellung geben können. Dies sollte im Rahmen einer Beratung durch einen ambulanten Pflegedienst thematisiert und analysiert werden, um gemeinsam mit der pflegebedürftigen Personen und seinen Angehörigen das Vorgehen bei einem möglichen Sturz abzusprechen. So ist die Entwicklung einer entsprechenden Notfallkarte, z. B. für den Fall eines Sturzes, eine gute Möglichkeit, um im Vorfeld das Vorgehen zu besprechen und zu beschreiben, so dass sowohl die pflegebedürftige Person als auch ihre Angehörigen ein hohes Maß an Sicherheit erhalten. Angebote der oben beschriebenen Trainings sollten als fester Bestandteil in die Beratung eines ambulanten Pflegedienstes integriert werden und können im Rahmen der Schulung Angehöriger in der Häuslichkeit erbracht werden.

5.2 Mobilitätsfördernde Umgebung

Eine zur Bewegung motivierende Umgebung und der Einsatz geeigneter Mobilitätshilfsmittel können den Bewegungsradius der pflegebedürftigen Person nicht nur erhalten, sondern oft sogar wieder erweitern. Dafür müssen verschiedene Aspekte beachtet werden, zum einen muss eine Umgebung geschaffen werden, die sichere und aktive Bewegung/Eigenbewegung ermöglicht und zum anderen müssen professionelle Pflege- und Betreuungseinrichtungen entsprechend so ausgestattet sein, dass sie den Gästen/Bewohnern motivierende Impulse geben, sich regelmäßig und kontinuierlich im Alltag zu bewegen.

Die Umgebung der pflegebedürftigen Person sollte so gestaltet werden, dass die Bewegungsfähigkeit gefördert und sein Training unterstützt wird, z. B. durch ausreichend Platz in den Wohnräumen, im Badezimmer im häuslichen Umfeld, als auch in den Räumlichkeiten der stationären Langezeitpflege.

Mobilitätsfördernde Umgebungsfaktoren	Motivationsfördernde Faktoren	Ausstattung
▪ Gute Lichtverhältnisse	▪ Essen in Gemeinschaft	▪ Kippsicheres Mobiliar
▪ Rutschhemmende Fußböden	▪ Anlaufstellen für Snacks und Getränke auf dem Wohnbereich	▪ Individuell einzustellende Betthöhe
▪ Barrierefreie Gestaltung des Wohnbereiches	▪ Eine zur Bewegung auffordernde Gartenanlage	▪ Möglichkeiten zum Ausruhen ▪ Viele Sitzgelegenheiten auf dem Wohnbereich als auch im Außengelände ▪ Liegemöbel
▪ Barrierefreier Zugang nach „Draußen"	▪ Hochbeete und Kräutergärten zum pflegen	▪ Haltegriffe ▪ Handläufe
▪ Flache Stufen in Treppenhäusern	▪ Bewegungspfade innerhalb und außerhalb der Einrichtung	▪ Orientierungsschilder
▪ Gesicherte Treppen mit Pollern oder Schranken	▪ Gestaltung von Sitzecken in der Einrichtung (Einladung zum Aufsuchen)	▪ Bewegungsmaterialien, wie z. B. Aktivierungswagen mit Bällen, Gummibändern usw.
▪ Platz für Wendemanöver mit Rollator oder Rollstuhl im Zimmer und im Wohnbereich	▪ Turn- und Sportraum in der Einrichtung	
	▪ Gruppenangebote innerhalb und außerhalb der Einrichtung	
	▪ Spaziergänge in und außerhalb der Einrichtung	

Tabelle 5.1: Fördernde Faktoren für Mobilität und Motivation

Der dauerhafte Aufenthalt an einem Ort bzw. an einer bestimmten Stelle, wie z. B. im Bett, Stuhl, Rollstuhl, am Tisch usw. wirken sich nachteilig auf die Mobilität aus. Entsprechend sollte die oftmals praktizierte „Mobilisation" von einem Ort, z. B. dem Bett, an einen anderen, z. B. den Stuhl am Esstisch, kritisch hinterfragt werden, wenn keine weiteren mobilitätsfördernden Maßnahmen stattfinden. Der pflegebedürftigen Person sollten regelmäßig Angebote unterbreitet werden, die eine „Ortsfixierung" vermeiden, z. B. durch die Unterstützung bei regelmäßigen Ortswechseln.

Wohnraumberatung und Anpassung

Wohnraumgestaltung ist gerade für ältere Menschen wichtig, um möglichst lange selbstständig in der eigenen Wohnung leben zu können. Es geht nicht nur um barrierefreies Wohnen, sondern auch um eine mobilitätsfördernde Umgebung, die Sicherheit und Schutz bietet. Das eigene Zuhause ist der Lebensmittelpunkt und sollte wohnlich und ressourcenfördernd gestaltet sein, um die Lebensqualität und das Wohlbefinden positiv zu beeinflussen.

Mobilitätseinschränkende Umgebungsfaktoren	Mobilitätsfördernde Umgebungsfaktoren
▪ Hohe Türschwellen ▪ Schlechte Beleuchtung ▪ Teppiche und Stolperfallen ▪ Rutschige Böden ▪ Fehlende Haltemöglichkeiten ▪ Schmale Türen ▪ Lose Kabel	▪ Anpassung von Lichtverhältnissen, helles Licht besonders in den Fluren und im Bad ▪ Räumliche Anordnung der Möbel in der Wohnung ▪ Rutschfeste entspiegelte Böden ▪ Aufstehhilfen ▪ Handläufe entlang der Wände ▪ Sitzgelegenheiten zum Ausruhen ▪ Haltegriffe in der Badewanne und Dusche, neben WC und Waschbecken ▪ Badewannenlifter ▪ Toilettensitzerhöhung, um das Hinsetzen und Aufstehen zu erleichtern ▪ Rutschfeste Matten in Badewanne und Dusche ▪ Treppenlift

Tabelle 5.2: Mobilitätsfördernde und Mobilitätseinschränkende Faktoren

Die wichtigsten Kriterien zum barrierefreien Wohnen:

- Stufenloser und breiter Zugang zum Wohnhaus
- Ausreichende Beleuchtung
- Eine 90 – 100 cm breite Haustür
- Ausreichende Bewegungsfläche an wichtigen Punkten der Wohnung
- Ebener Zugang im gesamten Wohnbereich
- Durchgangsbreite der Türen: 90cm
- Bedienelemente wie Lichtschalter, Steckdosen etc. in einer erreichbaren Höhe für Rollstuhlfahrer
- Bodengleiche Dusche

Beispiele für Wohnraumanpassung und Hilfsmitteleinsatz

Besonders wichtig insbesondere für den nächtlichen Toilettengang ist ein vom Bett erreichbares und durch die pflegebedürftige Person bedienbares Nachtlicht. Dies kann z. B. ein an dem Pflegebett angebrachtes Nachtlicht sein wie abgebildet, kann aber auch entsprechend den Lebensgewohnheiten der pflegebedürftigen Person, eine Nachttischlampe sein, die bisher von ihm/ihr genutzt wurde.

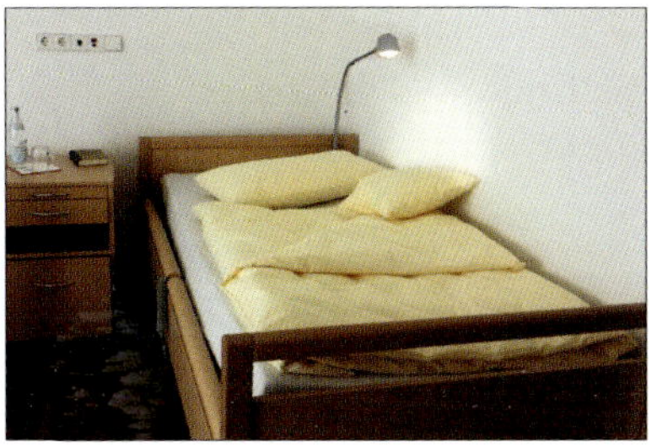

Hinweis:

Zu einer der wirksamsten Sturzpräventionen gehört, bei der pflegerischen Aufnahme zu erfragen, wie das Bett der pflegebedürftigen Person in ihrem bisherigen Wohnumfeld gestanden hat, aus welcher Seite der Bettausstieg erfolgt und welche Nachtbeleuchtung (Nachtlicht) benutzt wurde. Statistisch geschehen die meisten Sturzereignisse in den ersten 24 Stunden, insbesondere in der Nacht nach Ortsveränderung.

Für das Badezimmer gibt es eine Reihe von Hilfsmitteln, wie z. B. Haltegriffen, die zur Unterstützung und zur Sicherheit eingesetzt werden können. Als Beispiel sehen Sie hier abgebildet:

- Einen Haltegriff über dem Waschbecken
- Einen Haltgriff (waagerecht und horizontal) in der bodengleichen Dusche
- Klappbarer Haltegriff an der Toilette

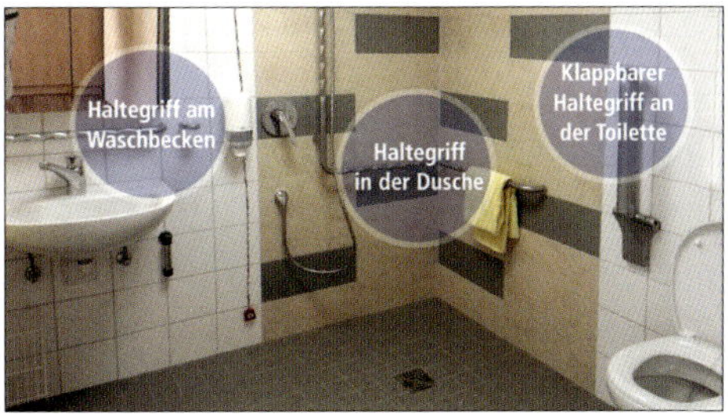

Haltegriffe in der Wohnung zu Hause, im Wohnbereich der Einrichtung bis hin zu Haltegriffe im Zimmer ermöglichen der pflegebedürftigen Person sich sicher in ihrem Wohnumfeld zu bewegen.

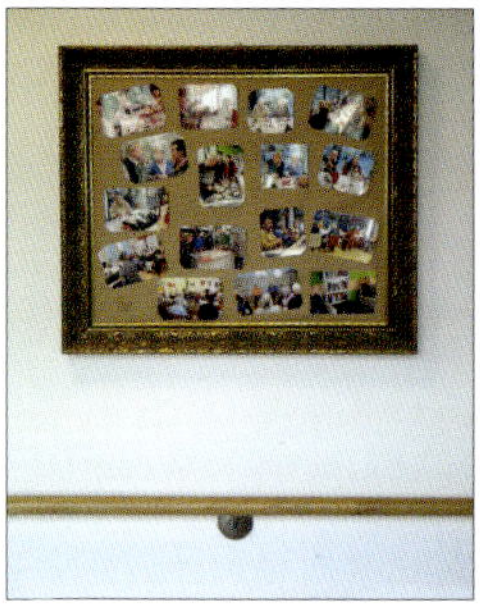

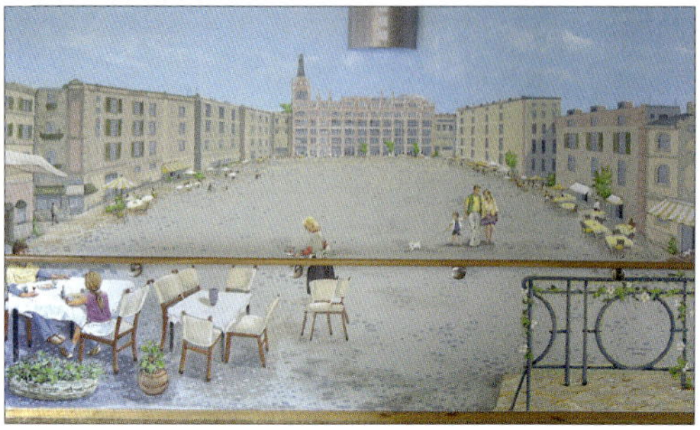

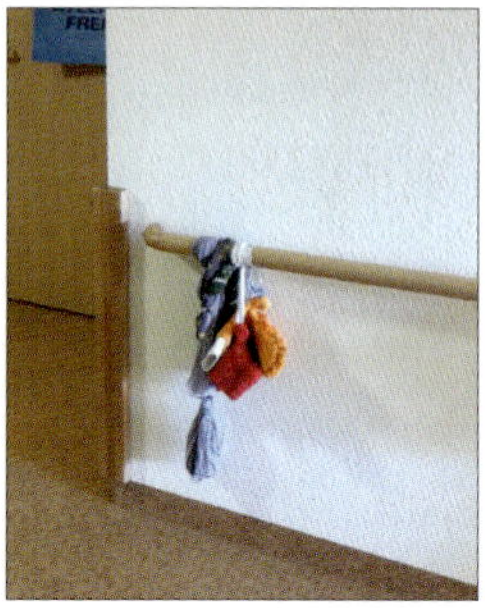

5.3 Mobilitätsfördernde Ideen – Beispiele aus dem Pflegealltag

5.3.1 Bewegungsangebote als Einzelangebot oder als Gruppenangebot

Während viele Einzelangebote auf wenig Raum durchgeführt werden können und daher in kleinen Räumen, z. B. im Bewohnerzimmer, umsetzbar sind, müssen für Gruppenangebote größere Räumlichkeiten zur Verfügung stehen.

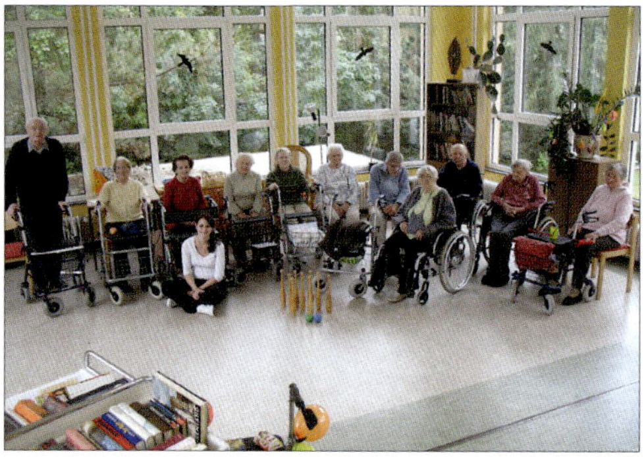

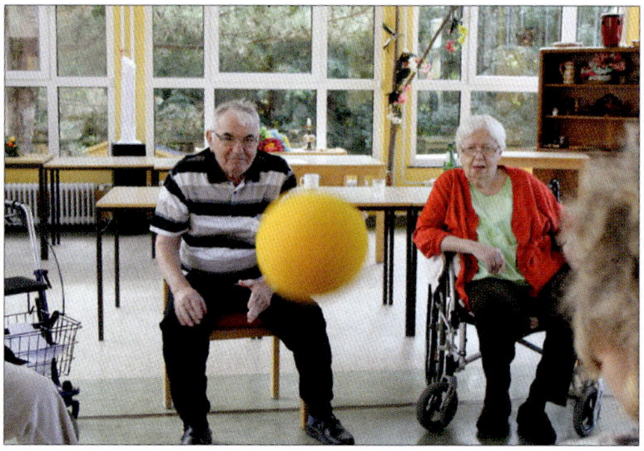

Nur so ist es möglich, komplexe Bewegungsabläufe umzusetzen, z. B. beim Koordinations- und Krafttraining oder Tanzen, um dies mit mehreren Personen gleichzeitig durchzuführen.

5.3.2 Materialien und spezielle Räumlichkeiten für Bewegungsangebote

Für mobilitätsfördernde und -erhaltende Maßnahmen können die unterschiedlichsten Materialien eingesetzt werden, z. B. Gewichtsmanschetten, Hanteln, Übungsbänder aus Gummi, Tücher, gefüllt kleine Säckchen mit unterschiedlichem Inhalt usw. Diese Materialien sollten in der Einrichtung in ausreichender Menge, z. B. wie auf dem Foto in einem Mobilitätwagen, zur Verfügung stehen.

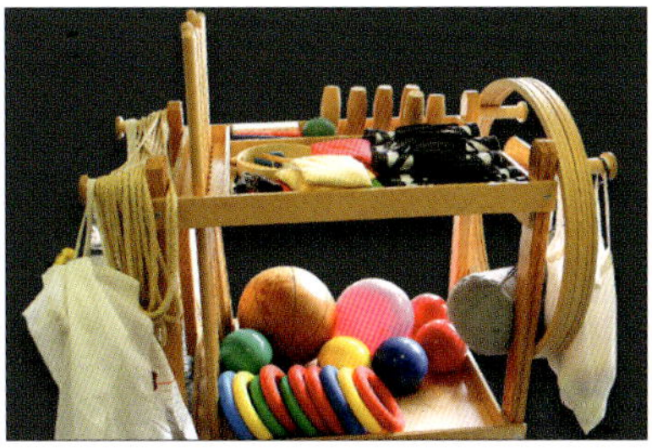

Der gute alte „Gymnastikraum" oder moderner des „Fitnessraum Ü70"

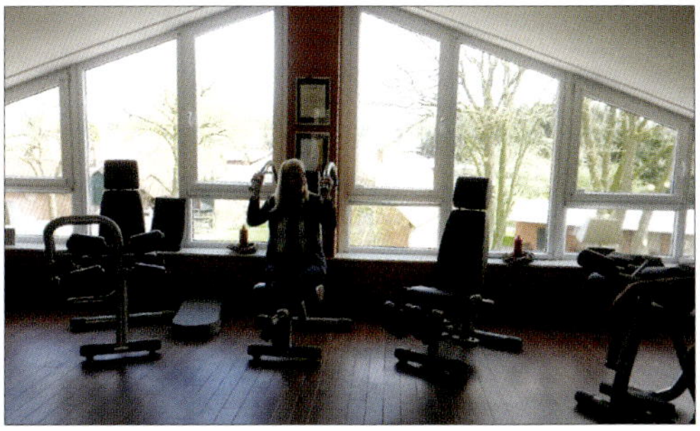

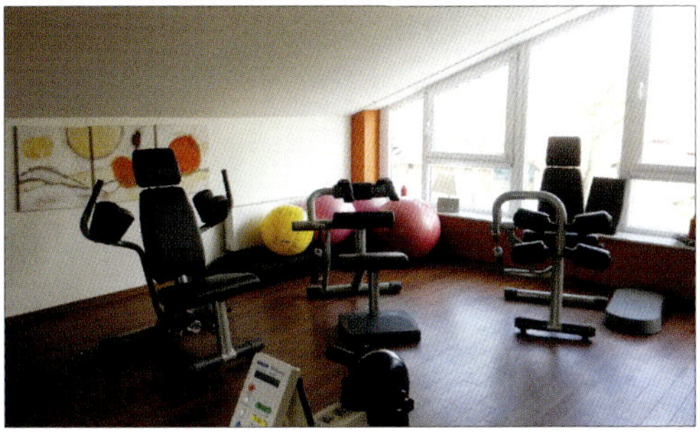

Eine Idee nicht nur für stationäre Einrichtungen, sondern auch für Tagespflegeeinrichtungen, ist der „Bewegungsraum oder Bewegungsclub" für die Senioren, oft früher als der „Gymnastikraum" bekannt. Hier können unter Anleitung kleine Trainingseinheiten, entsprechend der körperlichen Verfassung und dem Fitnesslevel, angeboten und durchgeführt werden.

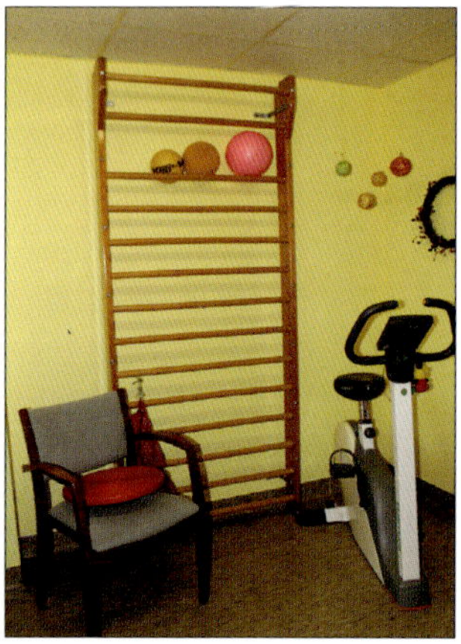
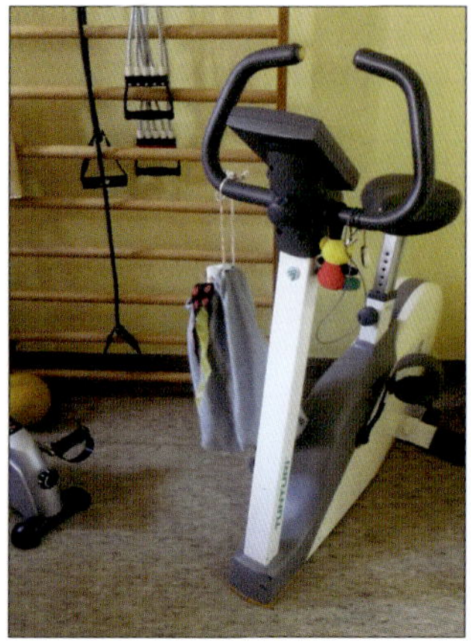
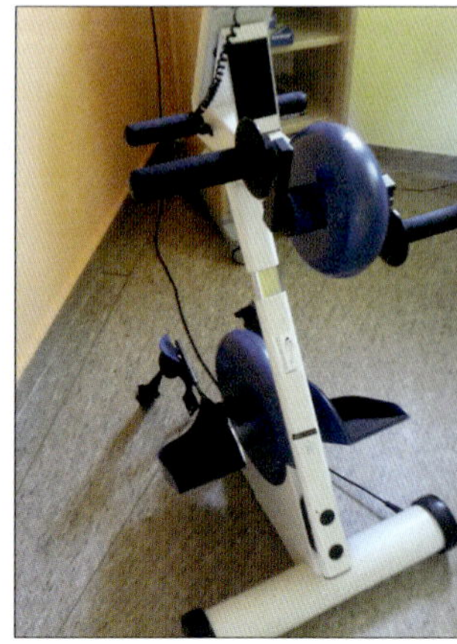

Für Kunden im ambulanten Bereich ist ein solches Programmangebot zum Mobilitätstraining in einer Einrichtung der Langzeitpflege, ein erster möglicher Schritt sich in Gesellschaft mit Gleichaltrigen wieder sportlich zu betätigen und sich auszutauschen. Damit werden gleichzeitig weitere Angebote, die in der Tagespflege und/oder stationären Einrichtung stattfinden, bekannt und anders wahr- und angenommen, z. B. offener Mittagstisch, Betreuungsgruppe für Menschen mit Demenz aber, auch Wander- oder Gehgruppen.

5.3.3 Gehgruppe und Bewegungspfade

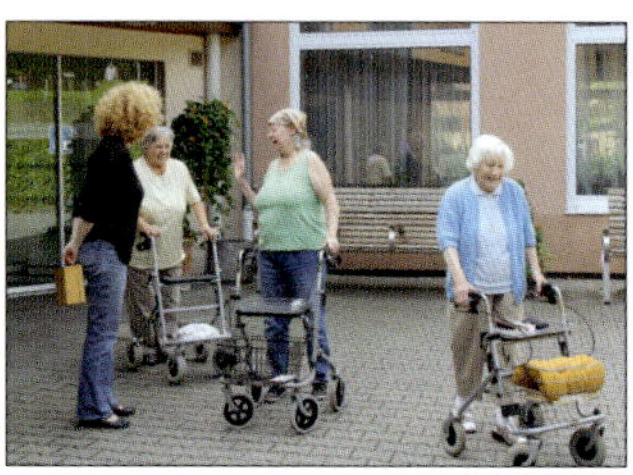
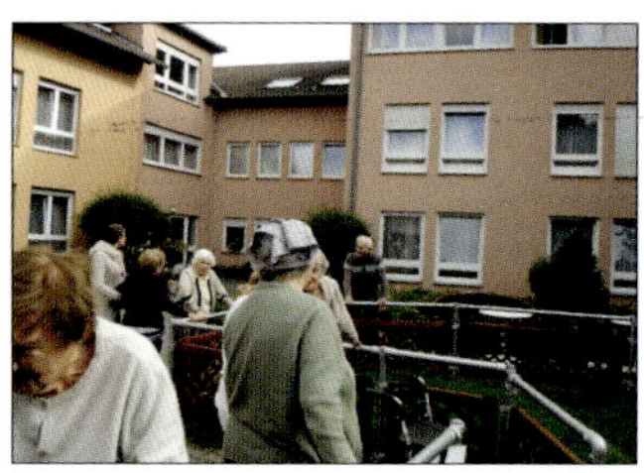
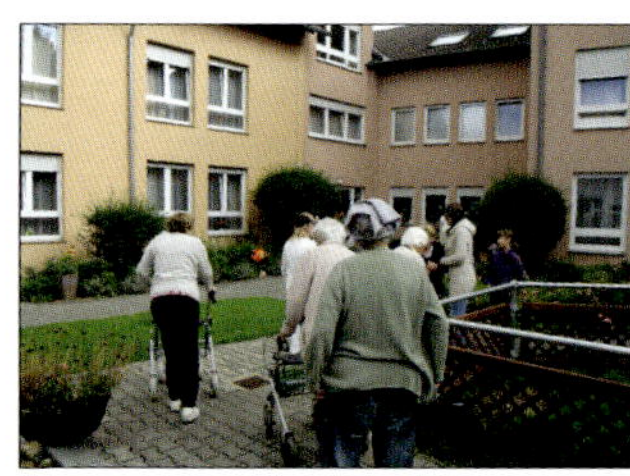

Angebote zum gemeinsamen „Gehen“ mit oder ohne Hilfsmittel, um mobil zu bleiben, sind Türöffner, um sich einer Gemeinschaft anzuschließen, sich körperlich zu betätigen und eine Aufgabe/Anlaufstelle zu haben. Sich zusammen mit Menschen im gleichen Alter, zumeist mit ähnlichen körperlichen Einschränkungen gemeinsam körperlich zu betätigen und gleichzeitig festzustellen, dass es Gleichgesinnte gibt, hilft

Einsamkeit und Depression vorzubeugen. Gezielte Angebote zum „Gehen" für Menschen die sich mit dem Rollator oder mit dem Rollstuhl fortbewegen, werden bisher noch viel zu selten angeboten.

Bewegungspfade innerhalb und außerhalb der Einrichtung sind eine weitere mobilitätsfördernde Maßnahme, Menschen in Bewegung zu bringen. Sie zu motivieren, sich zu bewegen und ihre Umgebung zu entdecken, wahrzunehmen und sich zu begegnen.

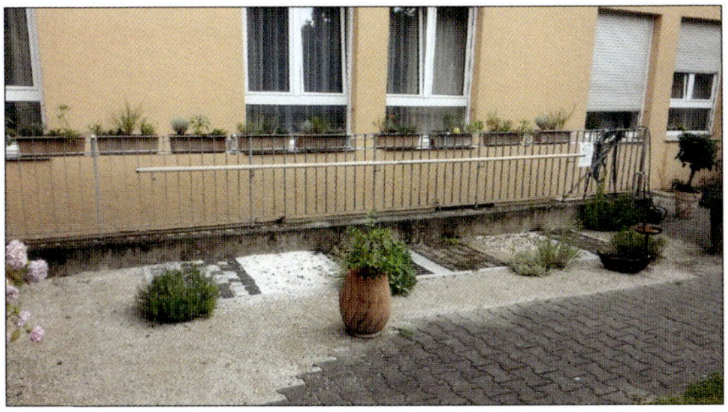

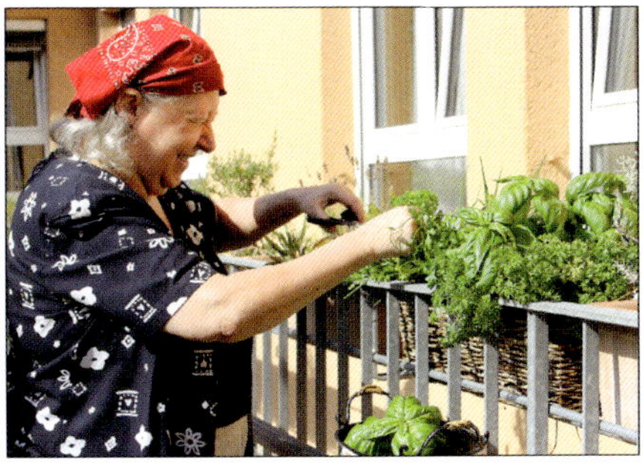

Die Anlage und Gestaltung eines solchen Bewegungspfades bietet sich als ein Gemeinschaftsprojekt für Bewohner, Angehörige und Mitarbeiter an. Die Planung, die Anlage und Gestaltung und die Eröffnung fördert gemeinschaftliches Handeln und sich zu bewegen. Das muss nicht zwangsläufig immer teuer sein. Die nachfolgenden Bilder sind im Seniorenstift Kronthal in Kronberg entstanden, wo durch tatkräftige Hilfe von Mitarbeitern, Ehrenamtlichen, Angehörigen und Bewohnern im Außengelände nicht nur ein Pfad mit unterschiedlichen Bodenbelägen entstanden ist, sondern über das gesamte Gelände ein Weg, der an vielen verschiedenen interessanten Orten zum Gehen einlädt und zum Verweilen motiviert.

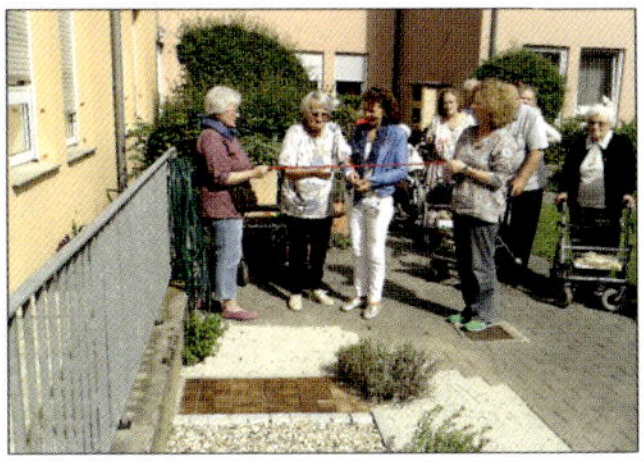

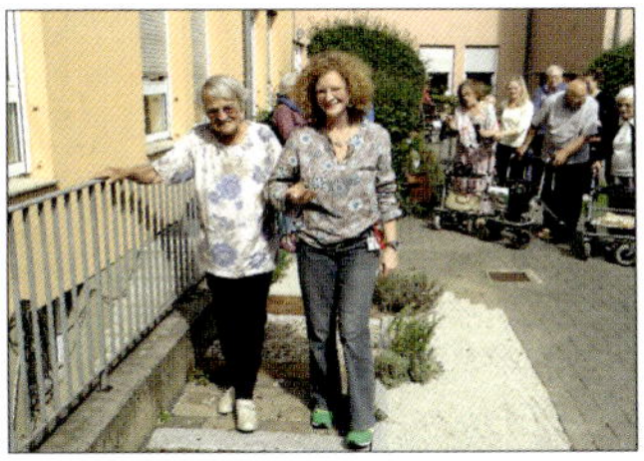

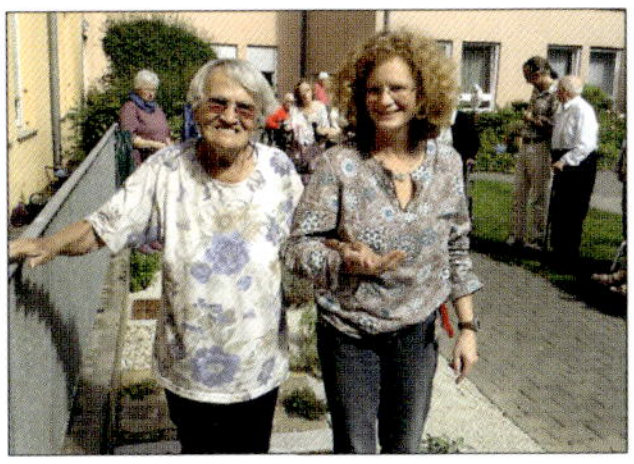

5.3.4 Das Projekt „Das Kronthaler-Bewegungs-Memory"

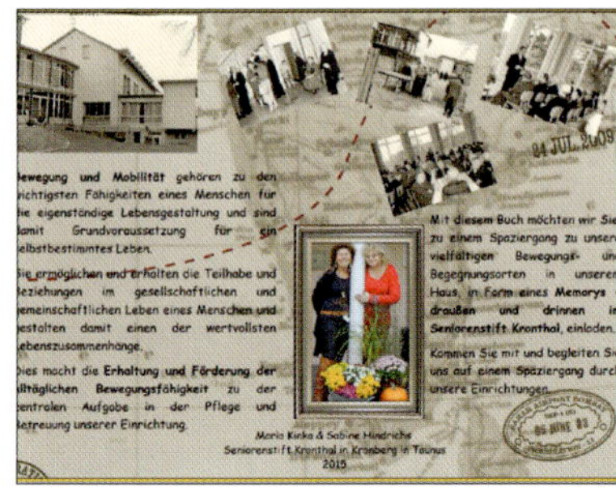

24 JUL 2009
ewegung und Mobilität gehören zu den ichtigsten Fähigkeiten eines Menschen für ie eigenständige Lebensgestaltung und sind amit Grundvoraussetzung für ein elbstbestimmtes Leben.
ie ermöglichen und erhalten die Teilhabe und eziehungen im gesellschaftlichen und emeinschaftlichen Leben eines Menschen und estalten damit einen der wertvollsten ebenszusammenhänge.
ies macht die Erhaltung und Förderung der lltäglichen Bewegungsfähigkeit zu der entralen Aufgabe in der Pflege und etreuung unserer Einrichtung.
Mit diesem Buch möchten wir Sie, zu einem Spaziergang zu unsere vielfältigen Bewegungs- und Begegnungsorten in unserem Haus, in Form eines Memorys - draußen und drinnen im Seniorenstift Kronthal, einladen.
Kommen Sie mit und begleiten Sie uns auf einem Spaziergang durch unsere Einrichtungen.
Maria Kirka & Sabine Hindrichs
Seniorenstift Kronthal in Kronberg im Taunus
2015

In jedem Jahr wird im Seniorenstift Kronthal ein übergreifendes Qualitätsziel als Jahresmotto/ Jahresgedanke über allen Aktivitäten und inhaltlichen Ausrichtungen zur Verbesserung der Lebens- und Wohnqualität der Bewohner zusammen mit allen Beteiligten ausgewählt.

Das Jahr 2014 stand dabei unter dem übergeordneten Qualitätsziel „Pflege in Bewegung im Seniorenstift Kronthal".

Impulsgebend für das Thema „Pflege in Bewegung im Seniorenstift Kronthal" war zum einen die aktuelle Entwicklung des Expertenstandards „Erhaltung und Förderung der Mobilität", zum anderen die stetig zunehmende Zahl von Bewohnern und Bewohnerinnen mit kognitiven Einschränkungen und das Wissen, dass die Förderung der Gedächtnisleistung und Bewegung in einem engen Zusammenhang stehen (Dual-tasking).

Leitgedanke für dieses Jahresmotto war die Förderung und Erhaltung der alltäglichen Bewegungsfähigkeit. Wir bezeichnen dies als Normalitätsbewegung in Anlehnung an das Normalitätsprinzip, wie es von Erwin Böhm in seinem „Psychobiografischen Pflegemodell" beschrieben wird (vgl. Kapitel 1). Die Grundthese ist dabei, dass nicht durch künstlich aufgesetzte einzelne Maßnahmen und Interventionen, sondern durch kontinuierliche Förderung der Bewegung in den alltäglichen Handlungen und Verrichtungen eine signifikante Verbesserung bzw. Erhaltung von Mobilität bewirkt wird. Die Grundannahme ist, dass demenzielle Erkrankungen oft zu Unrecht zu einer zunehmenden Immobilität führen und es steckt die Beobachtung dahinter, dass bei einer Diagnose Demenz alle anderen Diagnosen nicht mehr ihre entsprechende Beachtung finden, dass Mobilität eher als störend, z. B. Lauftendenz, empfunden wird und deshalb Bewegung eher verhindert, statt gefördert wird.

Maßgeblich beeinflusst wurde die Entwicklung des Kronthaler-Bewegungs-Memories durch Ute Schmidt Hackenbergs Beschreibung „Wahrnehmung und Begreifen bei Menschen mit Demenz", in der sowohl die körperliche als auch die geistige Dimension von Mobilität zum Ausdruck kommt:

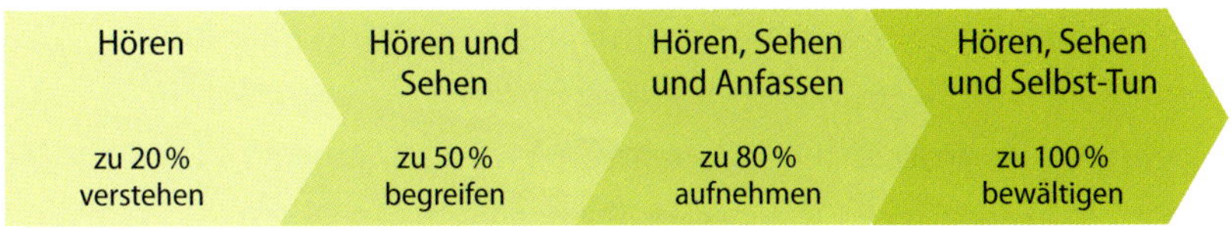

Grafik 5.3: Wahrnehmung nach Ute Schmidt-Hackenberg

Unter diesem Jahresmotto gelang die Integrierung der Erhaltung und Förderung der Mobilität in den „normalen" Alltag. Nicht ein „Sonderprogramm Mobilität" wurde gestartet, sondern die alltäglichen Abläufe sollten hin zu mehr Mobilität verändert und innerhalb dieser Abläufe Mobilitätsanreize geschaffen werden.

Ausgehend von der Standardebene 4 des Expertenstandards „Erhaltung und Förderung der Mobilität" fand zunächst eine Bestandsaufnahme innerhalb der Einrichtung hinsichtlich der personellen, materiellen und räumlichen Ressourcen und der Kompetenzen (und des Wissensstandes) der Mitarbeiter statt.

Dazu wurden sowohl im Haus als auch im Außenbereich Orte und Aktivitäten identifiziert, an denen schon Mobilität und Bewegung stattfand bzw. gefördert wurde.

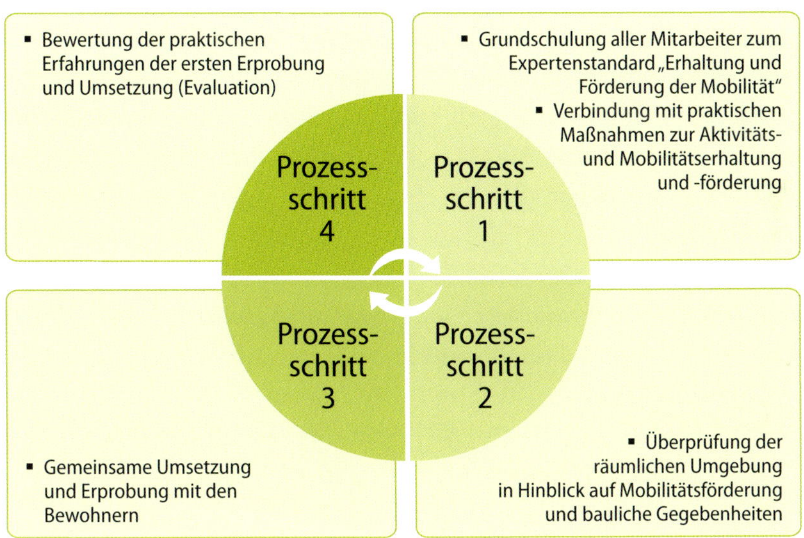

Grafik 5.4: Projektschritte „Pflege in Bewegung im Seniorenstift Kronthal"

Begonnen wurde mit einer Grundschulung aller Mitarbeiter zum Expertenstandard „Erhaltung und Förderung der Mobilität", immer in Verbindung mit praktischen Maßnahmen zur Aktivitäts- und Mobilitätserhaltung und -förderung. Neben der klassischen Wissensvermittlung wurden in weiteren Workshop-Schulungen Ideen zur Mobilitätserhaltung und -förderung im Alltag erarbeitet.

In einem zweiten Schritt wurde die räumliche Umgebung in Hinblick auf die Mobilitätsförderung (siehe dazu Tabelle 5.1. Fördernde Faktoren für Mobilität und Motivation) überprüft und entsprechende Maßnahmen (vor allem auch baulicher Natur) geplant und umgesetzt.

In einem dritten Schritt fanden die Umsetzung und Erprobung gemeinsam mit den Bewohnerinnen und Bewohnern statt.

Im vierten Schritt wurden die praktischen Erfahrungen der ersten Erprobung und Umsetzung bewertet und Anpassungen und Veränderungen erarbeitet.

Eine der Erkenntnisse in der Evaluierung war, dass für die vielen unterschiedlichen Einzelteile (Aktivitäten) ein gemeinsamer „Rahmen" notwendig ist, damit diese sich nicht in der Beliebigkeit verlieren, sondern alle Maßnahmen koordiniert und zielorientiert ihren Platz finden. Daraus entwickelte sich die Idee des „Kronthaler-Bewegungs-Memorys".

Für das Bewegungs-Memory wurden zunächst alle Orte der Begegnung und Bewegung sowie Aktivitäten, die sich innerhalb des Jahres 2014/2015 im Seniorenstift entwickelt hatten, in einem Workshop zusammengetragen. Dabei stellte sich heraus, dass sich die Vielzahl der Angebote und Aktivitäten nicht wie zunächst ursprünglich gedacht, in Form eines Plakates darstellen ließen. Deshalb wurde im Rahmen des Workshops die Idee entwickelt, eine Art Memory zu gestalten, in dem die Orte bzw. Aktivitäten „Draußen & Drinnen" mit gleicher thematischer Ausrichtung zueinander in Verbindung gesetzt wurden.

Insgesamt wurden 34 Orte/Aktivitäten der Begegnung und Bewegung identifiziert und bildlich erfasst. In Form von „Memory Tafeln" mit Beschreibung wurden die unterschiedlichen Orten draußen und drinnen im Seniorenstift gekennzeichnet.

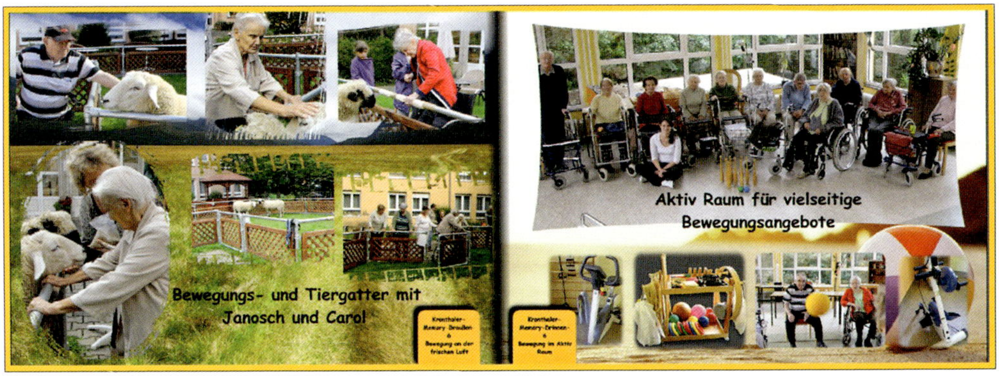

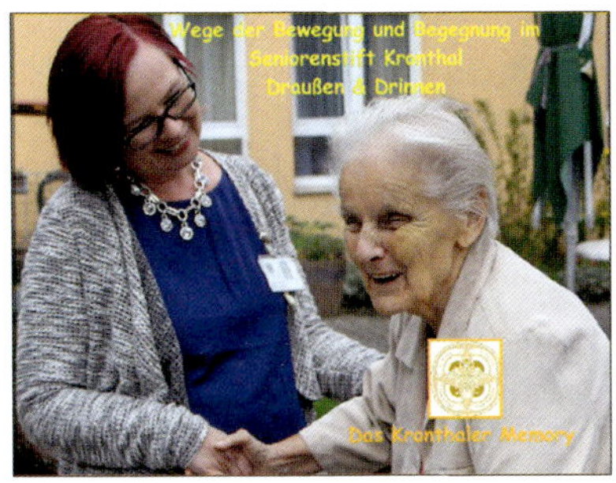

Mit einem begleitenden, selbst erstellten und gestalteten Fotoband werden bewusst Angehörige, Besucher und Bewohner motiviert, gemeinsam die unterschiedlichen Stationen der Memory-Aktivtäten aufzusuchen und auszuprobieren.

Unter dem Thema „Wege der Bewegung und Begegnung im Seniorenstift Kronthal draußen & drinnen" bildet das Bewegungs-Memory nun ergänzt durch den Bildband und die Memory Tafeln (Hinweisschildern) an jeder „Mobilitätsstation" den Rahmen für alle mobilitätsfördernden Aktivitäten und Maßnahmen.

Innerhalb der Einrichtung wurden auf den Fluren und Wohnecken Sitzgelegenheiten in unterschiedlicher Gestaltung eingerichtet. Thementische im ganzen Haus verteilt, laden dazu ein, sich mit Dingen aus der Vergangenheit zu beschäftigen. Diese Thementische werden im Laufe des Jahres immer wieder verändert und neu gestaltet. Ein besonderer Höhenpunkt ist die jährlich stattfindende „Erinnerungswoche", in der sich das gesamte Haus thematisch in die Vergangenheit der Bewohner begibt und man mit Erinnerungsstücken und Vorträgen in die Vergangenheit zurückversetzt wird.

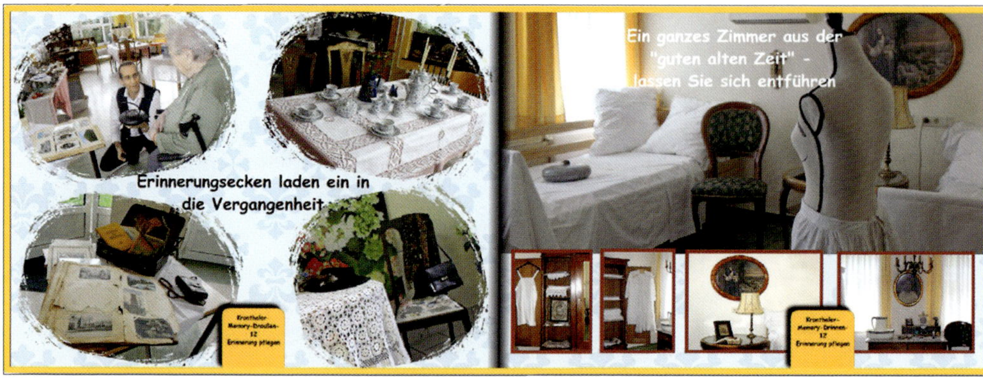
Erinnerungsecken laden ein in die Vergangenheit
Ein ganzes Zimmer aus der "guten alten Zeit" - lassen Sie sich entführen

Neben gezielten Einzel- und Gruppenangeboten wird eine regelmäßige und kontinuierliche Bewegung im Alltag ermöglicht. Um dies sicherzustellen, ist die Einrichtung entsprechend ausgestattet, z. B. mit Haltegriffen an den Wänden und entsprechendem kippsicheren Mobiliar.

Mobilitätshilfsmittel, die von Menschen mit Mobilitätseinschränkungen genutzt werden, sind individuell an die Situation der Pflegebedürftigen angepasst.

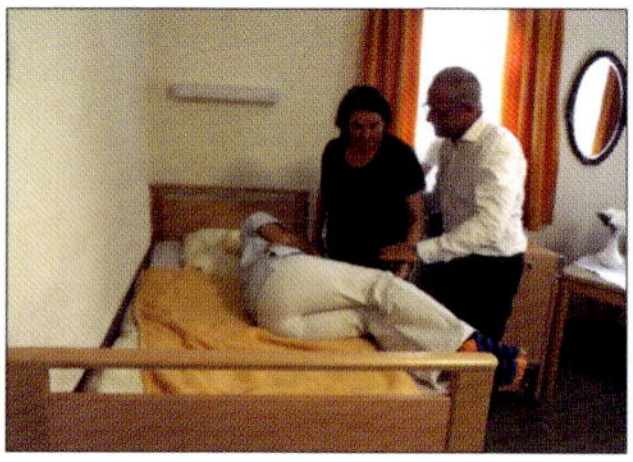
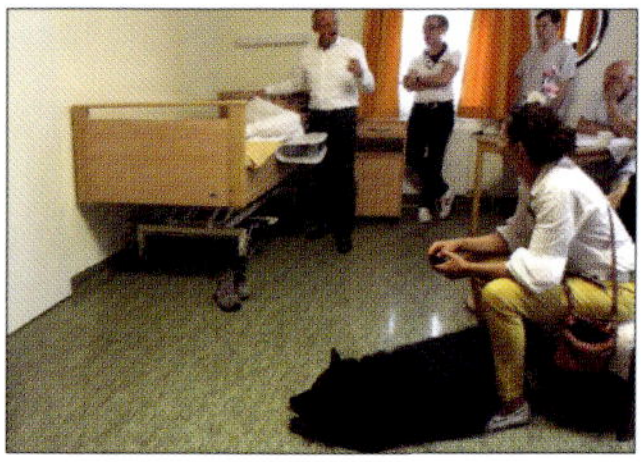
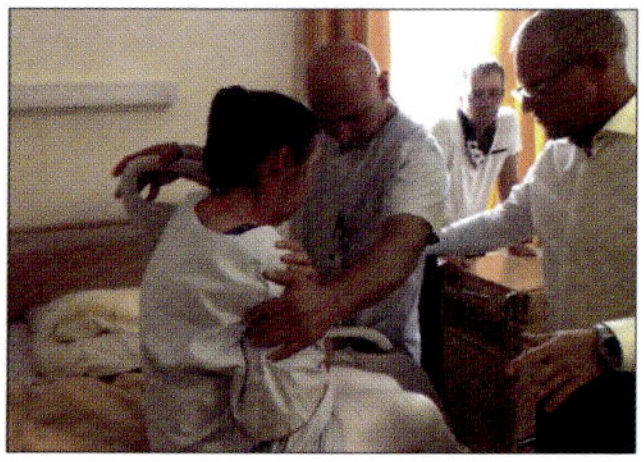

Die Einrichtung sorgt kontinuierlich dafür, dass Mitarbeiter im Umgang mit diesen Hilfsmitteln geschult sind bzw. dass entsprechende Kooperationen, z. B. mit Sanitätshäusern oder Physiotherapeuten, bestehen.

Nicht nur die Beratung zu einem Mobilitätshilfsmittel ist die Aufgabe der Einrichtung bzw. der Pflegefachkraft, sondern auch die Einweisung zur Nutzung des Mobilitätshilfsmittels ist wichtig sowie die Überprüfung, ob der Pflegebedürftige mit seinem Mobilitätshilfsmittel im Laufe der pflegerischen Versorgung auch weiterhin zurechtkommt. Ein „Fahrsicherheitstraining für Rollatorfahrer und Rollstuhlfahrer" ist ein sinngebendes Mobilitätsangebot, das in einer Gemeinschaft nicht nur Spaß macht, sondern die

Bewegungsfähigkeit fördert, Mobilitätssicherheit bringt und gleichzeitig trainiert. In Zusammenarbeit mit einem Sanitätshaus können gleichzeitig die Mobilitätshilfsmittel überprüft werden (TÜV Check). Dabei sollten diese nicht nur hinsichtlich ihrer Funktion überprüft werden, sondern auch, ob sie für den Betroffenen noch das richtige Mobilitätshilfsmittel sind. Solche „Fahrsicherheitstraining für Rollatoren und Rollstühle" sind auch für externe Pflegebedürftige aus dem ambulanten Bereich und der Tagespflege ein Angebot, das gerne angenommen wird.

Literaturhinweis

Rollator-Fit-Bewegungsideen für mehr Mobilität. Meyer & Meyer Verlag, Heidi Lindner, Michael Lindner, Renate Richter

5.3.5 Mobilitätsfaktor Tier

Tiere tragen dazu bei, dass pflegebedürftige Personen körperlich, geistig und sozial aktiv bleiben. Heimtiere wirken dabei als Prophylaxe gegen Einsamkeit, sozialen Rückzug und Mobilitätsverlust. Tiere waren schon immer „Wegbegleiter" des Menschen. Viele Menschen verbinden mit Tieren positive Erfahrungen und Experten sprechen hier vom „Aschenputtel-Effekt", da der Pflegebedürftige vom Tier so angenommen wird, wie er ist und mit ihm seine Alterserscheinungen, Gebrechen und Krankheiten.

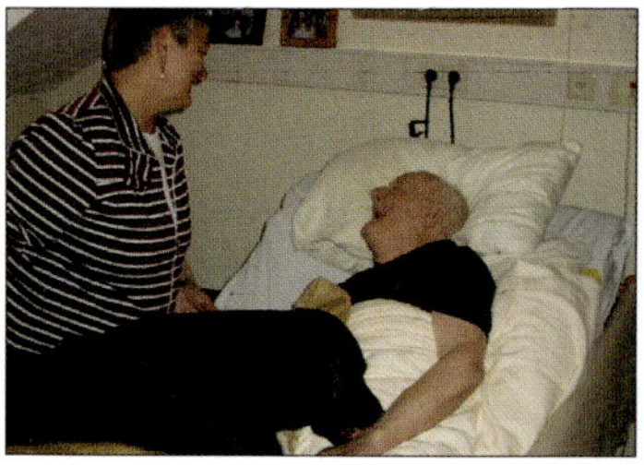
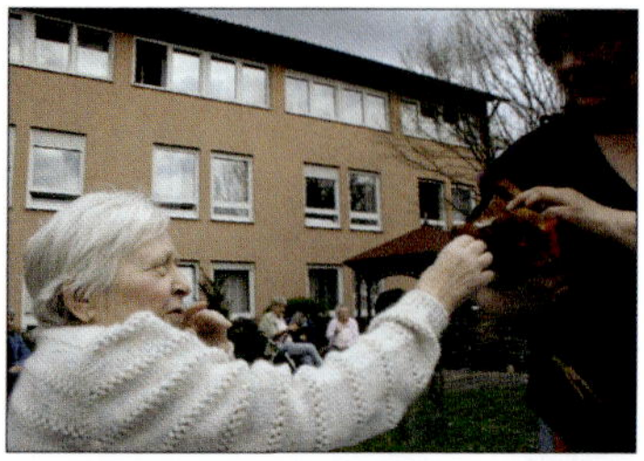
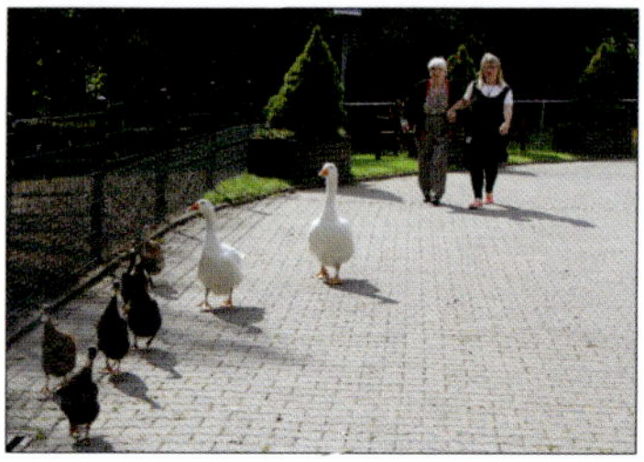
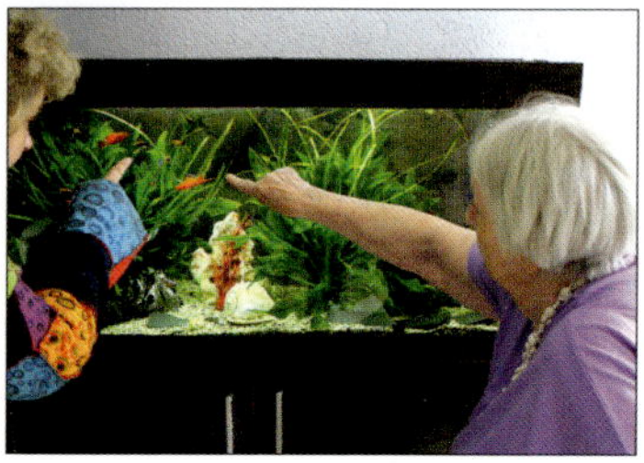

Im Seniorenstift Kronthal haben in den letzten Jahren eine zunehmende Schar an Haus- und Nutztieren ein zu Hause gefunden. In den letzten drei Jahren kam neben den „normalen Heimtiere oder Haustieren" wie Hunde, Katzen, Vögeln, Meerschweinchen, Kaninchen und Fischen nach und nach das ein oder andere sogenannte Nutztier im Außengelände hinzu.

Den Anfang machte „Janosch", der im März 2013 geboren wurde und von seiner Schafsmutter verstoßen wurde. Noch nie war so großer Publikumsverkehr in der Betreuungsabteilung wie an dem Tag, als Janosch als Notfall im Seniorenstift aufgenommen wurde.

Nach nur wenigen Tagen war klar, Janosch muss und wird bleiben, Bewohner und Mitarbeiter übernahmen die zweistündige Fütterung und damit Janosch nicht alleine aufwachsen musste, kam wenig später noch „Károly" als drei Tage altes Babylamm hinzu.

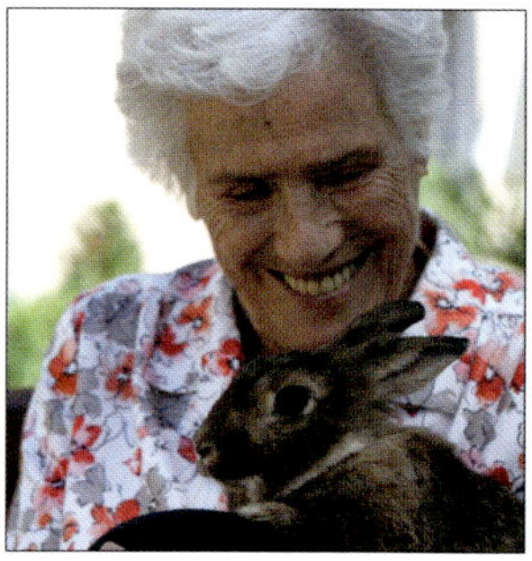
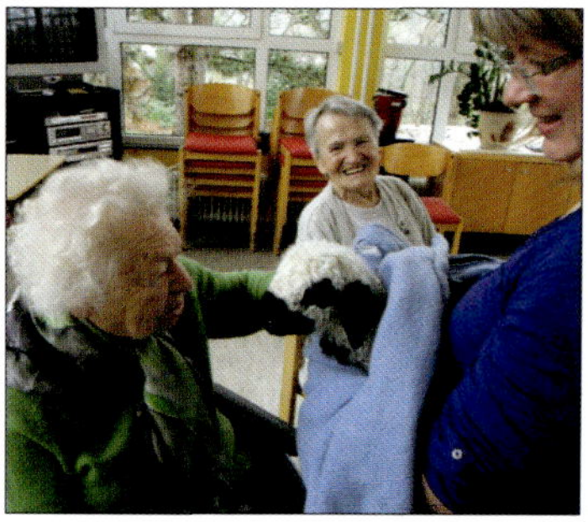
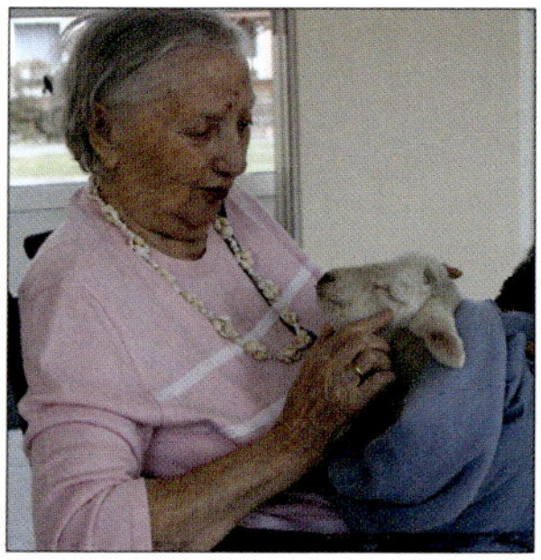

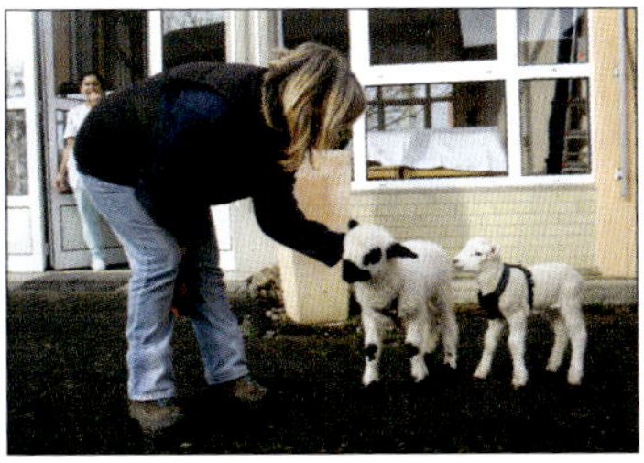
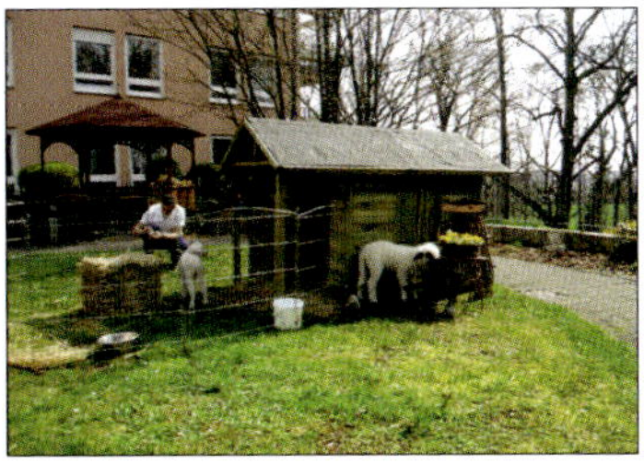
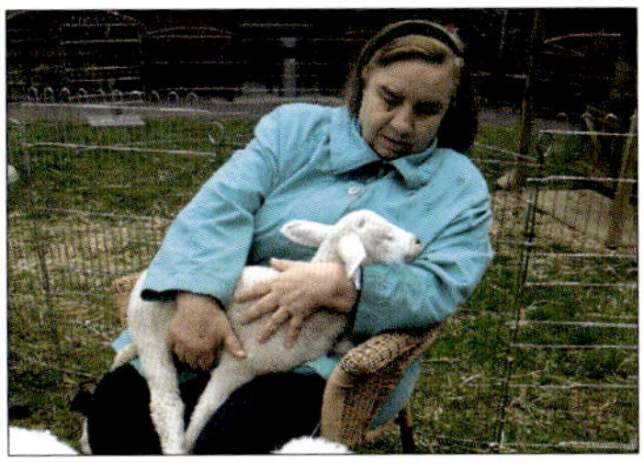
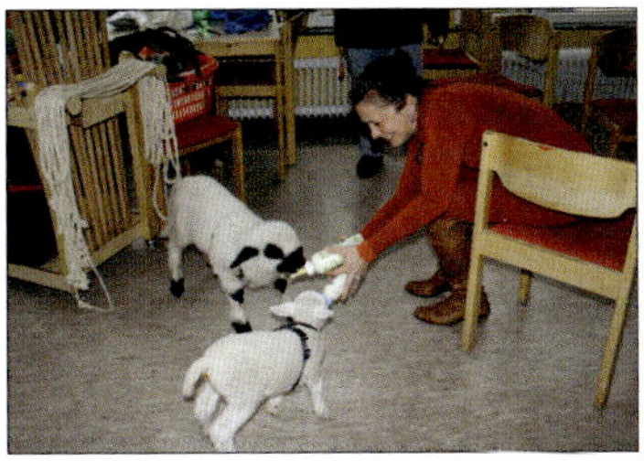

Aus kleinen Schafen werden irgendwann große. Mittlerweile sind Janosch und Károly gestandene Schafsmänner geworden, die den Bewohnern und Mitarbeiter im Alltag weiterhin viel Freude bereiten.

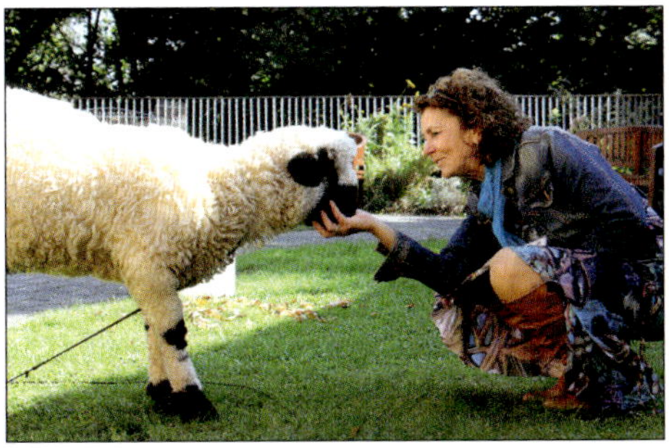
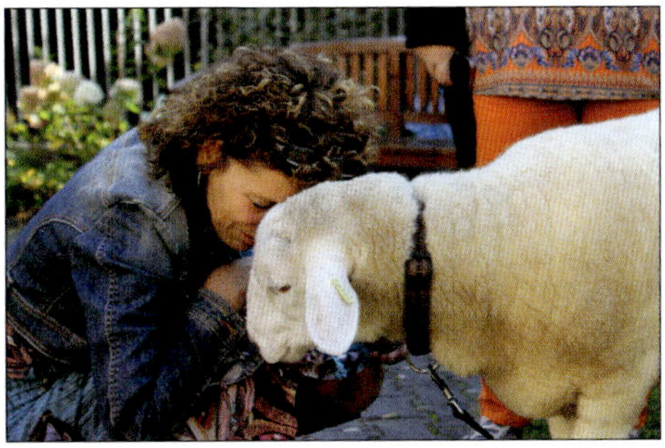

In einem neu geplanten und gebauten Bewegungsgatter haben die beiden Schafe zweimal am Tag Sprech- und Streichelstunde. Das Gatter wurde so gestaltet, dass sich Bewohner daran festhalten, aufrichten als auch gehen können. Die beiden Schafe freuen sich über jeden Besuch und natürlich über die eine oder andere Leckerei.

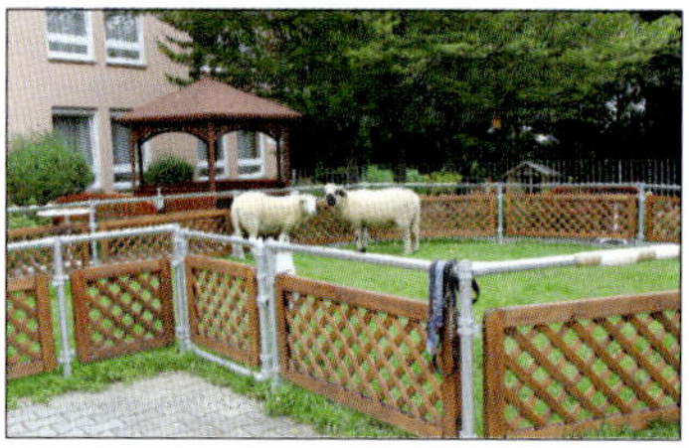
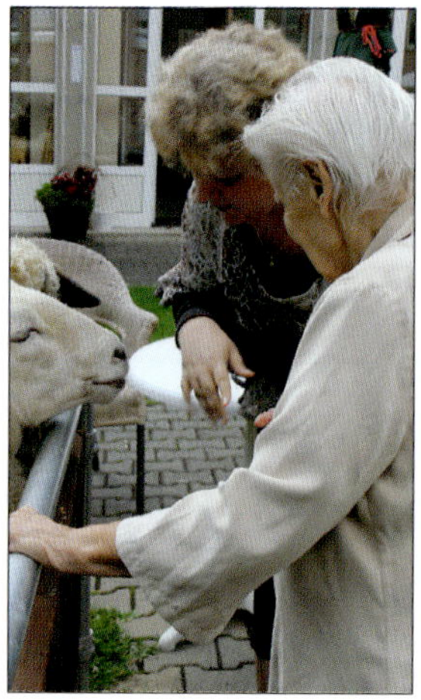
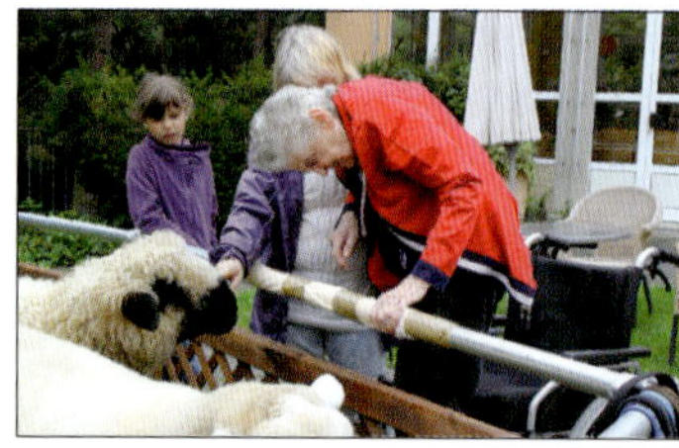
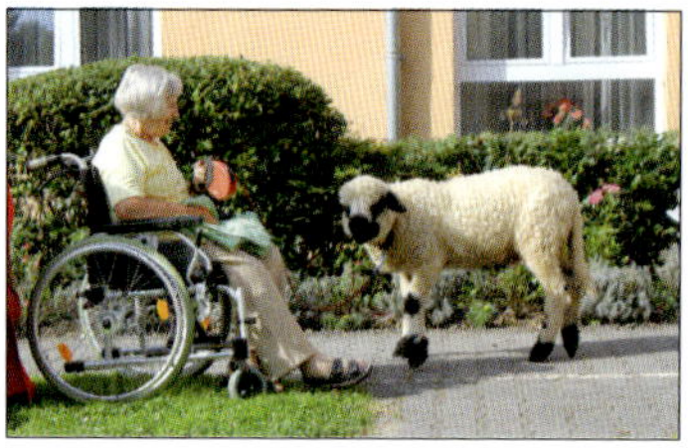
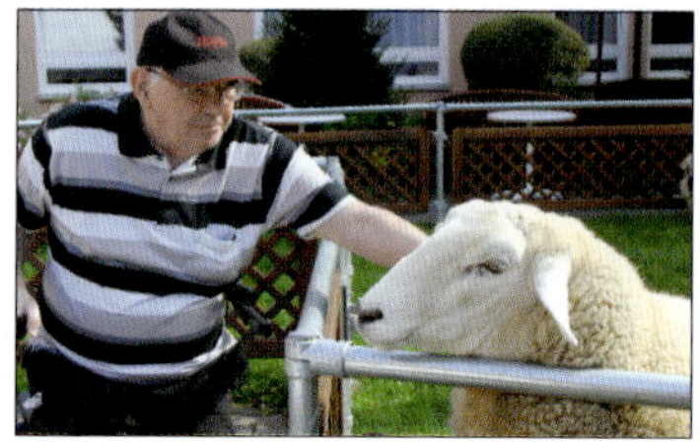

In der Zwischenzeit haben die beiden Schafe eine Reihe von weiteren Mitbewohnern im Außengelände des Seniorenstifts dazu bekommen. So wurde aus dem Außengelände ein belebter Ort der täglichen aktiven Begegnung von Mensch und Tier und lädt ein sich zu bewegen.

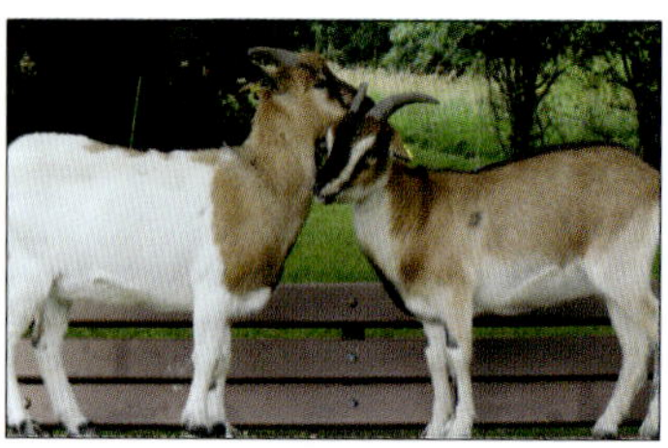
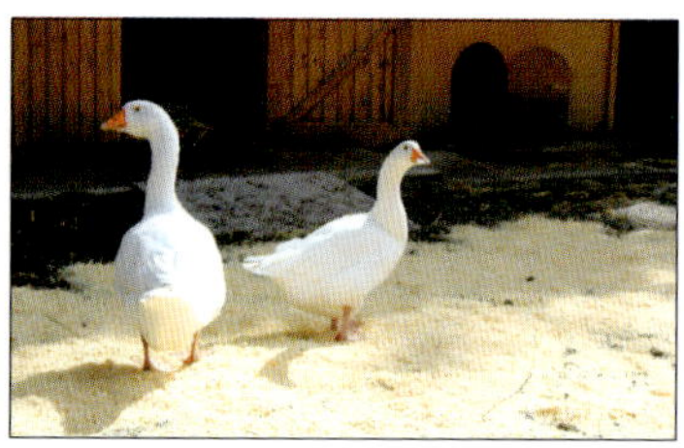
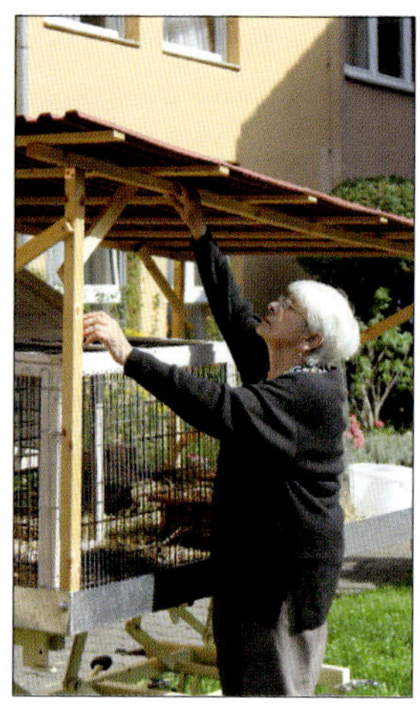
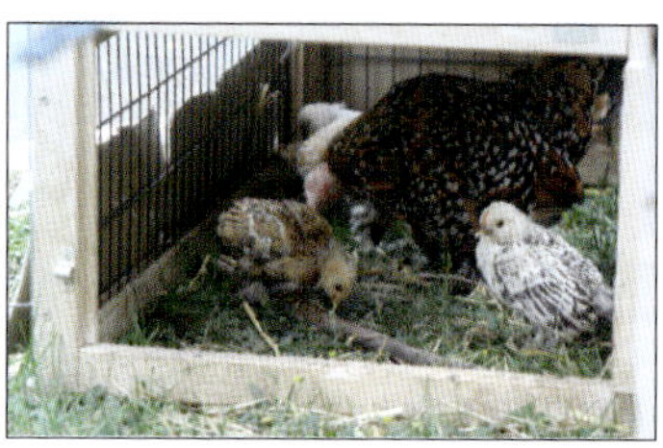
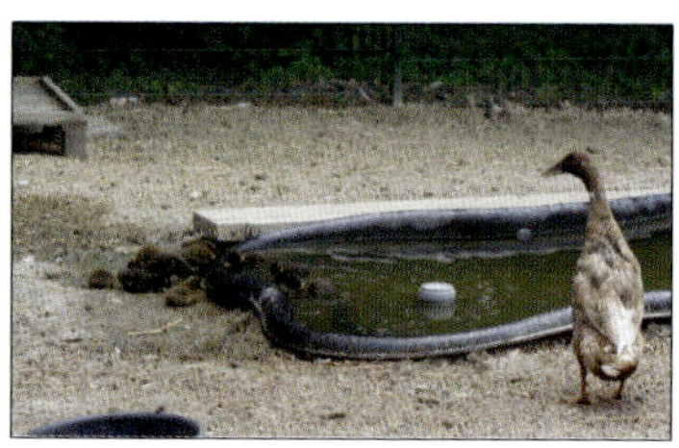

Zahlreicher Nachwuchs der verschiedenen Tiere sorgt dafür, dass Bewohner und Mitarbeiter alle Hände voll zu tun haben mit der täglichen Tierpflege, Fütterung und dem Ausbau des Außengeländes.

5.4 Mobilitätshilfsmittel

Achtung! Besonderer Leserservice

Unter der Adresse: www.altenpflege-online.net/produkte/downloads finden Sie im Bereich „Downloads zu Büchern" dort unter „Mobilität" ergänzende Kapitel zu diesem Abschnitt. Es geht dort um:

- *Mobilitätshilfsmittel*
- *Hilfsmitteleinsatz als alternative Maßnahmen zu bewegungseinschränkenden Maßnahmen und*
- *um mobilitätsbeeinflussende Medikamente.*

Kapitel 6: Mobilität und Qualitätssicherung

Wenn man sich entschließt, das pflegerische Handeln in der Einrichtung konsequent an der Erhaltung und Förderung der Mobilität auszurichten, wäre eine Möglichkeit, sich bei der Implementierung streng an den formalen Anforderungen der Prüfinstanzen orientieren. Das wäre aber aus unserer Sicht „das Pferd von hinten aufgezäumt". Die Erfüllung der Prüfkriterien von MDK, Heimaufsicht und externem Zertifizierungsunternehmen sollte das Ergebnis der eigenen qualitätssichernden Prozesse sein. Um eine feste und nachhaltige Verankerung von mobilitätsförderndem und -erhaltendem Wissen und Handeln in der Einrichtung zu erreichen, empfiehlt es sich die Implementierung in Form eines Projektes durchzuführen. Am Anfang dieses Prozesses, sollte die Erstellung eines auf die Einrichtung und ihre Besonderheiten angepassten Umsetzungsstandard, orientiert am Expertenstandard zur Erhaltung und Förderung der Mobilität, stehen. Im Rahmen des Projektes ist es wichtig, zum einen durch Schulung und Fortbildung die Mitarbeiter zu befähigen die Anforderungen umzusetzen und zum anderen das hauseigene QM-System so anzupassen bzw. dahingehend zu überprüfen, dass die Mobilitätsförderung und -erhaltung ein zentrales Element des pflegerischen Handelns in der Einrichtung ist. Im Rahmen der Pflegevisite und in internen Audits sollte man dann den Umsetzungsgrad überprüfen und je nach Ergebnis eventuell auch nachschulen. Hier kann man auch die Anforderungen der Prüfbehörden zur Hand nehmen, um den ganzen Prozess noch einmal einer kritischen Überprüfung zu unterziehen. Ziel muss eine nachhaltige Implementierung sein, die Förderung und Erhaltung zu einem festen Bestandteil der „Einrichtungs-DNA" machen.

6.1 Implementierung eines Expertenstandards – Nachhaltiges organisationales Wissen

Die Einführung und Implementierung eines Standards zur Mobilitätsförderung und Erhaltung betrifft die gesamte Organisation und daher ist für die Umsetzung und Durchführung des Projektes nicht nur das Einverständnis, sondern die aktive Unterstützung der Geschäftsführung bzw. Einrichtungsleitung unerlässlich. Um die Leitung einer Organisation zu überzeugen, muss sowohl die Frage der Ressourcen (personell, finanziell, sachlich), die im Moment zur Verfügung stehen und welche für das Projekt benötigt werden, geklärt sein und zum anderen klar sein, welche Bereiche der Organisation durch das Projekt betroffen sind. Die größte Menge an Ressourcen, die für das Projekt benötigt wird, ist die Arbeitszeit der beteiligten Mitarbeiterinnen. Das DNQP hat exemplarisch für den Expertenstandard „Schmerzmanagement in der Pflege bei chronischen Schmerzen"[1] den Zeitaufwand für die Implementierung eines Expertenstandards erhoben, der einen guten Anhaltspunkt bietet:

Projektbeauftragte: 88 Stunden
Mitglieder der Arbeitsgruppe/Projektteam: 10 Stunden
Fortbildungszeit pro Pflegefachkraft: 4 Stunden
Fortbildungszeit pro Pflege(hilfs)kraft: 2,6 Stunden

Funktion	Zeitaufwand	Anzahl/Personen	Summe
Projektbeauftragte	88 h	1	88 h
Mitglieder Arbeitsgruppe	10 h	4	40 h
Pflegefachkraft	4 h	15	60 h
Pflegekraft	2,6 h	20	52 h
			240 h (Gesamt)

Tabelle 6.1: Beispielberechnung (Arbeits-)Zeitaufwand für Implementierungsprojekt – Beispiel

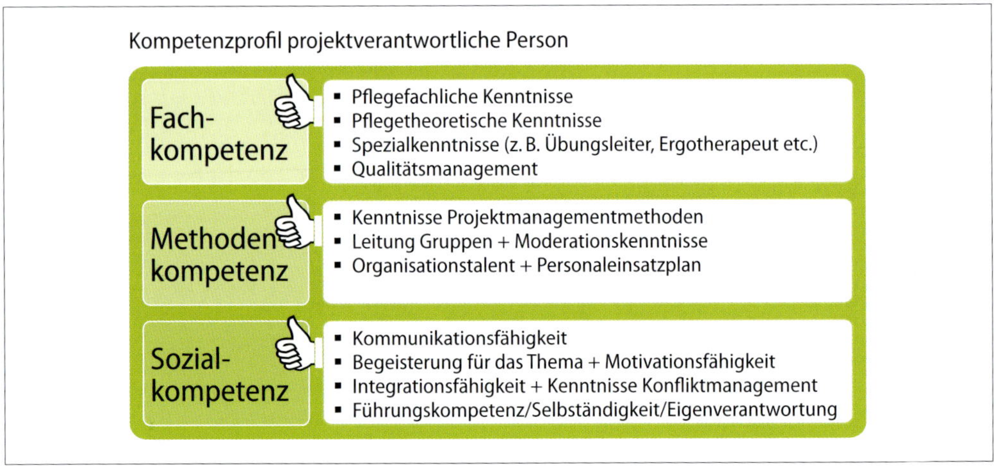

Grafik 6.1: Kompetenzprofil projektverantwortliche Person

1 Vgl. dazu http://www.dnqp.de/fileadmin/groups/607/17WS_Stehling.pdf

Eine entscheidende Bedeutung kommt dabei der/dem Projektverantwortlichen zu. Dies kann entweder eine Leitungskraft (PDL, Leitung Soziale Betreuung, Wohnbereichsleitung, QB) oder eine Mitarbeiterin mit entsprechender Zusatzqualifikation (Übungsleiterin, Ergo- oder Altentherapeutin) sein, die eine entsprechende Freistellung benötigt. Auf jeden Fall sollte sie ein hohes Maß an Fach-, Methoden- und Sozialkompetenz aufweisen.

Das DNQP schlägt für die Implementierung eines Expertenstandards ein 4-Phasenmodell[2] vor, mit einer Dauer von ca. einem halben Jahr:
1. Phase: Fortbildungen zum Expertenstandard (ca. vier Wochen)
2. Phase: Anpassung einzelner Standardkriterien an die besonderen Anforderungen der Zielgruppe oder der Einrichtung im Sinne einer Konkretisierung (ca. acht Wochen)
3. Phase: Einführung und Anwendung des Expertenstandards (ca. acht Wochen)
4. Phase: Datenerhebung mit standardisiertem Audit-Instrument (ca. vier Wochen)

Die Uni Bremen hat sich in ihrem Handbuch für die modellhafte Implementierung des Expertenstandards (EXMO) auch für dieses Modell entschieden.

Hinweis der Autoren

Wir schlagen vor, von den Zeitvorgaben des DNQP-Modells insofern abzuweichen, indem man die Implementierung/Umsetzung in die Praxis auf Kosten der anderen Projektphasen auf 16 Wochen verdoppelt, da man so der Tatsache Rechnung trägt, dass die Implementierung in aller Regel im Normalbetrieb einer Einrichtung erfolgen wird, indem es vor allem durch Urlaub, Krankheit und kurzfristigen Personalausfall immer wieder zu Verzögerungen im zeitlichen Ablauf kommen kann und eine nachhaltige Verankerung von Mobilitätsförderung und -erhaltung im Organisationsalltag nur so erreicht werden kann.

Für die Umsetzung in die Praxis hat sich die Methode der „face to face" Anleitung bewährt. Also die direkte Schulung der Mitarbeiter in der realen Praxissituation durch Experten[3] (dies kann die Projektverantwortliche oder auch eine externe Trainerin sein)

Zur Überprüfung, der Umsetzung und der Feststellung erforderlicher Anpassungsmaßnahmen kann man Pflegevisiten, Audits, aber auch Befragungen (von Bewohnern, Mitarbeitern und Angehörigen) einsetzen. Wichtig ist, dass nach Abschluss der

2 Vgl. dazu http://www.dnqp.de/fileadmin/groups/607/DNQP_Methodenpapier.pdf
3 Vgl. Schiemann, Moers, Büscher (2014), Qualitätsentwicklung in der Pflege; S.87

eigentlichen Projektphase der Prozess weitergehen und begleitet werden muss und die Nachhaltigkeit der Umsetzung in festgelegten Zeitabständen angeschaut werden sollte.

6.1.1 Vom Expertenstandard zum Umsetzungswissen in der Einrichtung

Der einrichtungsspezifische Umsetzungsstandard ist das „Herzstück", wenn man seine Einrichtung zu einer mobilitätsfördernden und erhaltenden Organisation entwickeln will. In ihm wird das Wissen und die Erkenntnisse aus dem Expertenstandard auf die eigene Einrichtung angepasst und die Inhalte des Expertenstandards werden so heruntergebrochen, dass eine sinnvolle Arbeitshilfe für den pflegerischen Alltag entsteht. Dort werden auch die Schnittstellen und Beziehungen zu anderen (eventuell) schon vorhandenen Konzepten, Dokumenten, Maßnahmen und Bereichen definiert. Mobilitätsförderung und Erhaltung als zentraler pflegerischer Prozess sollte sich auch im Pflegeleitbild der Einrichtung wiederfinden.

So erhält man eine Leitlinie für alle am Prozess Beteiligten, die für einzelne individuelle Pflege- und Betreuungssituationen nutzbar ist.

Das untenstehende Beispiel für die Erstellung eines Umsetzungsstandards[4] orientiert sich am Aufbau des Expertenstandards „Erhaltung und Förderung der Mobilität" und dem Strukturmodell zur Entbürokratisierung der Pflegedokumentation als Grundlage für die fachliche Konzeption zur Dokumentation. Dies ist eine mögliche Option für den Aufbau eines einrichtungsspezifischen Umsetzungsstandards, in dem auf jeden Fall folgende Bereiche aufgegriffen werden sollten:

1. Das inhaltlich fachliche Wissen zu einem Thema
2. Die Darstellung von Prozessabläufen
3. Der Umgang mit der erforderlichen Dokumentation

Der Umsetzungsstandard führt die fünf Ebenen des Expertenstandards auf und ordnet diese dem Pflegeprozessablauf (4 Phasen) der Einrichtung zu.

4 Das Beispiel ist als Vorlage zur Erstellung eines eigenen einrichtungsindividuellen Umsetzungsstandards gedacht, es ist kein fertig ausformulierter Standard. Bei Verwendung müssen die Einrichtungsspezifika ergänzt bzw. tiefer beschrieben werden.

Standard zu Umsetzung des Expertenstandards (DNQP) „Erhaltung und Förderung der Mobilität" integriert den 4 Phasen Pflegeprozess

Expertenstandard

Zielsetzung:
Jede pflegebedürftige Person erhält eine pflegerische Unterstützung, die zur Erhaltung und/oder zur Förderung der Mobilität beiträgt, die seiner Normalitätsbewegung entspricht, unter Berücksichtigung seiner Biographie und seiner individuellen Vorstellungen und Wünsche.

Begründung:
- Eine eingeschränkte Mobilität ist ein Risiko für pflegebedürftige Personen
- Sie kann zu einer erheblichen Beeinträchtigung der Lebensqualität bis hin zu einer Ortfixierung und Bettlägerigkeit führen und mit dem Risiko weiterer gesundheitlicher Beeinträchtigungen, wie z. B. Dekubitus, Sturz, einhergehen
- Durch eine regelmäßige Einschätzung des Mobilitätsstatus, differenzierte Informations- und Edukationsangebote, eine motivierende und mobilitätsfördernde Umgebungsgestaltung, das Angebot sowie die Koordination zielgerichteter, die Eigenaktivität fördernder Maßnahmen kann zur Erhaltung und Förderung der Mobilität beigetragen werden
- Eine so verstandene pflegerische Unterstützung hat gesundheitsfördernden Charakter und ist Voraussetzung für die gesellschaftliche Teilhabe pflegebedürftiger Menschen

Grundlage hierfür ist der Entwurf des Expertenstandards „Erhaltung und Förderung der Mobilität" DNQP (2014)

Definition von Mobilität nach dem Expertenstandard

„Mobilität ist die Eigenbewegung eines Menschen mit dem Ziel, sich fortzubewegen oder eine Lageveränderung des Körpers vorzunehmen".[5]

1. Pflegeprozessschritt – Strukturierte Informationssammlung (SIS)

Ebene 1 des Expertenstandards: Einschätzung der Mobilität

Bei Neuaufnahme erfolgt zunächst die Einschätzung zur Mobilität in der Strukturierten Informationssammlung (SIS ambulant/stationär) im Themenfeld 2 „Mobilität und Beweglichkeit".
Mithilfe der Risikomatrix werden die häufigsten Risiken und Pflegephänomene mit der Thematik Mobilität in Verbindung gebracht und eingeschätzt.

In diesem ersten Schritt wird eingeschätzt, ob bei der pflegebedürftigen Person eine Mobilitätsbeeinträchtigung vorliegt.

5 Anstelle der hier verwendeten Definition des von Mobilität aus dem Expertenstandard kann man natürlich auch eine weitergefasste Definition verwenden, entsprechend dem einrichtungsindividuellen Verständnis von Mobilität

Wird ein Risiko oder Phänomen im Kontext zur Mobilität erkannt, wird dies in der Risikomatrix mit „Ja" in einem/oder mehreren Risikobereichen der SIS erfasst.

Die Expertenarbeitsgruppe empfiehlt zur Einschätzung des aktuellen Mobilitätsstatus u.a. folgende Fähigkeiten zu beurteilen:
- Selbständiger Lagewechsel in liegender Position
- Selbstständiges Halten einer aufrechten Sitzposition
- Selbstständiger Transfer (aufstehen, sich hinsetzen, sich umsetzen)
- Selbstständige Fortbewegung über kurze Strecken (Wohnräume)
- Selbstständiges Treppensteigen

Ist keine genaue Einschätzung des aktuellen Mobilitätsstatus möglich, muss eine dokumentierte Fallbesprechung erfolgen, an der nach Möglichkeit Angehörige, Arzt oder Therapeutin beteiligt werden und es kann durch einen Einsatz eines Differenzialassessments der Mobilitätsstatus tiefergehende analysiert werden.

Hinweis: Der Einsatz eines Differenzialassessments sollte nur dann erfolgen, wenn aus den sich daraus ergebenden Hinweisen und Erkenntnissen eine Veränderung der Pflege und Betreuungssituation erkennbar abzuleiten ist.

Folgendes Differenzialassessment wird eingesetzt:
Für eine tiefergehende Einschätzung der Mobilität wird der EBoMo (Erfassungsbogen Mobilität) von Zeglin/Reuther modifiziert nach Hindrichs, für Menschen mit Demenz eingesetzt).
Der Item-Score des EBoMo besteht aus insgesamt 14 Items zur Einschätzung der mobilitätsbezogenen Fähigkeiten. Diese werden den folgenden fünf Mobilitätskategorien zugeordnet:
- Positionswechsel im Bett
- Transfer
- Sitzen im Stuhl
- Stehen/Gehen/Treppensteigen
- Bewegung innerhalb/außerhalb der Einrichtung

Kernbereiche des modifizierten EBOMO Bogens
- Mobilitätsdiagnosen (Ärztliche Diagnosen, die die Mobilität beeinflussen)
- Demenz/Neurologische/Psychiatrische Diagnosen
- Mobilitätsstatus (bei Einzug und Aktuell)
- In jedem der 14 Items wird das Ausmaß der mobilitätsbezogenen Fähigkeiten mithilfe eines vierstufigen Rasters eingeschätzt: 4 – Selbstständig, 3 – Mit Hilfsmitteln, 2 – Personenhilfe und 1 – Komplett Unselbstständig
- Zu jedem Item wird angegeben, ob ein entsprechender Handlungsbedarf besteht, der in der Maßnahmenplanung aufgegriffen werden sollte
- Unterstützungsbedarf im Bereich der Mobilität für die Bereiche Positionswechsel, Transfer, Sitzen im Stuhl, Stehen/Gehen/Treppen steigen, Bewegung innerhalb/außerhalb der Einrichtung

Wird ein Differenzialassessment eingesetzt, ist dies in der Risikomatrix anlog zu den bereits ausgewählten Risiken und Phänomen im Feld „Weitere Einschätzung" mit „ja" zu kennzeichnen.

2. Pflegeprozessschritt – Maßnahmenplanung

Ebene 2 des Expertenstandards: Koordination und Maßnahmenplanung

Jeder Klient/Bewohner mit ermittelten Mobilitätseinschränkungen erhält eine individuelle Maßnahmenplanung (als Teil seiner tagesstrukturierenden Maßnahmenplanung).
In der Maßnahmenplanung sind die pflegerischen Interventionsmaßnahmen zu den erkannten Mobilitätseinschränkungen entsprechend des Tagesablaufes des Klienten/Bewohner geplant.

Dabei werden die eingeschätzten Einschränkungen in den 5 Mobilitätskategorien in der Maßnahmenplanung berücksichtigt.

- Positionswechsel im Bett
- Transfer
- Sitzen im Stuhl
- Stehen/Gehen/Treppensteigen
- Bewegung innerhalb/außerhalb der Einrichtung

Ebene 3 des Expertenstandards: Information und Beratung

Information an Klienten/Bewohner und Angehörige
Bei der individuellen Beratung des Bewohners, möglichst unter Einbeziehung seiner Angehörigen zum Mobilitätsstatus und seinen Möglichkeiten diesen selbst zu beeinflussen, sollten Informationen zu entsprechenden Mobilitätshilfsmitteln und zu Angeboten zur Mobilitätsförderung erfolgen. Dazu wird zusätzlich der Beratungsflyer der Einrichtung „Erhaltung und Förderung der Mobilität" ergänzend zu der mündlichen und praktischen Beratung eingesetzt.
Zur Erhaltung und zur Verbesserung des ermittelten Mobilitätsstatus erhält der Klient/Bewohner eine entsprechende Beratung zum Einsatz eines möglichen Mobilitätshilfsmittels sowie die Einweisung und Schulung im Umgang mit diesem Mobilitätshilfsmittel.

Ebene 4 des Expertenstandards: Zielgruppenspezifische Angebote

Maßnahmen zur weiterführenden Erhaltung und Förderung der Mobilität[6]

- Gezielte Einzel- und Gruppeninterventionen
- Integration von mobilitätsfördernden Aspekten in Alltagsaktivitäten
- Alltägliche pflegerische Maßnahmen
- Transfers werden von allen Pflegekräften nach kinesthetischen Prinzipien durchgeführt und bei Menschen mit Hemiparesen kommt das Bobath-Konzept um Einsatz

6 Je nachdem wie tief man hier gehen möchte, können hier auch einzelne Maßnahmen und Konzepte beschrieben werden. Dies empfiehlt sich vor allem für spezialisierte Einrichtungen und Bereiche (z. B. Wachkoma- oder Palliativbereiche oder auch Gerontopsychiatrische Einrichtungen)

3. Pflegeprozessschritt – Berichteblatt

- Abweichungen von den geplanten Maßnahmen sowie Veränderung des Mobilitätsstatus werden im Berichteblatt in der Berichtskategorie „Mobilität" erfasst
- Fallbesprechung/Fallgespräch zur Mobilität werden bei Bedarf durchgeführt

4. Pflegeprozessschritt – Evaluierung

Ebene 5 des Expertenstandards: Überprüfung der Maßnahmen

Die Überprüfung der Maßnahmenplanung erfolgt bei gravierender gesundheitlicher Veränderung bzw. bei Veränderung des Mobilitätsstatus unmittelbar sofort und in individuell festgelegten Zeitabständen

Mitgeltende Dokumente

- Expertenstandard „Erhaltung und Förderung der Mobilität" DNQP 2014
- EBoMo (Zeglin/Reuther modifiziert durch Hindrichs)
- Verfahrensanleitungen zum Themenfeld „Mobilität und Beweglichkeit"
- Beratungsflyer „Erhaltung und Förderung der Mobilität"
- Beschreibung der Angebote der Sozialen Betreuung zum Thema Mobilität (Gymnastik, Sitztanz, Wandergruppe, Sturzprävention, etc.)
- Wochen- und Monatspläne der Sozialen Betreuung

Als Ergänzung bietet sich die bildliche Darstellung (Visualisierung) der einzelnen Prozessschritte des Umsetzungsstandards an. So werden komplexe Abläufe und Zusammenhänge kompakt dargestellt und damit für Mitarbeiter besser verständlich und in der Praxis anwendbar.

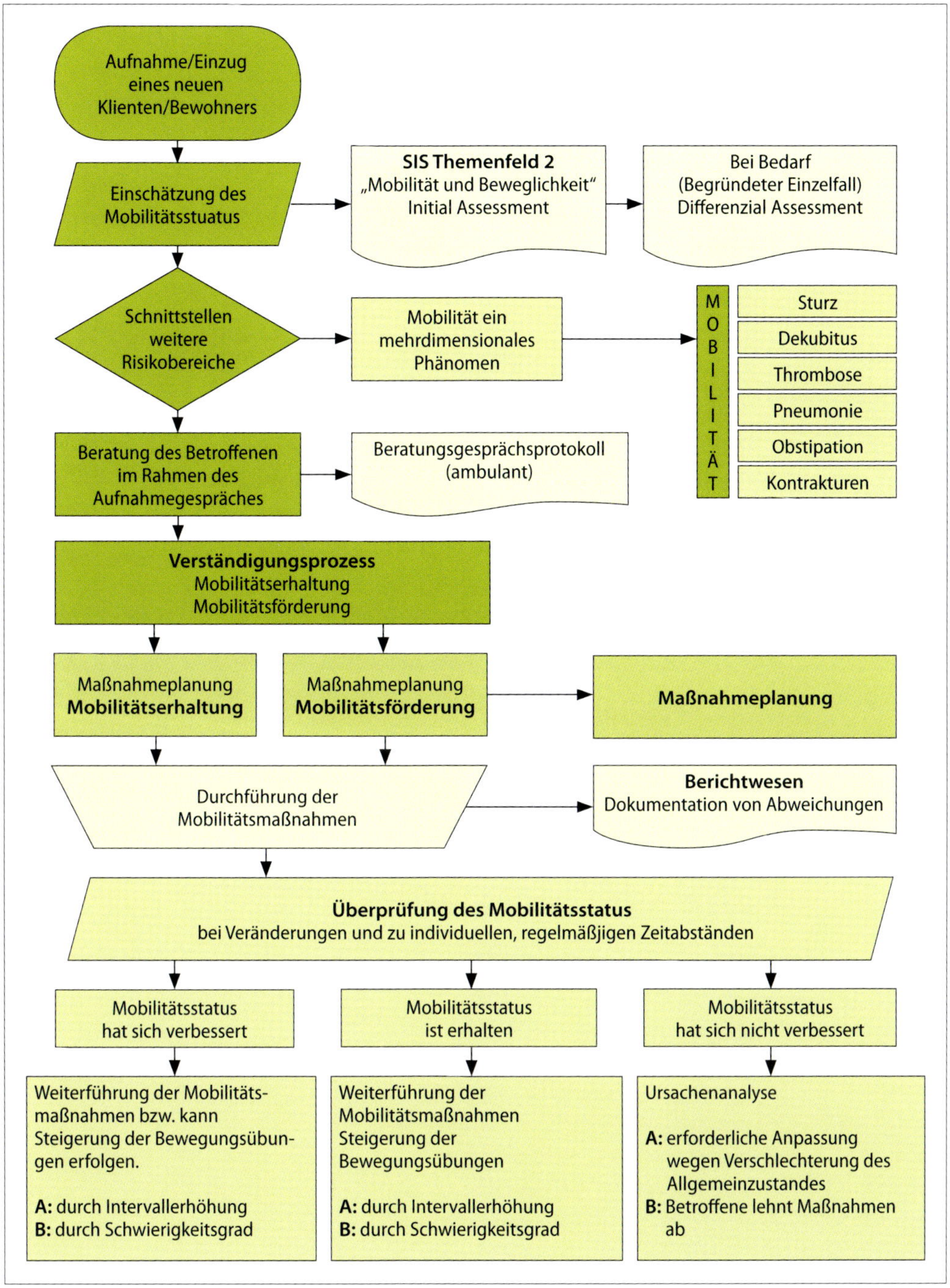

Grafik 6.2: Ablaufdiagramm

6.2 Interne Prozessaudits und Pflegevisiten

Anders als bei den Expertenstandards des DNQP gibt es für den Expertenstandard zur Erhaltung und Förderung der Mobilität noch kein speziell entwickeltes Auditinstrument, allerdings hat die Uni Bremen für die modellhafte Implementierung (EXMO) Fragebogen (ähnlich den Auditinstrumenten des DNQP) zur Überprüfung entwickelt, die sich sehr gut als Auditinstrument verwenden lassen.

6.2.1 Internes Personalaudit zum Umsetzungsgrad und zur Erhebung des Fortbildungsbedarfs

Um den Umsetzungsgrad des Expertenstandards und einen etwaigen Schulungsbedarf zu erheben, können die Mitarbeiter um eine Selbsteinschätzung gebeten werden oder man führt mit dem unten abgebildeten Bogen ein Personalaudit durch. Ratsam ist es, diese mit dem Betriebsrat bzw. der Mitarbeitervertretung abzustimmen:

Überprüfung des Umsetzungsgrades und Schulungsbedarfs zum Expertenstandard Erhaltung und Förderung der Mobilität				
Erfragt werden soll hierbei (durch Selbstauskunft oder Befragung) inwieweit das Wissen zur Mobilitätserhaltung und Förderung (Team oder einzelne Pflegekraft) schon vorhanden ist und ob noch Schulungsbedarf besteht.				
Thema/Inhalt	bekannt	Nicht bekannt	Schulungsbedarf	
			ja	nein
(1) Wie schätzen Sie die Mobilität ihrer Bewohner/-innen ein?				
(2) Welche Assessmentinstrumente zur Mobilitätseinschätzung verwenden Sie?				
(3) Welche möglichen Gründe für Mobilitätseinschränkungen gibt es?				
(4) Welche Umgebungsmerkmale sind für die Mobilität relevant?				
(5) Welche Maßnahmen zur Mobilitätsförderung und Erhaltung kennen Sie und wie führen Sie diese durch?				
(6) Wie planen Sie die entsprechenden Maßnahmen				
(7) Wie informieren, beraten und leiten Sie Klienten, Bewohner oder Angehörige an?				
(8) Wie überprüfen Sie die Angemessenheit und Wirksamkeit von Maßnahmen zur Förderung und Erhaltung der Mobilität?				
(9) Wie und wann führen Sie eine Evaluation des Maßnahmenplans durch?				

Tabelle 6.3: Personalauditinstrument (modifiziert nach dem Personalauditinstrument Implementierungshandbuch EXMO)

6.2.2 Bewohnerbezogene Pflegevisite/-audit:

Ergänzend oder parallel bietet es sich an (stichprobenartig), bewohnerbezogene Pflegevisiten/-audits durchzuführen. Untenstehender Vorschlag orientiert sich ebenfalls am Implementierungshandbuch EXMO und den Auditinstrumenten des DNQP zu den Expertenstandards.

Quelle	Frage	Antwort			Kommentar
		J	N	NA	
Dokumentenanalyse	Wurden unmittelbar zu Beginn des pflegerischen Auftrages die Mobilität sowie Probleme eingeschätzt?				
	Wurde die Einschätzung regelmäßig in individuell festgelegten Abständen sowie bei Veränderungen der mobilitätsrelevanten Einflussfaktoren wiederholt?				
	Sind individuelle vereinbarte Maßnahmen zur Erhaltung und Förderung der Mobilität in den Maßnahmenplan integriert?				
	Wurden dem Pflegebedürftigen und ggf. seinen Angehörigen Information, Beratung und Anleitung angeboten?				
	Wurden dem Pflegebedürftigen und ggf. seinem Angehörigen die im Maßnahmenplan festgelegten Hilfsmittel und Aktivitäten angeboten bzw. vermittelt?				
	Liegt eine Evaluation der vereinbarten Maßnahmen vor?				
	Wurden bei Veränderungen am Maßnahmenplan Anpassungen vorgenommen und dokumentiert?				
Befragung der zuständigen Pflegefachkraft – wenn möglich mit Bewohnervisite	War es Ihnen möglich, die geplanten Maßnahmen und Angebote zu koordinieren und zu vermitteln?				
	War es Ihnen möglich, für eine kontinuierliche Umsetzung der Maßnahmen zu sorgen?				
	Konnten Sie die Maßnahmen zur Mobilitätsförderung und Erhaltung in die (pflegerischen) Alltagshandlungen integrieren?				
Befragung des Klienten/Bewohners (alternativ Angehörigen)	Wurden Sie über die Auswirkung einer eingeschränkten Mobilität informiert?				
	Wurden Sie über Möglichkeiten zur Erhaltung und Förderung von Mobilität informiert?				
	Waren diese Informationen für Sie ausreichend und verständlich?				
Befragt wurde: Klient/Bewohner	Wurden Ihnen spezielle Kurse oder Trainingsprogramme und/oder Hilfsmittel angeboten, um Ihre Mobilität zu erhalten oder zu fördern?				
Angehörige	Wurde gemeinsam mit Ihnen der Erfolg und die Angemessenheit der Maßnahmen überprüft?				

J = Ja N = Nein NA = nicht anwendbar (N und NA bitte durch Kommentar erläutern)

Tabelle 6.4: Bewohnerbezogenes Auditinstrument (modifiziert nach dem Bewohnerbezogenen Auditinstrument EXMO)

6.3 QPR – Qualitätsprüfung durch den MDK

Die Qualitätsprüfungen des MDK erfolgen mithilfe der Qualitätsprüfungs-Richtlinien (QPR). Mit diesem Prüfmittel (Fragebogen) soll die Qualität von ambulanten und stationären Pflegeeinrichtungen nach einheitlichen Kriterien erfasst werden. Ziel dieser Richtlinie soll zum einen die Prüfung der Qualität der Pflege sein und zum anderen (im Rahmen eines beratenden Ansatzes) die Versorgung in den Pflegeeinrichtungen weiter zu verbessern und zu sichern. Die Qualitätsprüfungs-Richtlinien (QPR) liegen mittlerweile sowohl für den stationären als auch für den ambulanten Bereich in einer aktualisierten Fassung vom 06. September 2016 vor, die am 04. Oktober 2016 durch das Bundesgesundheitsministerium genehmigt wurden. Die Pflegetransparenzvereinbarungen (PTV), die die Grundlage sowohl für die Prüfungen als auch für die Veröffentlichung der Transparenznoten bilden, liegen schon seit dem Sommer in einer aktualisierten Fassung, mit Gültigkeit ab dem 01.01.2017, vor. Im Erhebungsbogen zur Prüfung beim Bewohner/Klienten (Prozess- und Ergebnisqualität) wird der Bereich Mobilität stationär mit 8 Prüfkriterien und ambulant mit 9 Prüfkriterien geprüft. Der fachlich kritische Bereich „Kontrakturen" wurde in der aktualisierten Fassung der stationären bereits 2014 herausgenommen und wird ambulant nun ebenfalls nicht mehr geprüft.[7]
Für alle Prüfkriterien gilt die sogenannte Datentriangulation nach § 114a Abs. 3 SGB XI: „... Bei der Beurteilung der Pflegequalität sind die Pflegedokumentation, die Inaugenscheinnahme der Pflegebedürftigen und Befragungen der Beschäftigten der Pflegeeinrichtungen sowie der Pflegebedürftigen, ihrer Angehörigen und der vertretungsberechtigten Personen angemessen zu berücksichtigen ..." Dort steht dann jeweils so oder ähnlich:

Sofern Zweifel an der Beurteilung des Kriteriums bestehen, werden ergänzende Informationen des Pflegepersonals eingeholt und die Bewohner befragt.

7 Sowohl die PTV als auch die QPR können unter folgendem Link von der Homepage des GKV-Spitzenverbandes heruntergeladen werden: https://www.gkv-spitzenverband.de/pflegeversicherung/richtlinien_vereinbarungen_formulare/richtlinien_vereinbarungen_formulare.jsp

6.3.1 Stationäre Altenhilfe

In den stationären Qualitätsprüfungs-Richtlinien findet sich der Bereich Mobilität in einem eigenständigen Kapitel, dort erfolgen auch die Fragen zu den Themenbereichen Sturz und Dekubitus. Nachfolgend haben wir die Prüffragen des Kapitels „11. Mobilität" mit der entsprechenden Kommentierung aus den Qualitätsprüfungs-Richtlinien aufgeführt und kommentiert.

M/Info						
11.1	Bewohner angetroffen					
a.		liegend		sitzend		stehend
b.		Tageskleidung				Nachtwäsche

M/Info					
11.2	Bewegungsfähigkeit eingeschränkt		Ja		Nein
		Beschreibung			
a.	Bewegungsfähigkeit obere Extremitäten	(inclusive Paresen, Kontrakturen)			
b.	Bewegungsfähigkeit untere Extremitäten				
c.	Lageveränderungen im Bett				
d.	Aufstehen				
e.	Sitzen/Lageveränderung im Sitzen				
f.	Stehen				
g.	Gehen				

Tabelle 6.5: Qualitätsprüfungs-Richtlinie – Prüfkriterium 11.1 und 11.2

Erläuterung zur Prüffrage 11.2 – entnommen aus der Qualitätsprüfungs-Richtlinie

Hier sind Einschränkungen in der Bewegungsfähigkeit und die ggf. notwendigen Hilfen zu beschreiben. Eingesetzte Hilfsmittel zur Mobilisation und zur Lagerung sind zu beschreiben sowie die notwendige personelle Hilfestellung. Bei der Angabe der Bewegungsfähigkeit der unteren und oberen Extremitäten sind Angaben dazu notwendig, ob die Bewegungen aktiv, passiv oder assistiv durchgeführt werden können.

Hinweis der Autoren:

Die Beschreibung der Bewegungsfähigkeit in der Prüfungsfrage 11.2 entspricht in den Bereichen c – g teilweise den Mobilitätskriterien des Expertenstandards „Erhaltung und Förderung der Mobilität" DNQP 2014.

M/Info					
11.3	Liegt ein Sturzrisiko vor?		Ja		Nein
		Von Gutachter beurteilt			
		Von der Einrichtung übernommen			

Tabelle 6.6: Qualitätsprüfungs-Richtlinie – Prüfkriterium 11.3

Hinweis der Autoren

Bei dieser Prüfungsfrage geht es allein darum, ob aus Sicht des Prüfers und der Einrichtung ein Sturzrisiko vorliegt.

M/T18/B					
11.4	Wird das individuelle Sturzrisiko erfasst?		Ja		Nein

Tabelle 6.7: Qualitätsprüfungs-Richtlinie – Prüfkriterium 11.4

Ausfüllanleitung zu der Prüffrage 11.4:

Die Frage ist mit „Ja" zu beantworten, wenn für alle Bewohner der stationären Pflegeeinrichtung geprüft worden ist, ob aufgrund personen- und/oder umgebungsbezogener Risikofaktoren ein erhöhtes Sturzrisiko besteht und im Fall einer positiven Einschätzung eine aktuelle systematische Einschätzung dieses Sturzrisikos vorliegt. Das ist in der Informationssammlung bzw. der Pflegeanamnese zu ermitteln und zu beschreiben (Dokumentation).

Hinweis der Autoren

Bei der Aktualisierung der Qualitätsprüfungs-Richtlinie wurde die Aktualisierung des Expertenstandards „Sturzprophylaxe in der Pflege" DNQP 2013 als Grundlage aktuellen pflegerischen Wissens in Deutschland nicht berücksichtigt. In dem aktualisierten Expertenstandard werden folgende drei Risikofaktoren aufgeführt:

- *Personenbezogene Risikofaktoren*
- *Medikamentenbezogene Risikofaktoren*
- *Umgebungsbezogene Risikofaktoren*

Die Definition eines erhöhten Sturzrisikos gibt es aktuell in Deutschland nicht.

Nach aktueller Rechtsprechung ist ein Sturz ein natürliches Lebensereignis! Und was natürlich ist, dafür kann man nicht haftbar gemacht werden! BGB Urteil vom 28. April 2005 – III ZR 399/04 LG Berlin – 28 O 336/02 ./. KG Berlin – 12 U 107/03

M/T19/B					
11.5	Werden bei Bewohnern mit erhöhtem Sturzrisiko erforderliche Prophylaxen gegen Stürze durchgeführt?		Ja		Nein

Tabelle 6.8: Qualitätsprüfungs-Richtlinie – Prüfkriterium 11.5

Ausfüllanleitung zu 11.5:

Die Frage ist mit „Ja" zu beantworten, wenn die dem Risiko entsprechenden individuellen Maßnahmen durchgeführt werden. Solche Maßnahmen zur Sturzprophylaxe können unter anderem sein:

- Veranlassung von Maßnahmen zur Verbesserung der Sehfähigkeit
- Anpassung der Umgebung, z. B. Beseitigung von Stolperfallen, Verbesserung der Beleuchtung, Einsatz geeigneter Hilfsmittel
- Übungen zur Steigerung der Kraft und Balance (Sitzgymnastik oder Seniorentanz sowie ähnliche Aktivitäten)
- Anregung zur Überprüfung und Anpassung der Medikation durch den Arzt

Hinweis der Autoren

Nach aktuellem pflegefachlichem Wissen gibt es nicht die eine passende Sturzprophylaxe-Maßnahme, dies ist immer individuell von Person zu Person verschieden und hängt von unterschiedlichen Faktoren ab. Daher muss diese Prüffrage als sehr kritisch betrachtet werden, da in der Prüfsituation nur ein sehr begrenzter Blick auf die betroffene Person von seiten der Prüfer möglich ist.

M/Info					
11.6	Liegt ein Dekubitusrisiko vor?		Ja		Nein

Tabelle 6.9: Qualitätsprüfungs-Richtlinie – Prüfkriterium 11.6

Erläuterung zur Prüffrage 11.6:

Hier nimmt der Prüfer auf Grundlage der vorliegenden Informationen Stellung dazu, ob aus seiner Sicht Anhaltspunkte für ein Dekubitusrisiko bestehen.

Hinweis der Autoren

Bei der Aktualisierung der Qualitätsprüfungs-Richtlinie wurde die Aktualisierung des Expertenstandards „Dekubitusprophylaxe in der Pflege" DNQP 2010 als Grundlage aktuellen pflegerischen Wissens in Deutschland berücksichtigt und kein standardisiertes Assessmentverfahren wie z. B. die Braden-Skala mehr empfohlen. Wie bei allen Expertenstandards wird nun die pflegefachliche Einschätzung (Initial Assessment) zur individuellen Risikoeinschätzung empfohlen. Dabei werden die Ursachen für eine erhöhte und/oder veränderte Einwirkung von Druck und/oder Scherkräften nachfolgenden in drei Kriterien eingeschätzt:

- *Einschränkungen der Aktivität*
- *Einschränkungen der Mobilität*
- *Extrinsisch bzw. iatrogen bedingte Exposition gegenüber Druck und/oder Scherkräften*

M/T1/B					
11.7	Wird das individuelle Dekubitusrisiko erfasst?		Ja		Nein

Tabelle 6.10: Qualitätsprüfungs-Richtlinie – Prüfkriterium 11.7

Ausfüllanleitung zu 11.7:

Die Einschätzung des Dekubitusrisikos sollte bei allen Bewohnern erfolgen, bei denen eine Gefährdung nicht ausgeschlossen werden kann, und zwar unmittelbar zu Beginn der Pflege und danach in individuell festgelegten Abständen sowie unverzüglich bei Veränderungen der Mobilität, der Aktivität oder bei Einwirkung von externen Faktoren (z. B. Sonden, Katheter) die zur erhöhten und/oder verlängerten Einwirkung von Druck und/oder Scherkräften führen. Ein bestehendes Dekubitusrisiko ist ggf. mithilfe einer Skala, z. B. Braden-Skala, Norton-Skala, zu erkennen und einzuschätzen.

Die Einschätzung des Dekubitusrisikos muss aktuell sein. Aktuell bedeutet in diesem Zusammenhang, dass Veränderungen des Pflegezustandes und sich daraus ergebende Erfordernisse, z. B. Risikoeinschätzungen oder Anpassung von Maßnahmen bis zur nächsten Übergabe, zu dokumentieren sind.

Das Kriterium ist erfüllt, wenn der Nachweis der Risikoeinschätzung über die Pflegedokumentation erbracht wird. Sofern Zweifel an der Beurteilung des Kriteriums bestehen, werden ergänzende Informationen beim Pflegepersonal eingeholt.

Sofern der Prüfer zu einer anderen Einschätzung des Dekubitusrisikos als die stationäre Pflegeeinrichtung kommt, ist dies anhand einer Risikoeinschätzung zu belegen.

Wenn der Einschätzung der stationären Pflegeeinrichtung eine Risikoskala zugrunde liegt, soll der Prüfer die gleiche Skala wie die stationäre Pflegeeinrichtung verwenden, wenn es sich um eine gängige Skala, z. B. Braden- oder Norton-Skala, handelt.

Hinweis der Autoren

Wie bereits bei der Prüffrage 11.6 beschrieben, werden Risikoskalen zur Dekubitusrisikoeinschätzung seit 2010 (Aktualisierung des Expertenstandards Dekubitusprophylaxe durch das DNQP) nicht mehr empfohlen und stellen damit ein nicht mehr gültiges Prüfinstrument dar. Aus diesem Grund wurden diese aus der Prüffrage 11.6 entfernt, tauchen aber in der Kommentierung der Prüffrage 11.7 wieder auf, da diese unverändert blieb. Dies wird in der Prüfsituation sicher zur einen oder anderen Diskussion führen.

M/T2/B					
11.8	Werden erforderliche Dekubitusprophylaxen durchgeführt?		Ja		Nein

Tabelle 6.11: Qualitätsprüfungs-Richtlinie – Prüfkriterium 11.8

Ausfüllanleitung zu 11.8:

Die Frage ist mit „Ja“ zu beantworten, wenn bei dekubitusgefährdeten Bewohnern individuell angemessene Maßnahmen zur Dekubitusprophylaxe, wie z. B.

- haut- und gewebeschonende Lagerung und Transfertechniken
- Maßnahmen zur Bewegungsförderung

- ggf. Beratung der Bewohner bzw. ihrer Angehörigen hinsichtlich der Risiken und Maßnahmen

in der Pflegeplanung berücksichtigt sind sowie die Durchführung in der Dokumentation und durch Inaugenscheinnahme erkennbar ist. Die sachgerechte Durchführung der Dekubitusprophylaxen ist z.B. daran erkennbar, dass die aktuelle Lagerung der Planung entspricht, notwendige Hilfsmittel eingesetzt werden und ordnungsgemäß zum Einsatz kommen.

Hinweis der Autoren

Wie auch bei den Sturzprophylaxe-Maßnahmen sind Maßnahmen zur Dekubitusprophylaxe immer individuell von dem Betroffenen und seiner Lebenssituation abhängig. Auch hier wird die Datentriangulation nicht ausreichend berücksichtigt.

6.3.2 Ambulante Pflege

In der ambulanten Qualitätsprüfungsrichtlinie befindet sich die Mobilität ebenfalls in einem eigenständigen Kapitel, dem Kapitel 9. Mobilität, in dem die Themen Mobilität, Sturz und Dekubitus zusammengefasst sind. Die ambulante QPR unterscheidet sich von der stationären vor allem dadurch, dass ihr Fokus eindeutig auf der Beratung der Pflegebedürftigen und ihrer Angehörigen liegt. Nachfolgend führen wir die einzelnen Prüffragen mit Kommentierung auf, wo sie sich von der stationären QPR unterscheiden.

Die Prüfkriterien 9.1 und 9.2. sind identisch mit den stationären 11.1. und 11.2. Abweichend ist das Prüfkriterium 9.3:

M/T14/B					
9.3	Werden die vereinbarten Leistungen zur Mobilität und deren Entwicklung nachvollziehbar durchgeführt?		Ja		Nein

Tabelle 6.12: Qualitätsprüfungs-Richtlinie ambulant – Prüfkriterium 9.3

Ausfüllanleitung zu 9.3:

Dieses Kriterium ist erfüllt, wenn bei pflegebedürftigen Menschen, mit denen Leistungen zur Mobilität vereinbart wurden, diese Leistungen vereinbarungsgemäß durchgeführt und nachvollziehbar in der Pflegedokumentation dokumentiert wurden.

Hinweis der Autoren

Hier wird ausschließlich geprüft, ob die durch einen Pflegevertrag vereinbarten Leistungen zum Bereich Mobilität erbracht werden.

Das Prüfkriterium 9.4: Liegt ein erhöhtes Sturzrisiko vor? Dieses ist identisch mit dem Kriterium 11.3 stationär. Das Prüfkriterium 9.5 ist wiederum abweichend (von den ähnlichen Prüfkriterium 11.4 und 11.5 stationär):

M/T14/B					
9.5	Werden bei Pflegebedürftigen mit einem erhöhten Sturzrisiko Pflegebedürftige/Pflegepersonen über Risiken und geeignete Maßnahmen zur Vermeidung eines Sturzes beraten?		Ja		Nein

Tabelle 6.13: Qualitätsprüfungs-Richtlinie ambulant – Prüfkriterium 9.5

Ausfüllanleitung zu 9.5:

Die Frage ist mit „ja" zu beantworten, wenn bei Personen mit einem erhöhten Sturzrisiko der Zeitpunkt der Beratung, die Beratungsinhalte und die evtl. Ablehnung der Empfehlungen des Pflegedienstes dokumentiert sind.

Hinweis der Autoren

Hier wird vor allem geprüft, ob der ambulante Dienst seinem Beratungsauftrag nachgekommen ist. Wichtig ist hierbei zum einen, die individuellen Beratungsinhalte zu dokumentieren und zum anderen der Verständigungsprozess/die Vereinbarung mit dem Pflegebedürftigen/seinen Angehörigen bezüglich Maßnahmen zur Förderung und Erhaltung der Mobilität. Dies geschieht am besten, indem in der Risikomatrix bei Beratung ein „Ja" angekreuzt wird. Der Inhalt der individuellen Beratung muss im Themenfeld „Mobilität" der SIS dokumentiert werden und der entsprechende Verständigungsprozess. Die individuell vereinbarten Maßnahmen sind dann Teil des Maßnahmenplans.

Das Prüfkriterium 9.6 ist identisch mit dem Prüfkriterium 11.6 stationär, die Prüfkriterien 9.7, 9.8 und 9.9 wiederum sind abweichend (von den ähnlichen Prüfkriterien 11.7 und 11.8 stationär):

M/B					
9.7	Werden Pflegebedürftige/Pflegepersonen über Risiken und geeignete Maßnahmen zur Vermeidung eines Druckgeschwüres beraten (z. B. Bewegungsplan, Einsatz von Hilfsmitteln, Hautinspektion)?		Ja		Nein

Tabelle 6.14: Qualitätsprüfungs-Richtlinie ambulant – Prüfkriterium 9.7

Ausfüllanleitung zu 9.7:

Die Frage ist mit „ja" zu beantworten, wenn der Zeitpunkt der Beratung, die Beratungsinhalte und die evtl. Ablehnung der notwendigen Maßnahmen nachvollziehbar dokumentiert sind.

Hinweis der Autoren

Hier wird vor allem geprüft, ob der ambulante Dienst seinem Beratungsauftrag nachgekommen ist, da schon allein aus Gründen der punktuellen Anwesenheit des Pflegedienstes die Maßnahmen nicht ausschließlich vom Pflegedienst durchgeführt werden können. Wichtig ist hierbei zum einen die individuellen Beratungsinhalte zu dokumentieren und zum anderen der Verständigungsprozess/die Vereinbarung mit dem Pflegebedürftigen/seinen Angehörigen bezüglich Maßnahmen zur Vermeidung von Druckgeschwüren (Dekubiti). Dies geschieht am besten, indem in der Risikomatrix bei Beratung ein „Ja" angekreuzt wird. Der Inhalt der individuellen Beratung muss im Themenfeld „Mobilität" der SIS dokumentiert werden und der entsprechende Verständigungsprozess. Die individuell vereinbarten Maßnahmen sind dann Teil des Maßnahmenplans. Wichtig ist vor allem auch zu dokumentieren, wenn der Pflegebedürftige/die Pflegeperson sich gegen empfohlene Maßnahmen entscheidet und sich selbstbestimmt für eine Erhöhung der Dekubitusgefahr entscheidet.

M/12/B					
9.8	Wenn bei der Erbringung von vereinbarten Leistungen beim pflegebedürftigen Menschen für den Pflegedienst ein individuelles Dekubitusrisiko erkennbar ist, wird dieses dann erfasst?		Ja		Nein

Tabelle 6.15: Qualitätsprüfungs-Richtlinie ambulant – Prüfkriterium 9.8

Ausfüllanleitung zu 9.8:

Dieses Kriterium ist erfüllt, wenn ein pflegebedürftiger Mensch körperbezogene Pflegemaßnahmen erhält, ein Dekubitusrisiko erkennbar ist und dieses in der Pflegedokumentation berücksichtigt wurde. Wenn ein Dekubitusrisiko erkennbar ist, erfolgt die Risikoeinschätzung mit dem Leistungsbeginn der körperbezogenen Pflegemaßnahmen. Danach soll in individuell festgelegten Abständen oder bei Veränderungen im zeitlichen und inhaltlichen Zusammenhang mit den erbrachten Leistungen ein Eintrag in der Pflegedokumentation erfolgen. Der Nachweis des Kriteriums wird durch die Inaugenscheinnahme und die Pflegedokumentation erbracht.

Hinweis der Autoren

Grundvoraussetzung für eine Prüfung ist, dass körperbezogene Pflegemaßnahmen stattfinden, nur dann hat der Pflegedienst eine Einwirkmöglichkeit. Es empfiehlt sich, das Vorgehen hinsichtlich der Dekubitusprophylaxe in einem Umsetzungsstandard individuell für die Einrichtung festzulegen. Dort sollte auch festgelegt werden, wo die Dokumentation erfolgt. Wir empfehlen Eintragungen im Berichteblatt prinzipiell bei Veränderungen. Je nach Grad der Gefährdung sollte ein individuelles Evaluationsdatum festgelegt werden und im unmittelbaren Zusammenhang mit der Evaluation sollte eine dokumentierte Fallbesprechung erfolgen.

M/13/B					
9.9	Wird im Rahmen der vereinbarten Leistung Lagern eine gewebeschonende Lagerung zur Vermeidung von Druckgeschwüren vorgenommen?		Ja		Nein

Tabelle 6.16: Qualitätsprüfungs-Richtlinie ambulant – Prüfkriterium 9.9

Ausfüllanleitung zu 9.9:

Dieses Kriterium ist erfüllt, wenn bei pflegebedürftigen Menschen, mit denen die Leistung Lagern vereinbart ist und die dekubitusgefährdet sind, Lagerungs- und Bewegungstechniken ggf. unter Verwendung erforderlicher vorhandener Hilfsmittel, haut- und gewebeschonend durchgeführt wurden.

Hinweis der Autoren

Grundvoraussetzung für eine Prüfung ist, dass die Leistung Lagern vereinbart wurde. Dieses sollte in der SIS im Rahmen des Verständigungsprozesses dokumentiert werden und als Maßnahme im Maßnahmenplan unter Nennung der verwendeten Hilfsmittel aufgeführt werden, entsprechend dem festgelegten Leistungsniveau im individuell für die Einrichtung erstellten Umsetzungsstandard Dekubitusprophylaxe.

6.4 Exkurs Kontrakturenprophylaxe

Wie schon im vorangegangenen Kapitel dargestellt, wurde die Kontrakturenprophylaxe aus den Prüfkriterien entfernt, da derzeit keine gesicherten wissenschaftlichen Erkenntnisse über die Wirksamkeit von prophylaktischen Maßnahmen vorliegen. Ähnlich wie bei der Mobilität gibt es für Kontrakturen aktuell keine einheitliche Definition. Die am weitesten verbreitete ist die von Kisner und Colby (2010): „Eine Kontraktur stellt eine adaptive Verkürzung der Muskel-Sehnen-Einheit und sonstiger Weichteilgewebe, die ein Gelenk umgeben, dar. In der Folge zeigt sich ein erheblicher Widerstand gegen passive und aktive Dehnung und eine Einschränkung des Bewegungsumfanges. Abhängig vom Ausmaß ist eine Einschränkung funktioneller Fähigkeiten möglich. Es kann zu einem teilweisen bis vollständigen Verlust der Bewegungsfähigkeit in einem Gelenk kommen."[8] Dass in die Diskussion über das Thema Kontrakturen Bewegung

8 Kisner, Colby: Grundlagen der Physiotherapie; Stuttgart (2010), S. 73 f.

kam und die Bewertung von Kontrakturen und Kontrakturenprophylaxe sich wieder auf dem Boden wissenschaftlicher Erkenntnisse bewegt, ist vor allem den Überblicksarbeiten von Siegfried Huhn[9] zu verdanken. Durch seine Arbeiten wurde vor allem auch aufgezeigt, dass Maßnahmen, wie z. B. das passive Durchbewegen, die sich nach dem Prinzip der „stillen Post" tief im pflegerischen Wissen verankert hatten, kontraproduktiv sein können, im Extremfall sogar zu Kontrakturen führen können. Bartoszek et al. (2013)[10] stellen in ihrer Überblicksarbeit fest: Die Berechtigung, die Prävention und Behandlung von Gelenkkontrakturen als Indikator für Pflegequalität zu definieren, wird durch den Befund aus systematischen Übersichtsarbeiten konterkariert. Diese stellen fest, dass es an gesicherten Erkenntnissen zur Prävention und Behandlung fehlt. An dieser Feststellung hat sich bis heute nichts geändert.

Allerdings ist es andererseits unzweifelhaft, dass Pflegebedürftige ein erhöhtes Kontrakturenrisiko aufweisen und es einen engen Zusammenhang zwischen Kontrakturen und Mobilitätseinschränkungen und Erkrankungen des Bewegungsapparates gibt (Schäufele 2008)[11]. Wingenfeld et al. (2011)[12] haben festgestellt, dass bei ca. 12 % der Bewohner von Pflegeheimen in den ersten 6 Monaten nach Einzug sich Kontrakturen gebildet hatten, die vorher noch nicht vorhanden waren. Wenn sie auftreten, stellen Kontrakturen eine starke Beeinträchtigung der Lebensqualität des Betroffenen dar und stellen auch die Pflegenden vor erhebliche Probleme. Als gesichert kann betrachtet werden, dass jede Förderung der Mobilität auch der Erhaltung der Bewegungsfähigkeit (und damit den Freiheitsgraden der Gelenke) dient. Dort, wo Mobilitätsförderung und -erhaltung ermöglicht wird, findet auch eine Vorbeugung der Kontrakturengefahr statt. Allerdings sollte dabei auf Vorerkrankungen und insbesondere auf jedes Anzeichen von Schmerzen geachtet werde. Bewegung unter Schmerzen kann z. B. genau das Gegenteil bewirken, nämlich Fehl- und Schonhaltungen, die wiederum das Entstehen von Kontrakturen begünstigen. Deshalb sollte bei der Betrachtung von Kontrakturen die Risikoerkennung im Vordergrund stehen.

9 S. Huhn: Kontrakturenprophylaxe. Eine Literaturstudie, Grin (2011) und S. Huhn: Strategien für eine evidenzbasierte Kontrakturenprophylaxe im Pflegeberuf, Diplomica (2014)

10 Bartoszek et al. (2013): Gelenkkontrakturen in Lehr- und Fachbüchern für die Pflege in Zeitschrift für Gerontologie und Geriatrie 1/2014

11 Schäufele, M (2008): Das Qualitätsniveau Mobilität und Sicherheit bei Menschen mit demenziellen Erkrankungen in stationären Einrichtungen: eine interdisziplinäre Leitlinie. Präsentation auf dem gemeinsamen Kongress der DGGG/ÖGGG/DGG/SGG von 3. bis 6. Dezember 2008 in Potsdam; Download: www.redufix.de/html/img/pool/DGGG_Schaeufele.pd

12 Wingenfeld et al.: Entwicklung und Erprobung von Instrumenten zur Beurteilung der Ergebnisqualität in der stationären Altenhilfe (Abschlussbericht) im Auftrag des Bundesministeriums für Gesundheit und des Bundesministeriums für Familie, Frauen, Senioren und Jugend (2011), S. 232 f.

Untenstehende Tabelle listet, ohne Anspruch auf Vollständigkeit, mögliche Risikobereiche auf, die die Bildung von Kontrakturen begünstigen können.

Risikobereiche	Ausprägung
Medizinische Diagnosen	▪ Schlaganfall/Hemiplegie ▪ Locked-In-Syndrom/Wachkoma ▪ Morbus Parkinson ▪ Arthrose ▪ Gicht ▪ Arthritis/Rheumatische Erkrankungen ▪ Krampfanfälle ▪ Parästhesien ▪ Degenerative Krankheiten ▪ Multiple Sklerose ▪ Skoliose ▪ Dementielle Erkrankungen ▪ Depression ▪ Zustand nach Frakturen ▪ Verbrennungen und Hauttransplantationen Narben ▪ Schmerzsyndrome
Funktionelle Beeinträchtigungen	▪ Mobilitätseinschränkungen ▪ Gangunsicherheit ▪ Balancestörung ▪ Gips oder Schiene ▪ Steh- und Gehstabilität ▪ Geringe Handkraft ▪ Eingeschränkte Arm- und Beinbewegungen ▪ Schonhaltung/Immobilität
Iatrogen oder pflegerisch bedingt	▪ Sadativa/Psychopharmaka ▪ Hypnotika ▪ Analgetika (Über-/Unterdosierung) ▪ Fixierungsmaßnahmen ▪ Fixiertes Lagern/auch Weichlagerung ▪ Inaktivierung/Ortsfixierung

Tabelle 6.17: Risikobereiche für Kontrakturenbildung ergänzt nach Huhn (2014)

Dabei gilt es zu beachten, dass nicht sämtliche Risiken ausgeschlossen oder verhindert werden können (vgl. dazu den Zusammenhang von Stürzen und Freiheitseinschränkenden Maßnahmen). Wichtig ist es sollte auf einen Bewohner/Klienten ein Risikobereich zutreffen auf Anzeichen der Ausbildung eine Kontraktur zu achten, wie z. B. Schonhaltungen bei Schmerzen um gegebenenfalls eine Anpassung der Intervention hinsichtlich des „Primärproblem" vorzunehmen. Insbesondere im Risikobereich der iatrogen oder pflegerisch bedingt ist, kann pflegerisch interveniert werden, indem z. B. eine adäquate Schmerztherapie stattfindet. Die Minimierung des Kontrakturenrisikos ist hierbei nur „begrüßenswerter Nebeneffekt", der sich indirekt ergibt.

6.5 Qualitätsindikatoren

Im Pflegestärkungsgesetz II (PSG II) ist im § 115 1a SGB XI festgelegt, dass bis zum 01.01.2018 (stationär) und bis zum 01.01.2019 (ambulant) neue Richtlinien und ein neues Verfahren zur Prüfung der Qualität festzulegen sind. Entsprechend § 113b SGB XI werden durch die Uni Bremen[13] derzeit, auf der Grundlage der von Wingenfeld et al. (2011)[14] entwickelten Qualitätsindikatoren 15 pflegebezogene Indikatoren in Einrichtungen in Baden-Württemberg und Brandenburg getestet (MoPIP). Die Ergebnisse dieses Tests sollen zum 31.03.2017 vorliegen.

Mit diesen Qualitätsindikatoren soll ein Instrument zur zuverlässigen (wissenschaftlich durch Forschung nachgewiesen und auf Praktikabilität getestet) Beurteilung und Messung der Ergebnisqualität und Versorgungsergebnisse („outcomes") in der stationären Altenhilfe entstehen, welches die Qualitätsprüfungsrichtlinien (Pflegenoten) ablösen soll. Der Blick soll weg von der Prüfung von Strukturen und Abläufen hin zu dem, was bei den pflegebedürftigen Menschen ankommt, verlagert werden. Dabei soll die Datenerhebung und Bewertung so geschehen, dass ein fairer Vergleich zwischen Einrichtungen möglich ist. Mögliche Einflussfaktoren, die z. B. durch Unterschiede in der Bewohnerstruktur entstehen, sollen über statistische Verfahren ausgeglichen werden. So werden z. B. in einem Palliativbereich voraussichtlich mehr Dekubiti vorkom-

13 Vgl. dazu: http://www.socium.uni-bremen.de/abteilungen/gesundheit-pflege-und-alterssicherung/projekte/?proj=451

14 Wingenfeld et al. (2011): Abschlussbericht zur „Entwicklung und Erprobung von Instrumenten zur Beurteilung der Ergebnisqualität in der stationären Altenhilfe" im Auftrag des Bundesministeriums für Gesundheit und des Bundesministeriums für Familie, Senioren, Frauen und Jugend – Download unter: http://www.bmg.bund.de/fileadmin/dateien/Publikationen/Pflege/Berichte/Bericht_Entwicklung_und_Erprobung_von_Instrumenten_zur_Beurteilung_der_Ergebnisqualitaet_in_der_stationaeren_Altenhilfe.pdf

men oder instabile Schmerzzustände. Gemessen und beurteilt werden soll auch nur das, was durch pflegerisches Handeln beeinflussbar ist. Bei der Entwicklung der Indikatoren wurde in Teilen (u.a. Mobilität und Selbstversorgung) auch auf das NBA zurückgegriffen.

Die Qualitätsindikatoren wollen dabei mehr sein als ein Instrument um einzelne Pflegeheime miteinander zu vergleichen, sondern soll für folgende drei Bereiche nutzbar sein:

1. Internes Qualitätsmanagement
2. Externe Prüfungen
3. Vergleichende Qualitätsbeurteilungen

Bei der Anwendung von Qualitätsindikatoren unterscheiden Wingenfeld et al. drei qualitätsrelevante Bereiche, in denen diese erhoben werden können:

1. Gesundheitsbezogene Indikatoren (körperliche, mentale und soziale Aspekte)
2. Indikatoren zur Erfassung von Aspekten der Lebensqualität
3. Ergebnisse der Zusammenarbeit mit Angehörigen

Im Praxistest (MoPIP) werden ausschließlich gesundheitsbezogene Qualitätsindikatoren (Bereich 1) erhoben. Die gesundheitsbezogenen Qualitätsindikatoren werden systematisch nochmals in drei Bereiche unterteilt:

1. Erhalt und Förderung der Selbständigkeit: Die in diesem Bereich versammelten Indikatoren geben Auskunft darüber, inwieweit sich eine Einrichtung erfolgreich um den Erhalt der Selbständigkeit des Bewohners in zentralen Lebensbereichen bemüht (Mobilität, Alltagsverrichtungen, Gestaltung des Lebensalltags und soziale Kontakte).

2. Schutz vor gesundheitlichen Schädigungen und Belastungen: Die Indikatoren in diesem Bereich („safety outcomes") beziehen sich durchgängig auf „unerwünschte Ereignisse" wie Entwicklung eines Dekubitus, unbeabsichtigte Gewichtsabnahme oder Stürze mit gravierenden Folgen. Sie sind von elementarer Bedeutung für das Leben der Bewohner sowie eine Voraussetzung für Wohlbefinden und die Perspektive eines bedürfnisgerechten Alltagslebens.

3. Unterstützung bei spezifischen Bedarfslagen: Dieser Bereich greift die Frage auf, inwieweit sich eine Einrichtung adäquat um Bewohner mit besonderen Bedarfslagen bemüht. Hier werden Themen wie Fixierungen und Umgang mit herausforderndem Verhalten berücksichtigt.

Die 15 gesundheitsbezogene Indikatoren des Praxistestes umfassen 10 Pflegemerkmale, von denen 5 nochmals in 2 Gruppen untergliedert sind. Die Indikatoren, die dem Bereich Mobilität direkt zugeordnet werden können, sind markiert.

1. Mobilität (2 Gruppen)
2. Selbstständigkeit bei Alltagsverrichtungen (2 Gruppen)
3. Selbstständigkeit bei der Gestaltung der Alltagsverrichtungen
4. Dekubitusentstehung (2 Gruppen)
5. Stürze mit gravierenden Folgen (2 Gruppen)
6. Unbeabsichtigter Gewichtsverlust (2 Gruppen)
7. Integrationsgespräch nach Einzug,
8. Fixierungen,
9. Einschätzung von Verhaltensauffälligkeiten und
10. Schmerzen.

6.5.1 Indikatoren in Bezug auf Mobilität

Indikator Mobilität

Die Mobilität soll mittels des Moduls „Mobilität" aus dem NBA im Abstand von 6 Monaten erfasst werden. Dabei wird der Erhalt oder die Verbesserung der Mobilität positiv bewertet. Bei Bewohnern mit dem höchsten Grad der Unselbstständigkeit, wird nur die Verbesserung positiv bewertet, da Einrichtungen mit einem hohen Anteil von Bewohnern, die den höchsten Grad der Unselbstständigkeit aufweisen, in der Bewertung ansonsten begünstigt würden. Bei der Erhebung werden zwei Gruppen unterschieden:

- Bewohner, die keine oder nur geringe kognitive Einbußen aufweisen
- Bewohner, die mindestens erhebliche kognitive Einbußen aufweisen.

Indikator Dekubitusentstehung

Zum Dekubitus werden folgende Angaben erhoben:

- Vorhandensein eines Dekubitus innerhalb der letzten 6 Monate
- Schwere des Dekubitus
- Ort der Entstehung des Dekubitus

Bei der Erhebung werden zwei Gruppen unterschieden:

- Bewohner mit geringem Dekubitusrisiko
- Bewohnern mit hohem Dekubitusrisiko

Indikator Stürze mit gravierenden Folgen

Zu Stürzen und Sturzfolgen werden folgende Angaben erhoben:

- Stürze innerhalb der letzten 6 Monate
- Sturzfolgen

Bei der Erhebung werden zwei Gruppen unterschieden:

- Bewohner, die keine oder nur geringe kognitive Einbußen aufweisen
- Bewohner, die mindestens erhebliche kognitive Einbußen aufweisen

Indikator Fixierungen

Zur Anwendung von freiheitsbeschränkende Maßnahmen werden folgende Angaben erhoben:

- Anwendung von Fixierungen in den vergangenen 4 Wochen
- Welche Fixierungen?
- Wie häufig wurden die Fixierungen durchgeführt?

Ergänzend sollen zu den oben aufgeführten Indikatoren im Rahmen des Praxistestes Fragen zu den Risikobereichen differenziert weiterentwickelt werden:

- Risikofaktoren zur Verschlechterung der Mobilität
- Risikofaktoren zur Entstehung eines Dekubitus
- Risikofaktoren zu Stürzen
- Risikofaktoren bezogen auf Fixierungen

6.5.2 Fazit

Die Autoren stehen der Anwendung von Indikatoren kritisch gegenüber, da sie zum einen befürchten, dass durch die Einführung von Indikatoren, die zweimal im Jahr eine Vollerhebung der Bewohner erfordern, wieder eine deutliche Steigerung der Bürokratie erfolgt und damit Zeit, die für die direkte Pflege durch das Strukturmodell gerade erst gewonnen wurde, wieder verloren geht. Zum anderen stellt sich die Frage, ob Daten, die überwiegend vergleichender Natur sind, wirklich zu einer Verbesserung der individuellen Versorgungsqualität von Pflegebedürftigen beitragen. Zumal auch Wingenfeld et al. (2011) betonen, dass es Bereiche gibt, „die zwar für die Sicherung der Versorgungsqualität sehr wichtig sind, die jedoch aus methodischen oder ethischen Gründen nicht mithilfe von Ergebnisindikatoren zu erfassen sind."[15] Auch der Nutzen für den Verbraucher erschließt sich an vielen Stellen nicht, der will z. B. nicht wissen, wie oft jemand in der Einrichtung stürzt und welche Folgen dieses hat, sondern ob die Einrichtung Angebote zur Mobilitätsförderung und zur Sturzprävention anbietet.

15 ebd. S. 6

Literaturverzeichnis

Barmer GEK (2009): Barmer Pflegereport 2009 – Download unter https://presse.barmer-gek.de/barmer/web/Portale/Presseportal/Subportal/Presseinformationen/Archiv/2009/091118-Pflegereport-2009/Content-Pflegereport-2009.html

Bartoszek et al. (2013): Gelenkkontrakturen in Lehr- und Fachbüchern für die Pflege in Zeitschrift für Gerontologie und Geriatrie 1/2014

Beikirch, E. et al. (2015): Handlungsanleitung zum Strukturmodell zur Entbürokratisierung der Pflegedokumentation, Berlin

Böhm, E. (2001): Psychobiographisches Pflegemodell nach Böhm – Band I: Grundlagen, 2. Auflage, Wien

Böhm, E. (2012): Sprechen Sie limbisch, Hannover

Deutsches Netzwerk für Qualitätsentwicklung in der Pflege (2014): Entwurf Expertenstandardnach § 113 SGB XI Erhaltung und Förderung der Mobilität in der Pflege – Abschlussbericht, Osnabrück

Deutsches Netzwerk für Qualitätsentwicklung in der Pflege (Hrsg.) (2015): Methodische Vorgehen zur Entwicklung, Einführung und Aktualisierung von Expertenstandards in der Pflege und zur Entwicklung von Indikatoren zur Pflegequalität auf Basis von Expertenstandards, Osnabrück

DTB – Deutscher Turner-Bund (2009): Fit im Alltag, Frankfurt

Fiechter, V.; Meier, M. (1998): Pflegeplanung, Basel

Hampden-Turner, C. (1993): Modell des Menschen, Weinheim und Basel

Hindrichs, S. (2014): Normalitätsbewegung im Alltag bei Menschen mit Demenz, Facharbeit im Rahmen der Weiterbildung zur Gerontopsychiatrischen Fachkraft, Springer Verlag/Facharbeit Datenbank

Huhn, S. (2011): Kontrakturenprophylaxe. Eine Literaturstudie, Grin

Huhn, S. (2014): Strategien für eine evidenzbasierte Kontrakturenprophylaxe im Pflegeberuf, Diplomica

International Council of Nurses (2002): ICNP (Internationale Klassifikation für die Pflegepraxis), Bern

Johns, C. (2004): Selbstreflexion in der Pflegepraxis, Bern

Kisner C., Colby L. A. (2010): Grundlagen der Physiotherapie; Stuttgart

Krohwinkel, M. (1993): Der Pflegeprozess am Beispiel von Apoplexiekranken: Eine Studie zur Erfassung und Entwicklung ganzheitlich-rehabilierender Prozesspflege, Baden-Baden

Lindner, Lindner, Richter (2015): Rollator-Fit – Bewegungsideen für mehr Mobilität, Aachen

Linck, W. (2002): Alltag mit Dementen, Hannover

MDS (2005): Grundsatzstellungnahme Pflegeprozess und Pflegedokumentation, Essen

Pschyrembel (2002): Klinisches Wörterbuch, 259. Auflage, Berlin

Reclam (2010): Lexikon Psychologie, Stuttgart

Schäufele, M. (2008): Das Qualitätsniveau Mobilität und Sicherheit bei Menschen mit demenziellen Erkrankungen in stationären Einrichtungen: eine interdisziplinäre Leitlinie. Präsentation auf dem gemeinsamen Kongress der DGGG/ÖGGG/DGG/SGG von 3. bis 6. Dezember 2008 in Potsdam

Schiemann, Moers, Büscher (2014): Qualitätsentwicklung in der Pflege, Stuttgart

Schulze, G. (2011): Krisen, Frankfurt am Main

Theuerkauf (2014): „Rechtliche Verbindlichkeit von Expertenstandards" in Schiemann, u. a. „Qualitätsentwicklung in der Pflege", Stuttgart

Thimm, Walter (Hrsg.) (2008): Das Normalisierungsprinzip, Marburg

Uhl, A. (1998): Die individuelle Situation des Patienten muss berücksichtigt werden. In: Pflege Zeitschrift 8/1998

Vester, F. (1991): Neuland des Denkens. 7. Aufl., München

Weinrich, A. (2011): Theorie und Praxis guten Alterns durch Bewegung – Forschungsergebnisse zur Bedeutung von Bewegung und Folgerungen für Interventionsmöglichkeiten in der kommunalen Altenarbeit

WHO Weltgesundheitsorganisation (2010): Global recommendations on physical activity for health

Wingenfeld, Büscher, Gansweid (2011): Das neue Begutachtungsassessment zur Feststellung von Pflegebedürftigkeit, Berlin

Wingenfeld et al. (2011): Abschlussbericht zur „Entwicklung und Erprobung von Instrumenten zur Beurteilung der Ergebnisqualität in der stationären Altenhilfe, Berlin

Wissmann, P. (2015): Nebelwelten, Frankfurt am Main

Zegelin, A. (2013): Festgenagelt sein – Der Prozess des Bettlägerigwerdens. 2. Auflage. Bern

Die Autoren

Sabine Hindrichs

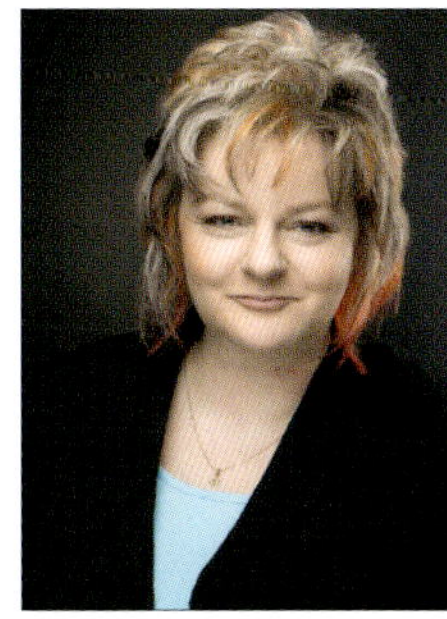

Sabine Hindrichs ist Gesundheits- und Krankenpflegerin, Gerontopsychiatrische Fachkraft, Pflegedienstleitung, Pflegesachverständige, Verfahrenspflegerin nach dem Werdenfelser Weg, Wundtherapeutin DBFK, Betriebswirtin für das Sozialwesen und Qualitätsauditorin für das Gesundheitswesen.
Sie ist seit 1989 in der ambulanten, teilstationären und stationären Langzeitpflege in unterschiedlichen Funktionen tätig.
Seit 2002 als freiberufliche Dozentin mit den Pflegefachlichen Themenbereichen Betreuung und Pflege von Menschen mit Demenz, Normalitätsbewegung/Mobilität, Implementierung von Expertenstandardwissen, Pflegebegutachtung aktuell in Hinblick auf das Neue Begutachtungsverfahren und Pflege und Betreuungsdokumentation in der Langzeitpflege und im Bereich der Behindertenhilfe.
Sie ist tätig seit 2016 als Leitung der Orpea Akademie Deutschland und als Pflegesachverständige und Verfahrenspflegerin an sechs Gerichtsstandorten in Deutschland.
sabine@hindrichs-pflegeberatung.de

Ulrich Rommel

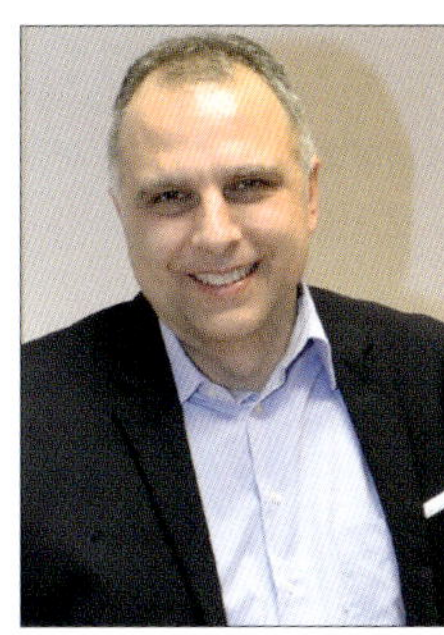

Ulrich Rommel ist Altenpfleger und ist seit 1988 in der stationären Langzeitpflege in unterschiedlichen Funktionen tätig, aktuell als Einrichtungsleitung in einer Einrichtung mit ambulanter, teilstationärer und stationärem Versorgungsbereich.
Er ist tätig als freier Dozent in unterschiedlichen Pflegemanagementbereichen wie Projektmanagement, Personaleinsatzplanung, Dienstplanung und Organisationsentwicklung in der Langzeitpflege.
Herr Rommel ist geschulter Multiplikator zur Einführung und Implementierung des „Strukturmodell zur entbürokratisierten Pflegedokumentation" und Verfahrenspfleger nach dem Werdenfelser Weg.
rommel@hindrichs-pflegeberatung.de

Anhang

Falldarstellung
Pflegebedürftige Person mit kognitiven Beeinträchtigungen

Frau Sieglinde Inge Soden – Jahrgang 1926

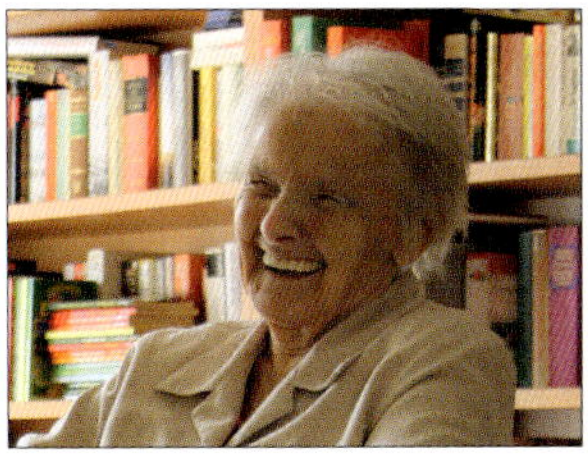

Darf ich mich vorstellen,
mein Name ist Sieglinde Inge Soden, geborene Sassen. Ich habe 1926 als erstes von fünf Kindern, in Bochum das Licht der Welt erblickt. Geboren in eine Bergmannsfamilie in wirtschaftlichen und politischen schweren Zeiten als ältestes Kind, habe ich schon früh Verantwortung übernehmen müssen. Mein Vater fiel bereits Anfang des Krieges und meine Mutter und ich haben die Familie durch den Krieg und die Nachkriegsjahre gebracht. Das war eine harte Zeit, als junge Frau gab es für mich keine Möglichkeit für eine Ausbildung. Unser Alltag war geprägt durch Angst, Kälte und Hunger und wir haben um unser Überleben kämpfen müssen.

Mit 25 Jahren bekam ich die Chance nach vielen Gelegenheitsarbeiten im Bergwerk in Bochum, in der Zechenverwaltung als Sekretärin zu arbeiten. Dort lernte ich meinen späteren Ehemann Hermann Soden kennen, natürlich einen Bergmann. Geheiratet haben wir 1952 und unser erster Sohn der kam bereits Ende 1952 zur Welt, wir nannten Willi. Recht bald kam dann noch meine kleine Maria hinterher, das war 1954. Das waren gute Zeiten, wir wohnten in einem kleinen Häuschen in der Zechensiedlung zur Miete, ich habe mich um die Kinder und den Haushalt gekümmert und Hermann, der hat das Geld nach Hause gebracht, so war das damals. Natürlich habe ich mich weiter um meine Mutter und meine Geschwister gekümmert, sie wohnten in der gleichen Zechensiedlung und wir hatten einen guten Familienzusammenhalt.

1985 ging Hermann nach einem langen Arbeitsleben in der Zeche in den Ruhestand, gesundheitlich war er bereits ziemlich angeschlagen, das ist so bei den Bergmännern. Der Ruhestand von Hermann war für unsere ganze Familie nicht einfach, seine Lunge war schwer geschädigt und das Atmen viel ihm immer schwerer. In dieser Zeit veränderte sich mein Leben, meine Mutter ebenfalls zunehmend pflegebedürftig zog zu uns. Willi und Maria waren bereits aus dem Haus und hatten ihre eigene Familie, aber vor allen Maria besuchte uns mehrmals in der Woche und unterstütze mich bei der Versorgung von Hermann und Mutter. 1990 starb Hermann recht elendig und Mutter folgte ihm 2 Jahre später. Ich blieb zurück, nach 66 Jahren alleine in unserem Häuschen. Die folgenden Jahre habe ich mich in unserer Zechensiedlung engagiert und um meine Enkelkinder die drei Kinder von Maria gekümmert. Nun blicke ich auf 90 Lebensjahre zurück, die auch an mir nicht spurlos verbeigezogen sind. Seit Jahren leide ich unter schwerer Arthrosen in meinen Gelenken, das Bewegen und Laufen fällt mir zunehmend schwerer. Mein Herz ist nicht mehr das jüngste und ich werde zunehmend vergesslicher. Beim Führen meines Haushaltes hilft mir meine Maria, alleine würde ich das wohl nicht mehr schaffen. Ich gehe noch täglich zum Einkaufen an den Kiosk an der Ecke, mit diesen großen Einkaufsläden komme ich nicht zurecht. In den letzten Monaten bin ich mehrfach gefallen und vor drei Wochen bin ich nachts auf dem Weg ins Badezimmer im Dunkeln, einfach umgefallen. Mehr als 16 Stunden habe ich dort gelegen bis endlich meine Tochter kam und mir geholfen hat. Glück im Unglück, außer ein paar Prellungen und einer Unterkühlung ist nichts weiter passiert. Nun bin ich seit einigen Tagen im Krankenhaus und der Arzt sagt, dass ich nicht mehr nach Hause zurückkehren kann, dort wäre meine Versorgung nicht mehr sichergestellt.

Entscheiden nun andere Menschen über mein Leben!

EBoMO Bogen nach © modifiziert durch Hindrichs, für Menschen mit Demenz – Version 1.2

Datum der Erfassung	9.9.2016	**Datum des Einzugs**	9.9.2016
Name des Bewohners/ Klienten	Sieglinde Inge Soden	**Pflegegrad**	3
Geburtsdatum		**Punktzahl Themenmodul 1 Mobilität**	0 | 1
		Besondere Bedarfskonstellation	nein
Handzeichen Mitarbeiter	S. Hindrichs		
Demenzdiagnose Neurologische/ psych. Diagnose	Demenz Grad 1		
Mobilitätsdiagnosen	▪ Schwere Arthrose in allen großen Gelenken ▪ Besonders betroffen die Hand- und Fingergelenke mit erheblichen Einschränkungen der Feinmotorik		

Mobilitätsstatus	**Bei Einzug**	**Aktueller Mobilitätsstatus**
	Rollator: ▪ Kann alleine aufstehen und sich hinsetzten ▪ Steh- und Gehfähig ▪ Geht außerhalb ihres Hauses mit dem Rollator ▪ Innerhalb des Hauses bewegt sie sich an den Möbeln entlang	
	Mobilitätsstatus B	

		Selbstständig	Mit Hilfsmittel	Personenhilfe	Komplett unselbstständig	Handlungsbedarf Bitte ankreuzen
A1	**Positionswechsel im Bett**					
A1.1	Dreht sich im Bett von einer Seite zur anderen	**4**	3	2	1	
A1.2	Aufstellen der Beine	**4**	3	2	1	
Gesamt A1.1 – A1.2						8
A2	**Transfer**					
A2.1	Von Rückenlage im Bett in die Sitzposition	**4**	3	2	1	X
A2.2	Kann in der sitzenden Position das Gleichgewicht zum Stehen verlagern	4	**3**	2	1	X
A2.3	Oberkörper aufrichten	**4**	3	2	1	
Gesamt A2.1 – A2.3						11
A3	**Sitzen im Stuhl**					
A3.1	Kann frei sitzen (Rumpfkontrolle)	**4**	3	2	1	
A3.2	Kann für unbegrenzt Minuten/ Stunden sitzen	**4**	3	2	1	
Gesamt A3.1 – A3.2						8
A4	**Stehen/Gehen/Treppensteigen**					
A4.1	Kann im Stehen das Gleichgewicht halten	4	**3**	2	1	X
A4.2	Kann mindestens unbegrenzt Minuten stehen	4	**3**	2	1	X
A4.3	Kann beim Gehen das Gleichgewicht halten	4	**3**	2	1	X
A4.4	Kann auf dem Wohnbereich mindestens unbegrenzt Meter gehen	4	**3**	2	1	X
A4.5	Treppensteigen	4	3	**2**	1	X
Gesamt A4.1 – A4.5						14

A5	Bewegung innerhalb/außerhalb der Einrichtung					
A5.1	Bewegt sich innerhalb der Einrichtung	4	3	2	1	X
A5.2	Bewegt sich außerhalb der Einrichtung	4	3	2	1	X
Gesamt A5.1 – A5.2						6

Gesamtpunkte A1 – A5	**47 Punkte**	**56 Punkte**
Unterstützungsbedarf im Bereich der Mobilität	A1: Positionswechsel: ▪ Übungen zum selbstständigen Drehen und Positionswechsel im Bett A2: Transfer: ▪ Übungen zum Aufrichten und hinsetzten mit Hilfsmittel (Rollator) ▪ Übungen zum Gleichgewichthalten im Stehen A3: Sitzen im Stuhl: ▪ Übungen zum freien Sitzen auf dem Badehocker, oder Rollator A4: Stehen/Gehen/Treppensteigen: ▪ Gehübungen am Rollator im Außengelände ▪ Stehübungen und Gleichgewichtsübungen am Rollator ▪ Treppen hoch und runter steigen mit personeller Hilfestellung A5: Bewegung innerhalb/außerhalb ihres Hauses: ▪ Spaziergänge am Rollator außerhalb des Hauses ▪ Gehen innerhalb des Haus an den Möbeln entlang ▪ Beratung/Arztgespräch: Schmerzbehandlung	

Falldarstellung
Pflegebedürftige Person mit schweren körperlichen Beeinträchtigungen

Herr Prof. Samuel Ignaz Sauerbruch– Jahrgang 1931

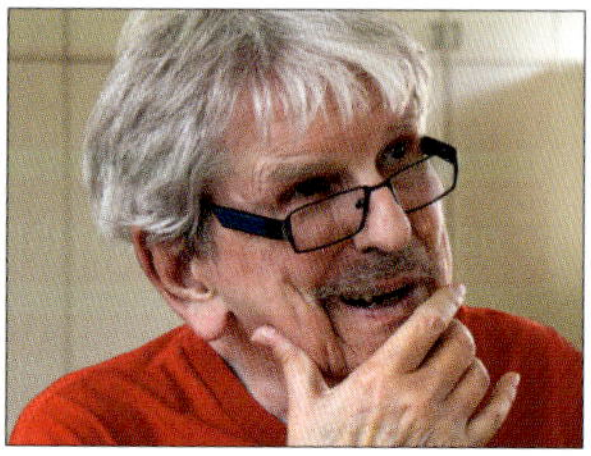

Darf ich mich vorstellen,
mein Name ist Professor Samuel Ignaz Sauerbruch und ich bin Jahrgang 1931. Ich war schon immer ein freundlicher, aufgeschlossener und heiterer Mensch. Als Professor für Betriebswirtschaftslehre unterrichtete ich viele Jahrzehnte an der Universität in Konstanz und nach meinem Renteneintritt arbeite ich in freiberuflicher Tätigkeit als Honorardozent. Es machte mir eine große Freude, junge Menschen zu unterrichten. Ich war beliebt bei meinen Studenten und Kollegen.

Meine Frau verlor ich vor 5 Jahren nach kurzer schwerer Krankheit.
Für mich ein schwerer Schicksalsschlag und das nach 51 Jahren glücklicher Ehe. Ich wäre damals gern mitgegangen.

Seit 2012 wohne ich nun in einer Senioreneinrichtung am Bodensee.
Ich habe drei erwachsene Kinder, die sich rührend um mich kümmern. Alle drei Kinder sind berufstätig und wohnen jedoch teilweise bis zu 100 km entfernt. Es freut mich ganz besonders, wenn mein bisherig einziges Enkelkind zu Besuch kommt. Bereits vor 15 Jahren wurde bei mir ein Morbus Parkinson festgestellt. In den ersten Jahren meiner Krankheit konnte ich durch abgestimmte medikamentöse Einstellung und Physiotherapie meine berufliche Tätigkeit als Honorardozent bis 2006 fortsetzen. Nach dem Tod meiner Frau war es mir nicht mehr möglich, meinen Haushalt selbst zu führen und mich um meinen geliebten Garten zu kümmern.

Meine Bewegungseinschränkungen in Form von Tremor (Zittern der Hände, dadurch Störung der Feinmotorik), Rigor (zunehmende Muskelsteifigkeit) und Akinese (Bewegungsverarmung und gestörter Bewegungsantrieb), verschlimmerten sich in den letzten Jahren zunehmend. Auch die Umstellung und regelmäßige Einnahme von Madopar brachte langfristig nicht den gewünschten Effekt. Bei der Nahrungsaufnahme verschlucke ich mich häufig und benötige personelle Hilfestellung. Meine Sprache ist leise, stimmlos geworden und meine Artikulationsfähigkeit ist zunehmend gemindert. Manchmal wirke ich mitunter niedergedrückt, lustlos und antrieblos.

Meine Mobilität und Beweglichkeit ist in allen Bereichen stark eingeschränkt und ich werde immer unselbstständiger. Durch die zunehmenden parkinsonbedingten Einschränkungen kann ich mich nur noch mit Unterstützung einer Person bewegen. Für alle Bewegungsabläufe brauche ich durch die eingetretene Bradyphrenie (Verlangsamung der Denkfähigkeit) sehr lange. Seit 2014 kann ich nicht mehr eigenständig stehen und benötigt zum Transfer eine Aufstehhilfe, sowie eine Transferhilfe um mich im Bett hinzulegen bzw. aufzurichten.

„Und dann verlor ich irgendwie die Zukunft und wurde meiner Vergangenheit zunehmend beraubt. Ich tauchte ein in einen immer dichter werdenden Nebel, mit Blitzlichtern aus der Vergangenheit, die ich immer seltener zuordnen kann"

Ende 2014 wurde bei Herrn Professor Sauerbruch eine Demenz vom Alzheimer Typ im Anfangsstadium diagnostiziert. Sein Sprachvermögen und Sprachverständnis wird zunehmend eingeschränkter.

Die weiteren Ausführungen und Beobachtungen formulierten das Pflege- und Betreuungspersonal:
In den letzten zwei Jahren traten bei Herrn Professor Sauerbrauch immer mehr deutlich werdende Gedächtnisstörungen auf. Teilweise ist die zeitliche und örtliche Orientierung nur noch im geringen Maße vorhanden. Personen aus seinem Umfeld erkennt er nur noch selten. An Beschäftigungsangeboten der Einrichtung nimmt er gerne teil, jedoch beschränken ihn seine krankheitsbedingten Folgen und er benötigt hier personelle Hilfe zur Kontaktaufnahme zu anderen Personen, zur Überwindung seiner Sprachprobleme und er benötigt permanent Anleitung und Begleitung bei allen Umsetzungsschritten. Das Verstehen von Aufforderungen und mehrschrittigen Alltagshandlungen ist nur noch im geringen Maße vorhanden. Er leidet unter nächtlicher Unruhe und zunehmender Antriebslosigkeit mit depressiver Verstimmung.

In fast alle Bereichen der Selbstversorgung kann er auf Grund seiner somatischen und mentalen Funktionsstörungen nur noch mit personeller Hilfe zurechtkommen. Es liegt zusätzlich eine demenzbedingte Stuhl- und Harninkontinenz vor. Er kann seine Ausscheidungen nicht mehr kontrollieren und insbesondere realisieren.

Trotz allen diesen Einschränkungen, hat er sein freundliches Wesen nicht verloren.

EBoMO Bogen nach © modifiziert durch Hindrichs, für Menschen mit Demenz – Version 1.2

Datum der Erfassung	9.9.2016	**Datum des Einzugs**		9.9.2011
Name des Bewohners/ Klienten	Samuel Ignaz Sauerbruch	**Pflegegrad**	5	
Geburtsdatum		**Punktzahl Themenmodul 1 Mobilität**	13 | 10	
		Besondere Bedarfskonstellation	ja	
Handzeichen Mitarbeiter	S. Hindrichs			
Demenzdiagnose Neurologische/ psych. Diagnose	Alzheimer Dement Morbus Parkinson			
Mobilitätsdiagnosen	▪ Steh- und Gehunfähigkeit ▪ Tremor (insbesondere in den Händen – Störungen der Feinmotorik) ▪ Rigor (Zunehmende Muskelsteifigkeit der gesamten Muskulatur) ▪ Akinese (Bewegungsverarmung und gestörter Bewegungsantrieb) ▪ Therapieresistenter Morbus Parkinson mit Dauerhafter Beeinträchtigung der Arme und Beine			
Mobilitätsstatus	**Bei Einzug**	**Aktueller Mobilitätsstatus**		
	Rollator: ▪ Steh- und Gehfähig ▪ Geht mit dem Rollator kurze Strecken ▪ Hilfestellung beim Aufrichten und hinsetzten erforderlich ▪ Rollstuhl für längere Strecken	Rollstuhl: ▪ Nicht Steh- und Gehfähig ▪ Transfer mit Aufstehhilfe ▪ Aufrichthilfe Seba ▪ Fortbewegung mit Rollstuhl		
	Mobilitätsstatus C	**Mobilitätsstatus D**		

		Selbstständig	Mit Hilfsmittel	Personenhilfe	Komplett unselbstständig	Handlungsbedarf bitte ankreuzen
A1	**Positionswechsel im Bett**					
A1.1	Dreht sich im Bett von einer Seite zur anderen	4	3	**2**	1	X
A1.2	Aufstellen der Beine	4	3	2	**1**	X
Gesamt A1.1 – A1.2						3
A2	**Transfer**					
A2.1	Von Rückenlage im Bett in die Sitzposition	4	3	**2**	1	X
A2.2	Kann in der sitzenden Position das Gleichgewicht zum Stehen verlagern	4	3	2	**1**	X
A2.3	Oberkörper aufrichten	4	3	2	**1**	
Gesamt A2.1 – A2.3						4
A3	**Sitzen im Stuhl**					
A3.1	Kann frei sitzen (Rumpfkontrolle)	4	3	2	**1**	
A3.2	Kann für ca. 4 Stunden sitzen	4	**3**	2	1	X
Gesamt A3.1 – A3.2						4

A4	Stehen/Gehen/Treppensteigen					
A4.1	Kann im Stehen das Gleichgewicht halten	4	3	2	1	
A4.2	Kann mindestens nicht stehen	4	3	2	1	X
A4.3	Kann beim Gehen das Gleichgewicht halten	4	3	2	1	
A4.4	Kann auf dem Wohnbereich mindestens keinen Meter gehen	4	3	2	1	
A4.5	Treppensteigen	4	3	2	1	
Gesamt A4.1 – A4.5						5
A5	**Bewegung innerhalb/außerhalb der Einrichtung**					
A5.1	Bewegt sich innerhalb der Einrichtung	4	3	2	1	X
A5.2	Bewegt sich außerhalb der Einrichtung	4	3	2	1	X
Gesamt A5.1 – A5.2						3
Gesamtpunkte A1 – A5	**19 Punkte**	**56 Punkte**				
Unterstützungsbedarf im Bereich der Mobilität	A1: Positionswechsel: ▪ Übungen zum Drehen und Positionswechsel im Bett mit personeller Hilfestellung A2: Transfer: ▪ Übungen zum Aufrichten und hinsetzten mit Hilfsmittel (Aufrichthilfe Seba) ▪ Übungen zum Stehen mit der Aufstehhilfe A3: Sitzen im Stuhl: ▪ Übungen zur Förderung der Rumpfstabilität – sitzen im Rollstuhl A4: Stehen/Gehen/Treppensteigen: ▪ Steh- und Haltungsübungen in aufrechter Position mit der Aufstehhilfe A5: Bewegung innerhalb/außerhalb ihres Hauses: ▪ Spaziergänge innerhalb und außerhalb der Einrichtung mit personeller Hilfestellung im Rollstuhl					